めまいの臨床

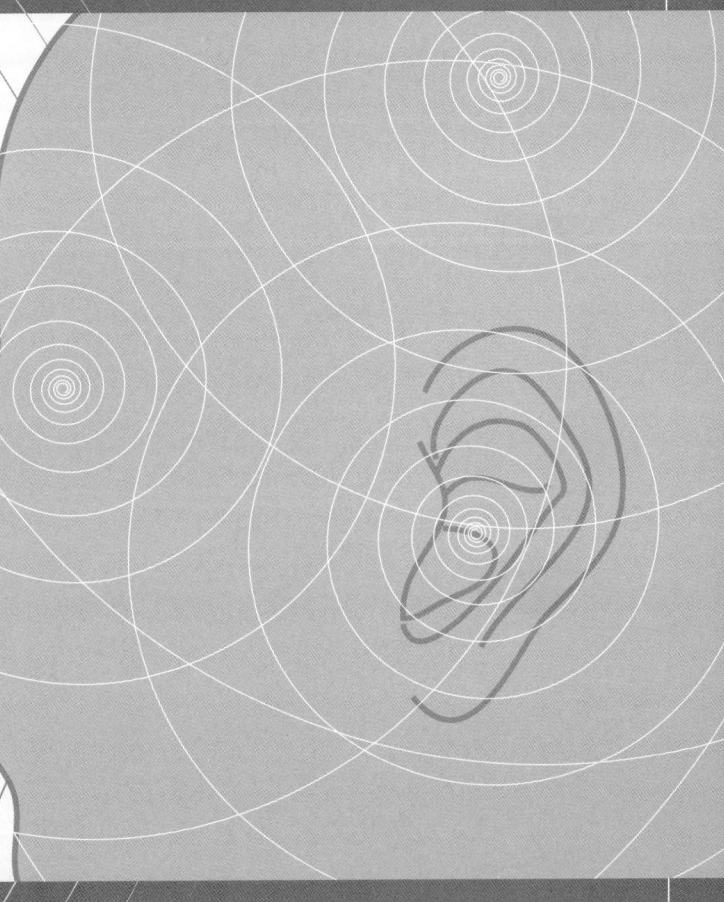

新宿恒心クリニック
　めまい・平衡障害・耳鳴りセンター長
埼玉医科大学名誉教授

坂田英治　著

株式会社 新興医学出版社

Ein Guck auf die Neurootologie und ihre Klinik

— Zur Behandlung des Schwindels, des Ohrensausens und der Gehörstörung —

Von
Prof. emerit. Dr. med. Dr.h.c. E. Sakata
Direktor des Zentrums für
Schwindel —, Gleichgewichtsstörung —,
und Ohrensausens — Krankheiten
100 Abbildungen, 43 Tabellen

Shinkohigaku-Verlag GmbH
Tokio, Japan
2003

序

　神経耳科学（平衡神経学）という名は耳に新しいが，これは前庭・平衡系の病態生理学を研究するのを主たる分野としており，神経内科学や神経眼科学と対比し，かつならびに称せられている。
　すなわち，神経学のうち視運動系に関するものが神経眼科学と呼ばれるように，神経耳科学は聴覚・前庭系の神経学であり，在来の神経学と耳科学の境界にある。その主として取扱う患者は習慣的に，めまい・平衡障害を主訴とするものであるが，難聴・耳鳴りなどを訴える患者が当然含まれる。
　神経耳科学においては，身体の平衡に関する前庭―眼反射ならびに前庭―脊髄反射の二つが問題とされる。後者は身体のアタキシーと偏倚，すなわち運動失調を問題とするし，前者は眼球の運動障害と失調，さらには偏倚を問題とする。
　このように，神経耳科学は「前庭反射の神経学」であると一般に考えられているが，これは誤りであり，「前庭平衡系の神経学」あるいは「後頭蓋窩の神経学」であるとするのが正しい。したがって，その扱う疾病の領域は内耳，第8脳神経，脳幹，小脳ならびに脊髄などが主体である。
　前庭平衡系は錐体外路系に属する多くの系統と密接な関係を有することから，前庭平衡系の神経学は結局「運動に関連した脳幹・小脳の神経学」をその分野としている。
　そのために，神経耳科学の研究によってノーベル賞を受賞したバラニーやベケシーの祖国ハンガリーを中心にして，東欧の病院ではこの科の設置されているのは珍しくない。西独ではしかし，ヴュルツブルク大学に唯一の Neurootologische Klinik をみることができるが，米国では neurotological division が各所にみられる。
　このようにして，新しく切り開かれつつある神経耳科学の系統的講義が大学において行われているところはいまだ稀有である。したがって，一般医師や学生にとって患者の神経耳科的症状を診ることは億劫になりがちである。それにもまして，めまいや平衡障害の分析となると敬遠せざるを得ないのが実情であろう。
　神経耳科学的疾患の診断は，臨床検査室に依存することが多い一般内科的疾患の診断とは異なって，医師自身の手による神経学的診察に負うところが大である。そのために，その診断には「手作りの味」があり，医師の力量が表立って現れてくる場面が少なくない。

　さて，めまいは耳鼻科をはじめとして内科，神経内科，脳神経外科，小児科，眼科などいくつもの臨床現場で頻繁にみられるのに，その診断や治療，再発予防の方策などについて困り果てている医師も少なくない。実際，各地の医師会生涯教育講座などでめまいを取り上げると，出席者が普段の3～4割も増えるという。このようなわけで，「めまいがする」と患者が医師に訴えても，「メニエール病」「気のせい」とか「血圧のせい」，あるいは「更年期障害でしょう」，「単なる疲労」とか「自律神経失調症」「心因性めまい」などと軽く扱われてしまいがちである。
　大病院や大学病院では，一応行きがかり上「めまい専門外来」なるものを設けて格好を保っているが，そこで担当する医師がまことに頼りないことが少なくない。そのような未熟な医師ほど「CTに異常がない」とか「MRIでOKである」からとして，脳にはまったく障害がないかのごとく患者に説

明してしまいがちである．大きな投網にかかってくるような大魚はなるほどいないかも知れないが，網からくぐりぬけられる小魚，しかしそれは急所を侵しかねないほどのものもいないということにはならないのである．

「めまいは恐くない」という「めまい専門医」ほど，めまいの臨床，特に治療をなおざりにしている人のように思えてならない．めまいは経験を重ねれば重ねるほど，恐い症状のように思える．ちょうど入学試験を終えて帰ってきた学生に尋ねると「やさしかった」という学生ほど力不足のものが多いのに反し，「自信がない」という学生ほど好成績なものが多いのと似ている．

本書は1985年出版された「平衡神経科学的検査とその臨床」を基本にして，その後の進歩をとりあげ，しかもわかりやすく明快にをモットーとして再度世に問うことになった．悩める研修医や実地医家に何かの参考になればということで企画された．類書のなかには，一応優等生的に解剖から生理，検査法から治療までをまんべんなく扱ったものも少なくない．チャート式にたどれば「危ないめまい」か「安心なめまい」かがわかるようなものもある．あるいは，めまいのパターンを見ただけで，診断や治療が可能なように記したものもある．しかし，たとえば同じ回転性のめまいでも，安心なものから生命の危険を含むものまで千差万別である．

したがって，本書では成書や類書ならどこにでも記載されていることはそれらに譲るとして，めまい患者が訪ねてきたら，どういう考えに従って，どのように診断し，治療を行うか，実地に即した著者独特の扱い方を具体的に紹介するのが眼目である．

そのためには，実際に臨床に，特に診断的興味だけではなく，治療に熱心に取り組んでおられる情熱的な医師を対象としたつもりである．

日々のめまい臨床にいささかでも貢献するところがあれば幸いである．

最後に，新興医学出版社に，深甚な感謝と敬意を捧げたい．

平成15年10月

坂田　英治

目　次

I．めまい
A．めまいのもつ臨床的意味
1．めまいの最近の傾向
1) めまいのいろいろ
2) 増えているめまい患者，めまいは糖尿病とともに平和な時代に激増する
3) めまいは脳卒中への危険信号にも
4) めまいといえばメニエール，メニエールといえばめまいと決めこむ最近の風潮

2．めまいとは
3．めまいの起こるしくみ
4．めまいの種類
1) 回転性めまい
2) 浮動性めまい
3) 動揺性めまい
4) 眼前暗黒発作
5) 一過性，反復性（交代性）動揺視

5．めまいの起こり方
6．専門医に紹介すべきか，自分で扱うか

B．めまいを起こす解剖学的・生理学的関係
1．身体平衡に関する中枢神経の機構と機能
2．前庭器の臨床生理学的特異点
3．前庭・平衡機能検査で何を知り得るか
4．蝸牛症状との比較
5．前庭反応の観察方法
6．最小限知っておきたい知識

C．めまいを起こす主な疾患
1．低血圧とめまい
1) メニエール病
2) レルモワイエ症候群
3) 良性発作性頭位眩暈症
4) 仮性良性発作性頭位眩暈
5) 突発性難聴
6) 急性迷路機能廃絶症
7) 前庭神経炎

  8) 内耳炎 ·· 22
  9) 梅毒性内耳炎 ·· 22
  10) 聴神経腫瘍 ·· 22
 2. 高血圧とめまい ·· 22
  1) 小脳出血 ·· 23
  2) 橋出血 ·· 24
  3) くも膜下出血 ·· 24
  4) 前下小脳動脈瘤 ·· 24
  5) 動—静脈奇形 ·· 24
 3. 動脈硬化症とめまい ·· 24
 4. 脳梗塞とめまい ·· 24
 5. 脳腫瘍とめまい ·· 28
 6. 椎骨脳底動脈循環不全とめまい ·· 28
 7. 頭部外傷とめまい ·· 30
 8. 頸部外傷とめまい ·· 31
 9. 音響外傷や振動障害とめまい ·· 32
 10. ストマイやカナマイ中毒とめまい ·· 32
 11. 悪性発作性頭位眩暈（ブルンス症候） ·· 33
 12. 抗痙攣剤・抗てんかん剤とめまい ·· 34
 13. アルコールとめまい ·· 35
 14. 聴神経腫瘍や脊髄小脳変性症とめまい ·· 35
 15. のりもの酔い ·· 37
 16. 脳が原因のジャンブリング，「仮性ダンディ症候」 ······························ 39

D. めまい・平衡障害の検査 ·· 40
 1. 問診から検査へ ·· 40
 2. めまい・平衡障害の検査は，三つの前庭反射（前庭—脊髄，前庭—眼，前庭—自律神経反射）のうち二つの反射から成り立つ ······································ 41
 3. 身体の平衡障害の検査 ·· 41
  1) 静止時の検査 ·· 41
  2) 運動時の検査 ·· 43
 4. 眼球の平衡の検査 ·· 43
  1) 注視状態での検査 ·· 43
  2) 非注視状態での検査 ·· 44
  3) 特殊な機能検査 ·· 45
 5. 眼は口ほどに物をいう ·· 47
 6. 電気眼振図（Electronystagmography，ENG）とは ······························ 48
  1) 記録の方法 ·· 48

- 7. 実際問題として多忙な日常外来においてどんな順序で検査を行うか ……52
  - 1) 問診の重要性 ……52
  - 2) 耳鼻咽喉の検索 ……53
  - 3) 12脳神経の検査 ……54
  - 4) 眼位・複視・追跡運動・眼底の検査 ……55
  - 5) 注視不全麻痺および注視失調性眼振の検査 ……56
  - 6) 手持ちドラムによる視運動性眼振の検査 ……57
  - 7) 共同運動，知覚，運動，反射の検査 ……60
  - 8) 四肢・軀幹の平衡機能検査 ……62
  - 9) 狭義の自発・頭位ならびに頭位変換眼振の検査 ……69
  - 10) 血圧その他内科的検査 ……72
  - 11) 定性的温度眼振・迷路瘻孔症状の検査 ……72
- 8. つらいめまいの検査, 問診をよくして最低限で最大の効果をあげたいもの…78

E. めまい（耳鳴り・難聴）の治療と予防 ……83
1. めまいと随伴する諸症状の治療の心がまえ ……83
2. 急患が運び込まれたら ……83
3. めまいの代表たる「メニエール病治療」の原理 ……86
4. メニエール病の手術療法 ……88
5. 急性期の治療 ……90
6. 慢性期の治療 ……91
7. 特に，先天性眼振の治療 ……91

F. よりよい生活習慣を心がけて ……96
1. めまいを防ぐ一日の過ごし方 ……96
   - 1) 治療と予防のための心構え ……96
   - 2) ライフスタイルを見直そう ……96
2. 朝の過ごし方のポイント ……97
   - 1) 散歩は心臓の働きを助ける ……97
   - 2) 快便を心がけ便秘薬の常用は慎む ……98
   - 3) 電車やバスでできる平衡訓練 ……98
3. 昼の過ごし方のポイント ……98
4. 夜の過ごし方のポイント ……99
   - 1) 熱い湯・長湯はめまいの悪化や脳血管障害の原因になる ……99
   - 2) 食事に気を配りアルコールは控える ……99
   - 3) 寝る前と夜間にトイレに起きたときの注意点 ……100

G. 臨床医, 特に耳科医の陥りやすいピット・ホール ……100
   - 1) 問診の貧因 ……100
   - 2) メニエールの呪縛 ……101
   - 3) 良性発作性頭位眩暈（BPPV）に世界は悪性感染 ……101

4）良性発作性頭位眩暈（BPPV）についてさらに……………………………………101
　　　5）高齢者にIsosorbideの内服処方，Glyceolの静注治療は危険　………………102
　　　6）めまい発作時（急性期）でのSodium bicarbonate, Meylon®の血管内注射……102
　　　7）抗浮腫剤の経静脈注射，たとえばFurosemideと蛋白製剤との混合は
　　　　　　　　針状結晶が出現し，人血清と混合すると集合体となる　…………………102
　　　8）高齢者に「浮遊耳石置換法」を行う愚と危険　……………………………………103
　　　9）画家リヒターは風景や静物はまったく描かず
　　　　　　　　もっぱら人生の喜びや苦しみのみを画に託した　…………………………103
　　　10）めまい診療上つねに注目すべき生活習慣（病）……………………………………105

H．患者の手記 ……………………………………………………………………………105
I．Q&A ……………………………………………………………………………………111

II．耳鳴り・難聴 …………………………………………………………………………118
A．難　聴 …………………………………………………………………………………118
1．聴覚系と平衡系 …………………………………………………………………118
2．聴覚系の解剖と機能 ……………………………………………………………118
3．聴力・聴力検査 …………………………………………………………………121
　　　1）古典的なもの …………………………………………………………………121
　　　2）オージオメータによる検査 …………………………………………………122
　　　3）他覚的聴力検査 ………………………………………………………………126
　　　4）聴性誘発反応の検査 …………………………………………………………128
　　　5）乳幼児の聴力検査 ……………………………………………………………130
　　　6）特殊聴力検査 …………………………………………………………………130
4．耳鳴り・難聴をきたす疾患 ……………………………………………………135
5．難聴の治療と予防 ………………………………………………………………135
B．耳鳴り …………………………………………………………………………………136
1．耳鳴りについて …………………………………………………………………136
2．耳鳴りの分類 ……………………………………………………………………137
3．耳鳴りの症候と病態 ……………………………………………………………138
4．耳鳴りの検査法 …………………………………………………………………139
5．耳鳴りの治療法 …………………………………………………………………139
C．耳鳴りに対するわれわれの治療法 …………………………………………………140
1．4％キシロカイン1ml中耳腔注入による内耳麻酔療法 ……………………140
　　　1）対象 ……………………………………………………………………………140
　　　2）内耳麻酔の手技 ………………………………………………………………142
　　　3）効果の判定 ……………………………………………………………………142

4) 治療成績 …………………………………………………………………142
　　　5) 副作用 ……………………………………………………………………143
　　　6) 再発ないし元に戻った例 ………………………………………………144
　　　7) 作用機序 …………………………………………………………………144
　　2. 水性ステロイド剤中耳腔注入療法 ………………………………………144
　D. 患者の手記 …………………………………………………………………148
　E. Q&A …………………………………………………………………………151

III. めまい・耳鳴り・難聴の治療の実際 …………………………………158
　A. 症例集 ………………………………………………………………………158
　B. いかに苦しいかを示す患者の手紙集 ……………………………………173
　C. 講演会を聴いたある医師の感想（手紙）………………………………177
　D. 問診表 ………………………………………………………………………178
　　(1) めまい・難聴 ……………………………………………………………178
　　(2) 耳鳴り・難聴 ……………………………………………………………181

I. めまい

A. めまいのもつ臨床的意味

1. めまいの最近の傾向

1）めまいのいろいろ

　疲れたときや急に寝床から飛び起きたときに"フラッ"とする一過性のめまいから，メニエール病や小脳出血にみられるような激しい回転性のめまいまで，めまいにはいろいろの種類がある。

　健康な人でも高いビルの屋上から下を見下ろすときフラッとする。そんなとき男性では股下から背筋にかけてひんやりした感じが起こる。この挙睾筋反射は女性にはなく，したがって驚きに対して男性は案外意気地がないといわれる。これも，めまいといえるであろう。遊園地のビックリハウスに入ると，身体が"デングリガエシ"の錯覚を覚えるが，これもめまいといえよう。

2）増えているめまい患者，めまいは糖尿病とともに平和な時代に激増する

　「寝耳に水」という言葉がある。驚天動地といった大変な驚きを表現したものである。では実際に眠っている人の耳に水を入れたらどうなるであろうか。天と地を逆さにしたようなひどいめまいが起こり，当人は恐怖のあまり，生きた心地がしなくなる。

　ところが，現実にこんなめまいを起こす患者が増加している。しかも，メニエール病や脳血管障害によるめまいをはじめ，めまいを起こす多くの病気は糖尿病と同様に平和で豊かな社会になればなるほど増加して，専門医の間で大きな問題となっている。

3）めまいは脳卒中への危険信号にも

　最近特に働き盛りの四十歳代の男性に高血圧者が増えている。この高血圧症とは，別名「静かな殺し屋」とも呼ばれ，知らない間にはじまって動脈硬化を進行させ，ある日突然脳卒中や心不全を惹き起こすことが多い。しかしながら，静かとはいえ，時にはさわがしくなることも少なくない。その代表症状が「めまい」である[1]。

　高齢者はもちろん，さきに述べたように四十歳代の人でも，めまいが頻発するときは動脈硬化の存在を疑う必要がある。また，低血圧の人は，めまいがあってもまったく心配ないと一般によくいわれるが，動脈硬化があって血圧の低い人のめまいは，必ずしも心配なしとはいい切れない。これがわれわれの日常臨床での実感である。

　さて，頻繁に起こるめまいの原因の一つは，一過性脳虚血発作（Transient Ischemic Attack, TIA）である。これが内頸動脈系に起こったときは浮動性めまい，あるいは眼前暗黒発作が多い。これに反して，前庭・平衡系がネットワークをつくる小脳や脳幹を支配する椎骨脳底動脈系に起こったときは

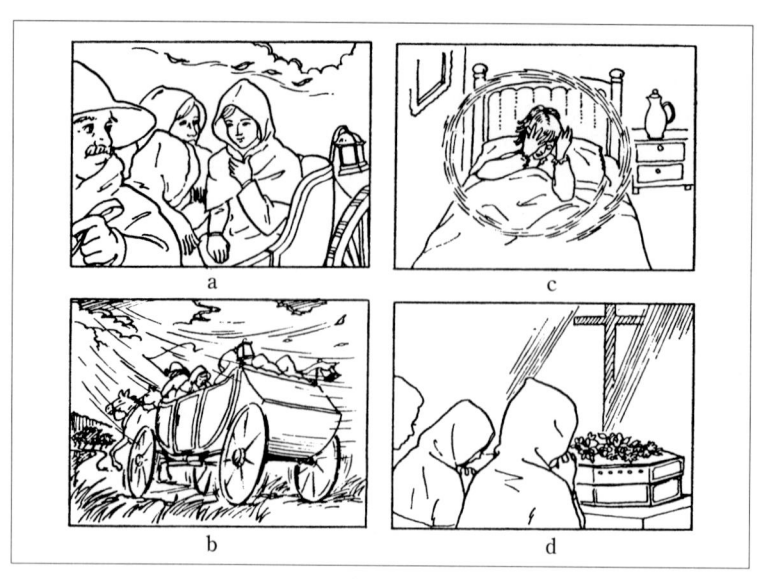

図1 9月の終りの肌寒い日の午後，17歳の女性は乗合馬車にゆられて旅立った（a）。夜になり嵐になったが（b），夜更けに激しいめまい・耳鳴りそして難聴の発作におそわれ（c），5日目には永遠に帰らざる客となったのである（d）。

回転性のめまいが多く，ときには生命維持への危険信号であるので，特に注意を要する[2]。

では脳腫瘍ではどうであろうか。めまい発作は少ないと考えるむきもあるが，ある種の脳腫瘍では，回転性のめまいがよくみられる。星状膠細胞腫や髄芽腫がその例である。また，ごく短時間のチラチラ感がみられる髄膜腫や上皮腫といった腫瘍もある[3]。

4）めまいといえばメニエール，メニエールといえばめまいと決めこむ最近の風潮

1800年代の半ば頃までは，めまいは脳出血のさいにみられる症状と考えられていたが，1861年1月8日にフランスの耳科医メニエールが歴史的な学会発表を行った。

17歳の女性が9月の終りの肌寒い日の午後，屋根も幌もない乗合馬車にゆられて旅立った。あたかも小雨まじりの天気で，しかもその日は月経期に入っていた。目的地に着いたのは夜も更けて嵐になった頃であった。夜中に突然激しいめまい発作におそわれ，しかも片耳に強い耳鳴りが現れるとともに，その側の耳はまったく聞こえなくなってしまった。3日目にはしかも肺炎を併発して発熱し，5日目には永遠に帰らざる客となってしまったのである（図1）。メニエールは彼女を病理解剖したところ，脳や脊髄にも何の病変もみつからず，きこえのなくなった内耳に血液がみとめられたのが唯一の異常所見であったのである。メニエールは，少女のめまいは内耳の病変が原因であると結論づけたが，祖国フランスの学会はこれを無視したのである。1867年ドイツのポリツエルがこの学説を支持するに及んで世界の医学界に「めまいは内耳からも起こる」ことが1年半をいでずして広く知れわたった。その35年もあとレントゲン線の発見，バビンスキー反射の発表が世界に知られるまでに1年半を要したといわれることと考え合わせると，メニエールの発表がいかにセンセーショナルであったか窺い

知られるところである。

　今日，典型的耳性めまいの一つにメニエール病の名があるが，これは内耳出血とは別の疾患で，めまい・自律神経発作・難聴・耳鳴りなどの一連の症状の反復を特徴とする非炎症性の内耳疾患をさしている。

　めまいは頭痛や腹痛と同じでたびたび訴えられる症状であるが，一時的なもので消え去ってしまうことも少なくないので軽くみられがちである。しかし，これはまた，生命の危険を招く重大な疾患の早期（初期）症状であることも珍しくない。まさに神が人間に知らせてくれた赤信号であるわけで注意が肝要である。

　めまいがする時には，まさに「眼が舞う」のである。これを眼振という。同時に身体にも平衡障害を示す。めまいの性質，起こり方，経過，めまいに伴う症状を詳しく問診し，上に述べた眼球や身体に現れる平衡障害を詳しく検査し，原因部位の診断に役立てるのである。原因や病巣の診断を正しく行ってこそ適切な治療が可能となるのである。

2. めまいとは

　めまいはいろいろの定義が試みられているが，「自分ないしは周囲のものが運動していないのに運動しているように感ずる錯覚ないしは異常感覚」であり，空間（見当）識の破綻した状態といえるであろう。

　子供の頃遊んでいてグルグルマワリを何回もやると天井や畳がひっくりかえるような錯覚をした記憶がある。これは回転性のめまいである。

　この場合，一般には冷汗・嘔気・嘔吐などの自律神経症状を伴っているが，これと「めまい」とは区別されるべきである。

　末梢前庭系（内耳や前庭神経とその核）や中枢前庭系に病気が急激に発生して中枢（小脳や脳幹）の代償がこれに追いつかなかったり，代償をするべき中枢神経それ自体に障害が起こったとき激しいめまいが起こるのである。

　したがって，いきおい循環障害や血管性病変，あるいは進行の速い悪性の脳腫瘍や液体貯留性の脳腫瘍，またさらには急性炎症や代謝障害などにみられることが多い[4]。

3. めまいの起こるしくみ

　私たちは意識的・無意識的に周囲と自分の関係を常に感じ取っている。この「空間見当識」が静止，運動にかかわらず常に働いて安定した起挙動作が可能となるのである。

　このように体のバランスを保つためには，眼・迷路ならびに筋覚とか関節覚のような深部感覚器が健全に働いて，整然とした情報を中枢に送られることが必要となる。これら各器官からのどこからか異常な情報が送られて不一致をきたしたり，情報が一部で激増したり激減したりすると，その情報を統合し調節する小脳の働きの限界を超えることになる。その結果，即応した感覚や反射をスムーズに生むことができなくなり，その人の精神（大脳）にもある種の混乱を惹き起こすのである。コントロ

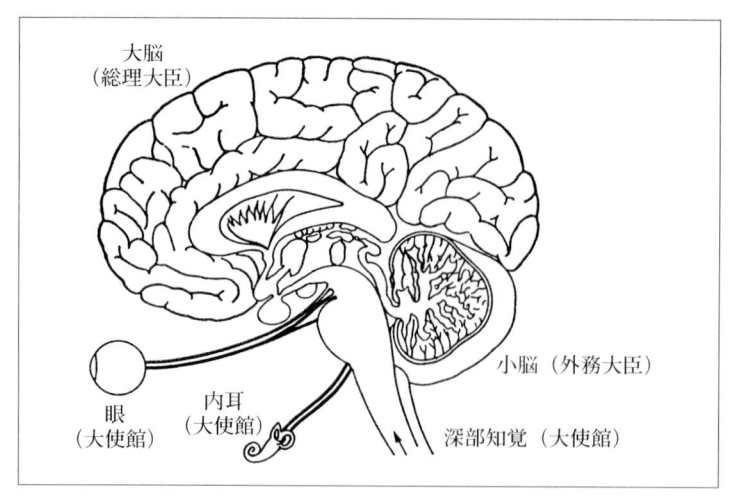

図2 からだのバランスを保つためには，眼・迷路ならびに深部感覚器が健全に働いて整然とした情報が中枢におくられることが必要である．小脳はこれらの情報のコントローラーとして重要である．
このような各器官の働きに乱れがあると大脳にもある種の混乱を生じ，「めまいがする」のである．

ーラーとして大切な小脳がやられればなおさらである．これがめまいなのである（図2）．

つまり，ある方面のA，B，C……の大使館から送られる情報のうち，AやBからは平穏，Cからはしかし革命寸前という情報が送られては外務大臣は困り果ててしまうのである．ひいては総理大臣までも政策決定に苦慮し，やがて政府の混乱を招くことになってしまうのである．つまり政府はめまいを起こすことになる．

第一次石油ショックはまさに経済の混乱であり，経済のめまいである．錯覚には錯覚を生み，トイレットペーパーや砂糖が異常な高値を生んだのであった．経済の不調和（ディスハーモニー）である．

それに比べて第二次ショックは予測が可能であり代償作用が追いついたため「めまい」は比較的軽かったといえるであろう．

4. めまいの種類

めまいは古くは，回転性，浮動性，動揺性・眼前暗黒感ないしは失神発作のように分類されていた．しかも回転性のものは末梢前庭性の障害に特徴的であり，その他のめまいは中枢前庭系のそれによるものが多いと説明されることが多かった．

このような分類は，その疾患が急性期にあるのか，あるいは慢性期に移行したか，その病期の判定には大いに役立つが病巣局在診断に役立てるには無理がある．末梢のみならず中枢前庭系に障害が急激に発生したときは，いずれもそのめまいは回転性のものであり，慢性期に入るとその他のめまい（非回転性）に移行する．

おもに急性期には，末梢前庭系の障害であれ中枢前庭系の障害であれ眼振が発現する。しかし慢性期に入ると，中枢の代償のため末梢前庭系の病変ではめまいも眼振もやがて消失する。しかしながらこの代償を行うべき中枢神経系それ自体に障害があるときは，めまい症状は消退しても脱落症状としての眼振はのこされる。

1) 回転性めまい

自発性の回転性めまいは，自分ないしは周囲のものがぐるぐるまわるものである。メニエール病や突発性難聴，あるいは前庭神経炎や内耳炎のように末梢前庭性疾患では少なくない。しかしながら一方，小脳や脳幹の出血，あるいは一過性脳虚血発作など，中枢前庭性疾患においてもまれならず認められる。しかも病変が偏在するときには，時計方向とか反時計方向とかいうように前頭面で回る（メニエール病や小脳出血では患側に，突発性難聴や急性迷路機能廃絶症，あるいは小脳梗塞では健側に）。これに比して，病変が中心性のときは前後に回る（例：橋出血や小脳虫部出血）。

誘発性の回転性めまい，特に頭位や体位の変化に際してみられるのは，良性発作性頭位眩暈症（耳石器障害に起因）や悪性発作性頭位眩暈（前庭小脳の障害に起因）[5),6)]，さらには小脳腫瘍や血圧の異常でみられる。

頸部捻転時のめまいは，頸椎や筋の異常，椎骨動脈の硬化などが関係する椎骨脳底動脈循環不全などでみとめられる。

2) 浮動性めまい

回転性めまい発作が繰返され病変が陳旧になった場合，あるいは耳石器障害，両側内耳機能喪失や前庭小脳障害でみとめられる。また，中枢前庭系が両側性におかされたときも珍しくはない（例：小脳虫部や橋の梗塞）。したがって中心性ないしは広汎な後頭蓋窩疾患，椎骨脳底動脈循環不全，代謝疾患や中毒などがその例である。

3) 動揺性めまい

動揺性めまいはまた，両側内耳をはじめ両側末梢前庭性疾患（例：内耳梅毒やストマイ・カナマイ中毒など）をはじめ中枢前庭系も両側性に同時におかされるといちじるしい（例：脳幹や小脳虫部の血管病変，あるいは左右半球に多発した小脳出血）。

4) 眼前暗黒発作

眼前暗黒発作や脱力発作は，自発性にも誘発性にも，貧血を含めた代謝疾患や内分泌異常，椎骨脳底動脈循環不全などにもみられる。

5) 一過性，反復性（交代性）動揺視

これも広義のめまいに含められるが，これらは後頭蓋窩の髄膜腫や真珠腫，あるいは動静脈奇形などでまれならず訴えられる症状の一つであるので注意を要する。また，心室ないし心房細動をはじめ虚血性心疾患にはとりわけ珍しくない。

表1 めまいの種類と診断

われわれはめまいの分類について古い方法に加え、われわれ独自の分け方を加味して、二段構えで病期や病巣局在診断の助けとしている。

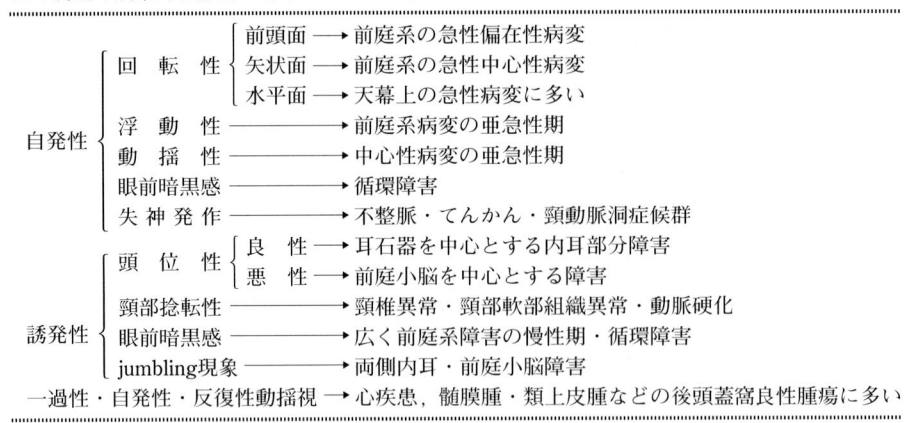

- 自発性
  - 回転性
    - 前頭面 → 前庭系の急性偏在性病変
    - 矢状面 → 前庭系の急性中心性病変
    - 水平面 → 天幕上の急性病変に多い
  - 浮動性 ── 前庭系病変の亜急性期
  - 動揺性 ── 中心性病変の亜急性期
  - 眼前暗黒感 → 循環障害
  - 失神発作 → 不整脈・てんかん・頸動脈洞症候群
- 誘発性
  - 頭位性
    - 良性 ─ 耳石器を中心とする内耳部分障害
    - 悪性 ─ 前庭小脳を中心とする障害
  - 頸部捻転性 ── 頸椎異常・頸部軟部組織異常・動脈硬化
  - 眼前暗黒感 ── 広く前庭系障害の慢性期・循環障害
  - jumbling現象 ── 両側内耳・前庭小脳障害
- 一過性・自発性・反復性動揺視 → 心疾患、髄膜腫・類上皮腫などの後頭蓋窩良性腫瘍に多い

失神発作はこれに反して不整脈、てんかん、頸動脈洞症候群などでみられる。**jumbling**はまた、両側前庭機能廃絶例はもちろん、小脳下虫部の梗塞などでもしばしばみられるので留意すべきである。

このようにめまいは、前庭・平衡系の終末感覚器一次ニューロン、さらには小脳・脳幹や脊髄においてネットワークをつくる二次ニューロン領域の障害でみられることが多く、三次ニューロン領域では回転性めまいをみることはまずまれである。

5. めまいの起こり方

上で述べたように、回転性めまいは末梢前庭性障害、非回転性めまいは中枢前庭障害で引き起こされるという古い成書の記述には数々の異論がある。

したがって、われわれは表1のような独自の分類方法をとり、かつ古い分類を参考にしながらめまい症状を分析している。つまり二段構えに多角的にめまいを捉え、その病期や病巣局在診断の助けとしている。

6. 専門医に紹介すべきか、自分で扱うか

ある親しい友人の医師はしみじみ述懐した。「患者に"めまいがする"といわれるとうんざりする。一生懸命本を読んではみるがいざ患者さんにあたるとよくわからない。何から手をつけてよいか見当がつかない。眩暈症とか脳循環障害、あるいは数は少ないがあまりにも有名であるからメニエール病といったもっともらしい診断名をつけるが、つねに気がとがめてならない。鼻から耳に向かって風を通したり、抗めまい剤といわれる薬を処方してお茶を濁すが心が痛む。生命をおびやかすような重大な病気を見逃していつ責任を問われる日がくるのかと臆病な日々が続いている。日曜日には講演会などに出席してみると少しわかったような気がするが、いざ月曜日にめまい患者にあたってみるとやっ

ぱりわからない」というのである。

　めまいの検査や診断は多岐多彩であり，結局はケースバイケースである。限られた紙面では到底意に満ちた説明はできかねないのであるが，以下なるべく実践的に論述していきたい。

ひと口メモ1
月刊少年倶楽部（1年生）
医学博士　○○○○先生

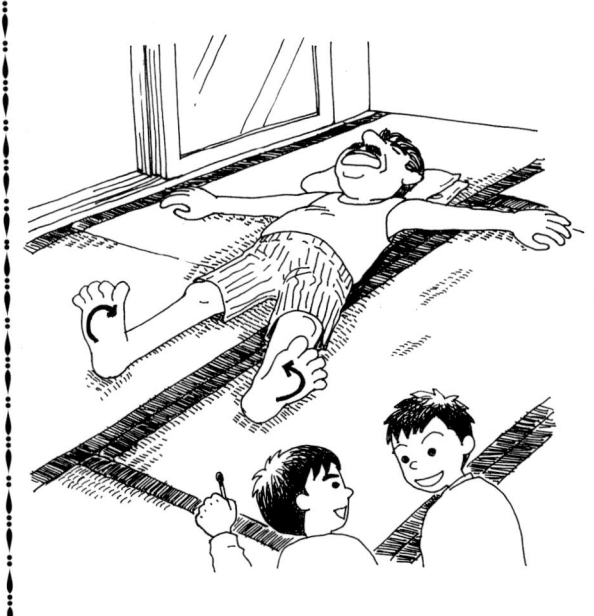

お父さんが昼寝をしています。狸寝入りか，本当にぐっすり寝か試してみましょう。
　お父さんの足のうらを外側から内側にマッチ棒でこすりましょう。
ぐっすりなら足の指が顔の方にまがって開きます。狸寝入りならくすぐったいように指がまがり，つぼみます。つぼまったら，友達と悪口をいわないようにしましょう。おこってなぐられますからね。

ひと口メモ1
　著者が小学1年生の時，小遣いを貯めて月刊少年倶楽部を求めたときこのメモにいいしれぬ興味を得た。簡単に，しかも平易にバビンスキー反射を説明している。この反射は抑制系の未発達な乳児や脳出血患者，それに睡眠中のヒトにみられることを医学生の頃講義で聴いてただちに思い出した。
　その後，毎月無理をして『月刊少年倶楽部』を買った。この「ひと口メモ」を楽しみにしていた。

B. めまいを起こす解剖学的・生理学的関係

1. 身体平衡に関する中枢神経の機構と機能

われわれは，日常生活において，ほとんど意識することなしに目的にかなった動作をきわめて自然に行って活動している。その動作が静的な場合はもちろん，動的な場合に瞬間ごとに変化していく連続した運動がスムーズに展開されてゆく。これは，われわれがどのような運動体位にあっても身体の平衡がくずれないようにするための機構がそなわっているからであって，それは主として運動反射および姿勢反射というものに支えられている。

この姿勢反射は合目的な姿勢を保ち，また，正しく保たせようとするもので，いくつかの反射の集まりであり，これらの反射は，前庭迷路，視器，四肢・軀幹の筋自身（すなわち深部知覚系および運動系）の働きを介して引き起こされるものである。

これらの深部知覚系（inputとして働く）と運動系（outputとして働く）とが反射運動を引き起こすのに重要な因子であることはいまさらいうまでもない。

これらのoutputとしての働きをする四肢・軀幹の運動系が身体の運動には欠くべからざるものであることはいうまでもないが，その運動を引き起こすための要因としての感覚系（inputとして働く）が存在することはそれ以上に重要であるともいえる。

この感覚系には，深部知覚系と視覚系が含まれる。前庭迷路は，発生学的には広義の深部知覚系に含まれるものであり，受容器が筋や腱に付着する神経末梢受容器であるか，それとも前庭半規管であるかのちがいがあるだけであって，いずれも機械的受容器（mechanoreceptor）に属している。

運動系としては錐体路系，錐体外路系があるが，以上のほかに身体の静的，動的平衡の維持にあたって上記の感覚系と運動系の調整役として脳幹網様体の存在，小脳の介在ははなはだ重要である。

また，平衡系は初めに水平系が，その後垂直系が発達する。

2. 前庭器の臨床生理学的特異点[7]

a) 常に重力の影響下にある（自家放電）。
b) 反射活動が主であって，特殊な場合や病的な場合以外は感覚が生じない。
c) 視覚器や聴覚器と異なって，外からの刺激に対する遮断装置や調整装置がない。
d) その代り（？）訓練効果とか習慣性と呼ばれる現象があるが，これは中枢の作用と考えられている。
e) 適刺激に対しては常に左右の前庭が同時に刺激されて反応する。
f) 半規管と耳石器の反応様式の相違はいちじるしくindication timeは40sec対0.1secである。

3. 前庭・平衡機能検査で何を知り得るか

a) 前庭系病変の有無
b) 前庭系病変の程度
c) 前庭系病変の部位
d) 前庭系病変の性質
e) 治療法の効果判定

4. 蝸牛症状との比較

　末梢前庭性障害の診断はもちろん，中枢前庭性障害の診断上，きわめて細分鑑別診断が可能となった。「末梢前庭性障害の診断は同時に内耳性難聴を合併するときのみ下すべし」という古い原則はまったく通用しないことがわかってきた。

5. 前庭反応の観察方法

　迷路反射をみると，前庭―脊髄反射，前庭―眼反射，前庭―自律神経反射の三つがあるが，臨床には主に前二者を分析する。

6. 最小限知っておきたい知識

　前庭系は脳幹において複雑なネットワークをつくり，三つの大きな系統，つまり眼運動系，深部知覚系，自律神経系と密接な反射系を構成する。このため前庭平衡機能検査はこれら三つの反射の異常を調べるのが本来であるが，自律神経系のそれは臨床診断のためには利用することが少ないので，眼運動系と深部知覚系の検査が主体となる（図3）。
　さらに，上にあげた系はまた，より高次の中枢としての小脳とも複雑に連絡しあっている。したがって前庭の病態生理学を語るとき脳幹や小脳を外におくことのできない事情がここにある。換言すれば前庭平衡系の神経学（神経耳科学）は後頭蓋窩の神経学ないしは天幕下領域の神経学ともいい得るのである。
　つまり，前庭系の構成部分をさらに詳しくあげると，末梢迷路感覚細胞，前庭神経節細胞，前庭神経核とこれと接続する多数の系統，つまり前庭脊髄系，前庭眼運動系，前庭小脳路系，脳幹網様体，大脳系と前庭自律神経系となり，有機的統合的に機能している（図4）。
　末梢迷路の解剖や生理については，すでに機会あるごとに学んできた。要するに耳石器は位置覚や直線運動感覚に関与し，半規管は回転運動に関与するが，ここを発する一次ニューロンの大部分は前庭神経核に終着する。各前庭末梢器官からの神経線維が**前庭神経核**に終わるのは特定の部位があり，三半規管膨大部からのものは大部分上核と内側核の吻側部である。また，卵形嚢斑からのものは下核

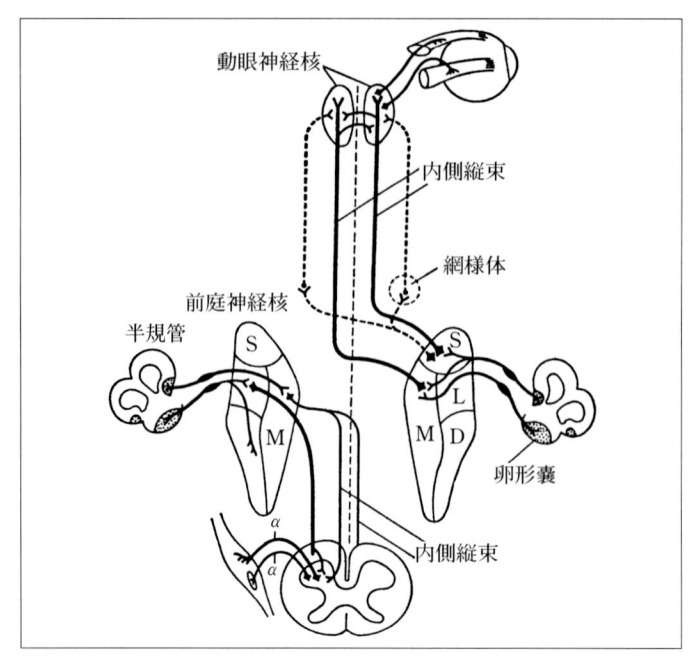

図3 前庭神経核を経由する2つの前庭反射系の模式図 (Brodal)

と内側核に，球形嚢斑からのものは下核に終わる。一次ニューロンの神経線維が前庭神経核で終止せず，より高位の中核に向かって直接走行するものもある。つまり半規管膨大部神経の一部の上行枝はCajal間質核への側枝を出しつつ旁索状体を通って小脳へ達する。これは結節，小舌，室頂核，片葉などである（図5）。また同側の孤束路，迷走神経背側核，延髄網様体に入る一次線維があるが，内側縦束や脊髄には入らず，また中脳より上位には達しない[8]。

前庭神経核は脳幹部のいろいろの核や小脳と広範囲の相互連絡があるが，単に末梢からのインパルスの中継だけではない。ある種の統合を行っており，たとえば，小脳皮質や室頂核その他から線維をうけ，小脳で行われた筋の緊張や反射に対する総合判断を運動性根細胞に伝えている。

前庭神経核を出る**下行脊髄系**は，外側前庭脊髄路と内側前庭脊髄路に分けられる。前者は非交叉性に同側の脊髄の前角細胞に終わり，前庭外側核から軀幹四肢にいたる脊髄運動ニューロンへインパルスを送る。後者は内側核や下核からの線維が内側縦束内を下行し大部分が交叉している。頭の位置に関与する頸筋への迷路性のインパルスを伝える。

前庭眼運動系は，半規管膨大部神経に関連する上行路と耳石器嚢斑神経に関連する上行路とがあるが，内側縦束と深く関連し，眼運動神経核に達し，Darkschewitsch核やCajal間質核に終わったりする。

眼球の共同運動の制御中枢は，おそらく上丘であり，また側方視中枢は橋に，垂直視は中脳被蓋前域にあると考えられるむきが多いが，ほかにも中枢があってこれに関与している（図6）。

眼球運動のもっとも重要なものは，視野のなかの一定部分を注視することで，二つの神経機構より成り立っている。随意的注視運動は前頭葉皮質に統制され，この部分がおかされると注視点からつぎの点に眼を移すことができなくなる。また後頭葉皮質の視運動野がおかされると視点に視線を固定し

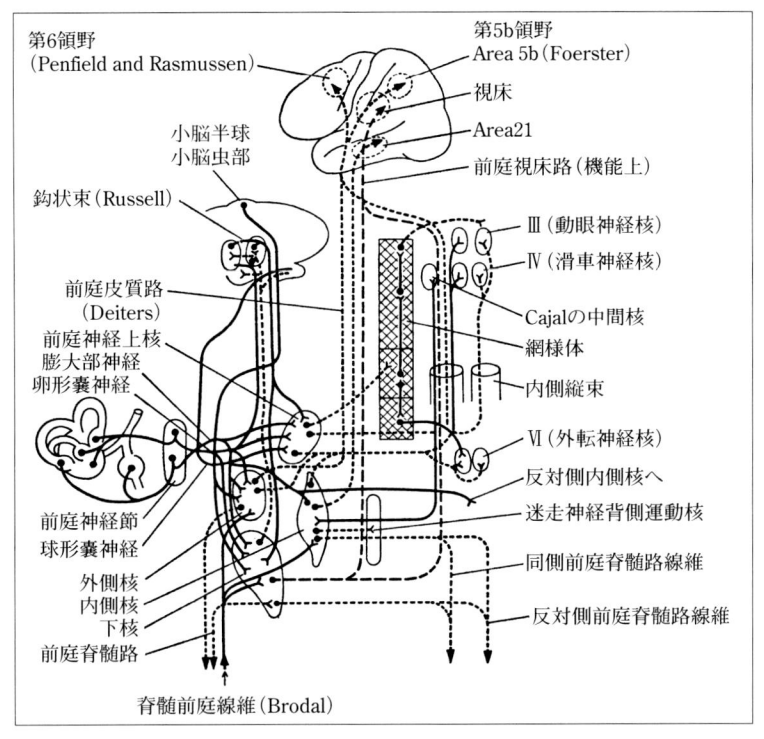

図4　前庭神経伝導路と諸中枢（Bossy）

ひと口メモ2

バレリーナはなぜ酔わない？

　14〜15世紀，ルネサンス期のイタリアで始まり，フランスで発展して，ロシアで成熟したバレエ。「太陽王」の名で知られ，ヴェルサイユの栄華を欲しいままにしたルイ14世も，自らダンサーとしてバレエを楽しんだと伝えられている。
　クルクルとまるで妖精のように軽やかに舞うバレリーナの姿。超人的なその技には，何度見ても感動させられるばかりである。
　普通の人なら，十数回も回転すれば，フラフラに酔ってしまうであろう。非常に高い平衡機能がなければ，あれほど華麗な動きはできない。バレリーナが酔わないのは，三半規管のなかのリンパ液が回転によって動かないよう，一定の速度で回転する訓練をしているためである。
　ただし，これはバレエが能動的な運動であることにも関係する。人間の長い進化の過程のなかで，受動的な回転運動や直線運動が課せられるようになったのは，乗り物が移動手段のメインとなったごく最近のこと。このため，内耳の耳石器や三半規管は，能動的に動き回る状態で機能が発達している。反対に，乗り物酔いをするのは，人間の体が受動的な動きに弱いことを示している。
　しかし，バレリーナの例のように，平衡機能は訓練で高められる。乗り物酔いに悩む方々は，日ごろから訓練をし，揺れに慣れておくことも効果的な予防策である。

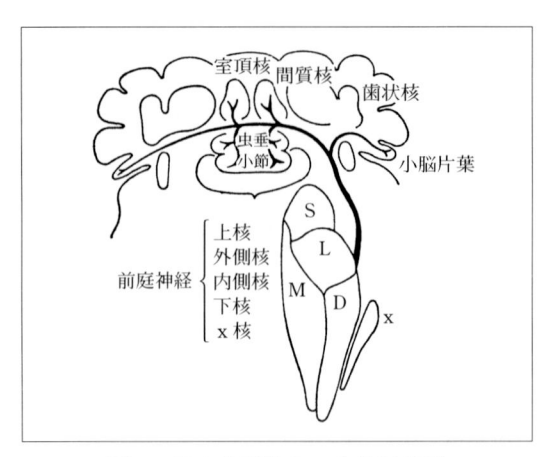

図5 前庭小脳路の二次投射線維

えなくなり運動保持ができなくなる。

　小脳は深部知覚伝導路と運動知覚伝導路のあいだに介在して，動物が姿勢を維持し合目的な運動を行うため横紋筋の協調運動を助ける反射中枢としての役割をもっている。そのために小脳には，脊髄からの知覚インパルスと前庭迷路からのインパルスが送りこまれる。これと同時に小脳からは錐体路，錐体外路にある中継核に向かう種々の神経路が放たれ複雑な回路をつくっている。

　小脳は発生学的に旧小脳（前庭受容器に関連する古小脳，脊髄系と関連の深い旧小脳）と新小脳（四肢共同運動と関連し，大脳，橋からの線維をうける）とで成り立っている（図7）。

　これは索状体，橋腕と結合腕によって脳幹と結合しているが，前二者は小脳へいく線維であり，後一者が小脳を出ていくものである。

　求心路は，脊髄小脳路，オリーブ小脳路，前庭小脳路と網様体小脳線維であり，遠心路は小脳皮質のプルキンエ細胞に始まって四つの核に集まり，さらに各部に放出される。そのうち室頂核からのものは索状体を通って網様体下部へ，他の核からのものは結合腕を経て赤核，網様体，視床などへいくのである。

　このようにして，これらの障害によって，Dysmetrie, Ataxie, Vorbeizeigen, Dysdiadokokinese, Intentionstremor, Hypometrie が身体のみならず眼球運動にもみられ臨床診断上大きな役割を果たすことになる。

　網様体への前庭核よりの投射は，同側・反対側から複雑に投射している。特に上核からのものが多い。この網様体は視床下部に達するが，前庭神経核は網様体を介して中枢神経系の大部分の神経核細胞と結合する。身体の無意識な運動がこれによって円滑に行われている。

　末梢前庭迷路の刺激によってめまい感を生ずることから，迷路からのインパルスは大脳皮質に達するものと考えられている。

　延髄において前庭神経核は自律神経核と接しており，網様体からも多数の線維連絡をうけている。

　めまい発作時に，嘔気，嘔吐，顔面蒼白，冷汗，頻脈，唾液分泌増加などがみられるのは，自律神経失調に伴う交感，副交感神経症状と考えられる。

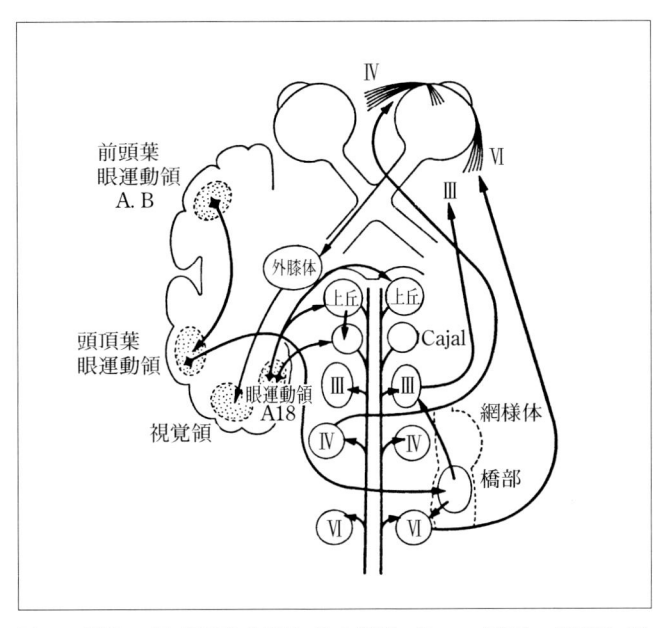

図6 視覚，眼球運動中枢とその経路（Jung 原図，切替改変）

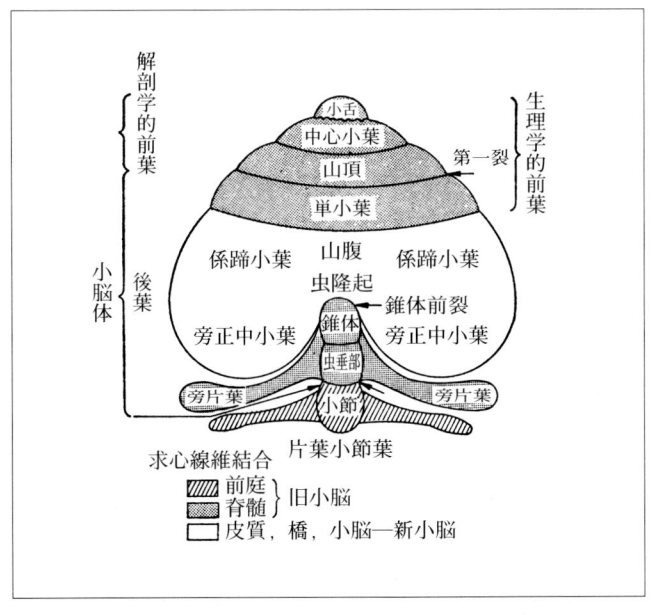

図7 旧小脳と新小脳（Larsell, Fultor）

C. めまいを起こす主な疾患

1. 低血圧とめまい

　回転性めまい発作を引き起こす患者のなかには，低血圧と関係するものが少なくない。メニエール病[9]や突発性難聴の一部[10]，良性発作性頭位眩暈症[11]やストマイ・カナマイ中毒など[12]内耳疾患の多くの患者には低血圧がみられる。また一過性脳虚血発作なども低血圧の患者に多い。したがってめまい発作は，血圧が下降する睡眠中ないしは覚醒時，つまり早朝に発症する傾向がいちじるしい。そのために脳動脈硬化のいちじるしい例では脳梗塞が起こりやすいと説明するむきもある。また自然の尿意で便所に行ったか，あるいはすでに病変が引き起こされていて尿意を催したかは別にして，排尿後発作をきたす例も少なくない。

　すでに動脈硬化がある人ではむしろ血圧が上昇することで脳血流が保たれていることがある。そのためになんらかの原因で血圧が下降すると，それが正常範囲であってもめまいを起こすことがある。低血圧がめまいの一因をなしているので，若年からめまい発作を反復していることも少なくない。老人では特に起立性低血圧に注意を要する。やはり，シャイ・ドレージャー症候群によるものも多い。降圧剤の不適当な使用は特にめまい発作を誘発する。疾患が末梢前庭性のものであると中枢性のものであるとを問わず，めまい発作直後は血圧が反応的に上昇する傾向がある。このような患者を往診してただ1回の血圧測定によって"高血圧"をみとめたといって，ただちに降圧剤を投与することは慎みたい。この降圧剤の使用が大発作を誘発したと考えられる症例を，われわれは日常臨床においてしばしば経験するからである。

　めまい患者を診察していると，激烈な自発性，回転性めまい発作を反復し，嘔気や嘔吐など自律神経症状を随伴しながら，まったく他の神経症状を示さない症例が多い。われわれ耳科医が"蝸牛症状を欠く回転性めまい発作"[9]とよんでいるものである。すなわち耳鳴りや難聴，あるいは耳閉塞感など末梢前庭性疾患を考えさせる随伴症状はまったくみられない。しかしまた脳神経や錐体路徴候，さらには小脳症状や反射の異常，あるいは錐体外路徴候も伴わない。

　その中で特にしばしば遭遇する疾患は，**一過性脳虚血発作**である。これは1958年米国の脳血管障害分類に関する諮問委員会によりはじめて脳出血，脳梗塞と並ぶ血管障害の一項目として分類された。その理由は，本症はより重大な脳血管発作の前駆症と考えられるからであり，また本症が一過性であることは器質的変化はないだろうと推定させ，適切な治療によってより重大な梗塞発作を予防し得るからである。動脈硬化，つまりアテローム硬化のうえにフィブリン，赤血球などの血栓が付着し，さらに，コレステロール結晶も加わり，これらの血栓が剥がれてmicroembolusを形成し，これが反復する脳虚血発作の原因となるという説明もある。一過性に神経症状が消失するのはmicroembolusはしだいに血管の遠位部に押しやられ細分消失するためと考えられる。もっとも，一過性というのは，外来レベルでの一般神経学的検査の上でのことであり，神経耳科学的検査などで椎骨脳底動脈系のそれでは病巣症状を長期間残していることが少なくない。この虚血発作が内頸動脈系に発生したときは

片側上肢や下肢のしびれ感や不全麻痺を伴い、めまいは浮動性、眼前暗黒感など不定性のものが多い。しかし椎骨脳底動脈系のそれでは回転性である。元来低血圧があり、若年時代より発作を繰り返している場合も珍しくない。

1）メニエール病

耳鳴り、難聴、回転性自発性めまい発作の三徴候を反復する。症状は可逆性で間歇期には無症状となるが、発作を繰り返すうちに常時耳鳴りや難聴が常在するにいたり、めまいも動揺性、浮動性など持続性になることも少なくない。

めまいを語り平衡障害を論ずるとき、BárányやFrenzelと並んで躊躇なくこのMénièreの名をあげなければならないのは、さきに述べた「めまいは内耳障害によっても惹き起こされうる」ことを証明したメニエールの歴史的な功績にほかならない。しかしながら今日、彼が解剖した内耳出血例は"突発難聴"とよばれるものであろう。メニエール症候群なる名称が、三つの症候を同時にかね備えた症候名であり決してひとつの疾患単位ではないことから、このような名称は用いず、別にそれぞれの疾患単位を表す診断名をもって表現する傾向に変わりつつある。メニエール症候群と異なり、メニエール病は独立した疾患単位であり[9]、その病態は内耳水腫と推察されている[12)〜15)]（表2、図8、9）。

メニエール病の発作は、さきにあげた17歳の症例にみられるように初春や初秋に多い。また低気圧や前線の接近、月経期の前後、ストレスの重圧、しかも早朝に多いなど示唆に富むところが多い。

また、メニエール病をはじめとしてめまい患者を詳細に問診すると、家庭生活や仕事などのうえで大きなストレスになっていると考えられる条件をもっているものが多い。このような外的因子と、これら外部条件に対する受け入れ側の感受性の高まりもストレス病としての効果発現に関与している。すなわち無力体質、アレルギー傾向、低血圧など身体的ないしは内的因子があり、これら二つの因子が作用して自律神経・内分泌系の失調をきたし、ひいてはそれが内耳に影響するものと考えられる[9)]。

外因と内因が重なって自律神経・内分泌系に影響する過程において、外因内因のいずれの比重が大きいかは個々の例によってまちまちであろう。しかしながら、メニエール病をはじめ良性発作性頭位眩暈症や突発性難聴がいずれも片方の耳に限って発症する事実をみると、第3の因子として局所因子を考える必要がある。局所因子としていくつかのものが考えられる。内耳に先天性の弱点がある場合もあろうし、内耳血行不全を起こすような解剖学的原因の存在、近接臓器の疾患が直接または間接に影響することもあろう。慢性の中耳の炎症が長期間にわたり内耳に影響すると内耳変化をきたすこと、上気道や歯牙の疾患など神経を介して内耳になんらかの影響をきたすことも考えられる。

一側大臼歯抜歯後に同側のメニエール病や突発性難聴をきたした例をしばしば経験している。ストマイやカナマイ中毒は外側半規管膨大部のみならず卵形嚢、内耳神経、前庭神経節や前庭小脳にまで変化をきたす。頭部外傷や音響外傷は内耳振盪をきたし蝸牛基礎回転や耳石器に障害を招来する。

以上のような各種の要素が原因となって"めまい準備状態"を構成しており、それにわずかな刺激が直接の動機となってメニエール病などが発症するのであろう。はじめは機能的障害にとどまり、これを持続して反復するうちに器質的な変化を引き起こす（図10）。

後にも述べるようにその治療に関して、斯界にややもすると混乱があるように思われる。メニエール病は難病であるとして、「治らないもの」として放置されているものがある一方、ただ1〜2回の

表2 メニエール病診断の7条件[9]

```
A. めまい
  1. 激しい回転性発作
  2. 自発性
  3. 反復性
  4. 可逆性
B. 蝸牛症状
  5. めまいに耳鳴,難聴が随伴して消長
  6. 特徴ある聴力閾値曲線
  7. 補充現象陽性
(ひとつの不足,また＋αのないこと。
末期になると3や4,あるいはBを失って"蝸牛症状を欠
く回転性めまい発作"になることもあるので,問診にあ
たっては発病当初の様子を子細に検討することが肝要)
```

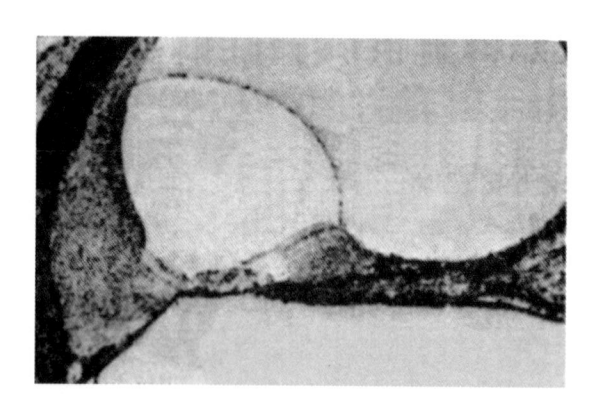

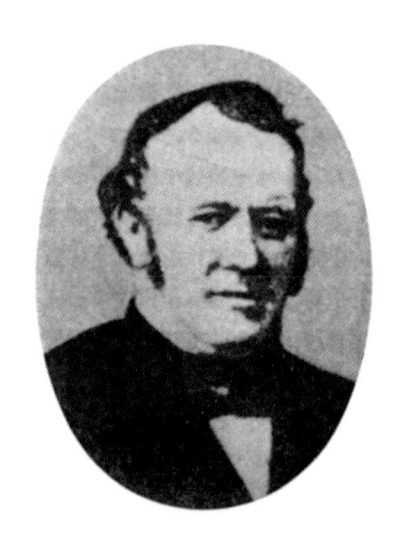

図8 メニエール病は内耳水腫と考えられている

図9 Prosper Ménière (1799～1862)

ひとロメモ3

　ストレス病の代表がメニエール病で,民謡『会津磐梯山』のあの小原庄助さんはメニエール病だったという説がある。

　彼は会津の造り酒屋のせがれであったが,内向的な性格で人づきあいが下手であった。そのためストレスに悩まされ,おまけに低血圧だったから,夜が遅いのは平気だが,朝はさっぱりだめ。それで,温泉場のことなので朝からでも入れる湯につかって,一杯ひっかけないと頭と体にエンジンがかからなかったらしい。

　それにしばしば襲ってくるめまい・耳鳴りの発作……。けっして怠け者だったわけではないが,思うように仕事ができず,身上をつぶすことになってしまった——というのである。

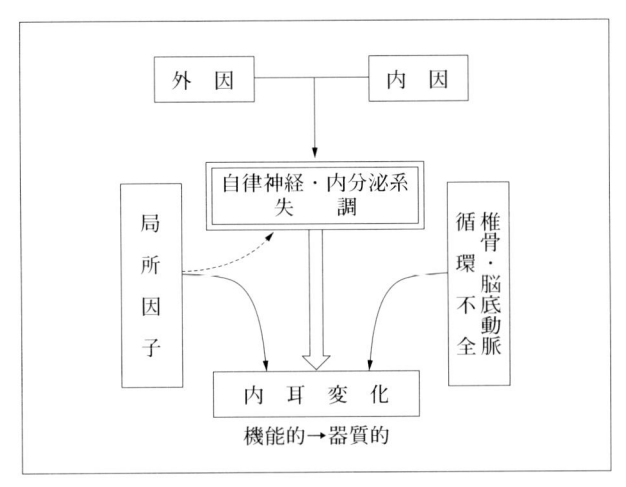

図10 メニエール病の成因[9]

めまい発作で手術がすすめられたり，実施されている。
　われわれは薬物の内服療法に加え，中耳腔ステロイド剤の注入や内耳麻酔療法を好んで行っている。手術療法に頼らざるをえない症例はまれにしかないことを強調してもしすぎることはない。

2）レルモワイエ症候群

　難聴と耳鳴りが徐々に始まり，難聴は次第に進行する。難聴が決定的になったような感覚を生じたとき，突然激しい眩暈が発症する。数時間後には聴力が回復しているもので，メニエール病のように三徴候が同時に発現し，また同時に消退するものではない。Lermoyez が 1919 年発表して以来，その発症の基盤としてアレルギー，頸椎異常，自律神経異常，中毒，病巣感染，自家中毒などの諸説がとなえられている。またその成因として内耳動脈の循環不全，内耳圧の上昇，あるいはこれら二説の折衷説がある。われわれは図 11 に示すように前迷路動脈，前庭蝸牛動脈，固有蝸牛動脈と分枝する内耳動脈系の循環不全に加え，内耳各器官の受傷性や感受性の相違にねざして，三徴候が出没するものと考えている[15]。

3）良性発作性頭位眩暈症[11], [16], [17]

発作性頭位眩暈

　これほど患者の数が多いのに，診療の盲点になっているめまいはほかに類をみない。ある方向に頭を傾けたり，特定の姿勢をとると，突然めまい発作が起きる病気で，診察にあたる医師にも，案外正しく理解されていない。たとえば靴の紐を結ぼうとしたり，寝るときに仰向けや右半身を下にするなど，特定の姿勢をとるとめまいが起きる。
　起きる姿勢は患者によってさまざまで美容院や理髪店で，洗髪やひげをそってもらうさい，ガクンといすを後ろに倒されたときや，車をバックさせようと後ろを振り向いたときなどに突然起き，周囲

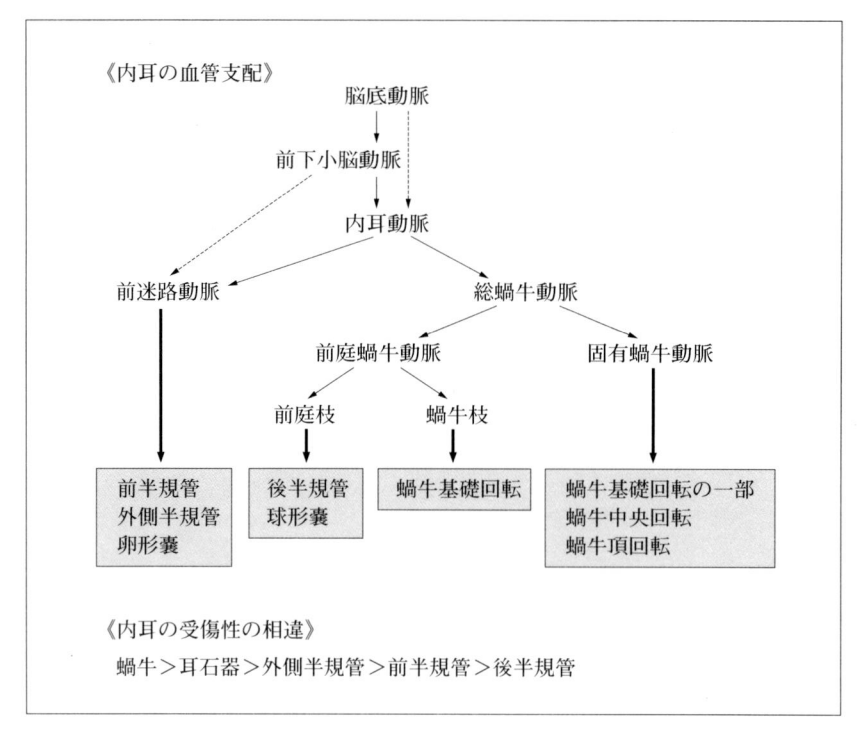

```
《内耳の血管支配》
                    脳底動脈
                       ↓
              前下小脳動脈
                       ↓
                    内耳動脈
                   ↙        ↘
         前迷路動脈          総蝸牛動脈
                           ↙        ↘
                    前庭蝸牛動脈    固有蝸牛動脈
                    ↙       ↘
                 前庭枝     蝸牛枝
    ┌─────────┐ ┌─────────┐ ┌─────────┐ ┌─────────────┐
    │ 前半規管 │ │ 後半規管 │ │蝸牛基礎回転│ │蝸牛基礎回転の一部│
    │ 外側半規管│ │ 球形嚢  │ │         │ │ 蝸牛中央回転 │
    │ 卵形嚢  │ │         │ │         │ │ 蝸牛頂回転  │
    └─────────┘ └─────────┘ └─────────┘ └─────────────┘

《内耳の受傷性の相違》
   蝸牛＞耳石器＞外側半規管＞前半規管＞後半規管
```

図11　内耳の血管支配と感受性の相違

を戸惑わせたり，身の危険を招くことがある。

　この症状は『発作性頭位眩暈（めまい）』といい『良性』と『悪性』と『仮性良性』の三種類がある。良性や悪性というと『がん』や『腫瘍』を連想する人がいるが早とちりしてはいけない。病巣の位置によって区別されているだけである。「良性」の病巣は内耳の中の特に耳石器で単一疾患，「悪性」と「仮性良性」は小脳にみられ，生命に危険があるものだけが「悪性」と呼ばれている。後の２者は単なる症候であり原疾患（変性，梗塞，腫瘍など）の治療を行う。

　耳石器は，タマゴ形のものとボール形のものがあり，それぞれリンパ液で満たされていることはすでに説明した。この二つの耳石器は絶妙のコンビネーション・プレーで体のバランス機能を支えているのだ。まず耳石器の内部をのぞいてみよう。耳石器の中には膜が張られている。その膜の表面には微細な炭酸カルシウムの結晶でできた無数の耳石がくっついている。また裏側の面には感覚細胞が張りめぐらされており，耳石に重力がかかると感覚細胞がこれを察知して神経に伝え，その情報をバランス中枢の小脳に送る仕組みになっている。二つの耳石器は別々に分かれていても，それぞれの耳石膜は常に直角を作っている。つまり人がどのような姿勢を取ろうと，耳石にかかる重力の変化が瞬間的に察知でき，それによって人は自分の水平，垂直の加速度運動や位置感覚がわかるようになっている。この重要な体のバランスセンサーが故障すればめまいが起きるのは当然だ。

　耳石器に障害が起きる理由はさまざまである。爆発音や頭部打撲などによるショック，ストレプトマイシンなどの抗生物質による薬害，低血圧やアレルギー体質，慢性中耳炎の影響。これらが深く関与していると考えられる。

表3　生活習慣病のひとつと考えられる"良性発作性頭位眩暈症"の特徴[11]

良性発作性頭位眩暈症の診断
---
1. 頭位の変化によって誘発される回転性めまい発作。蝸牛症状は以前からあってもめまい発作に随伴消長することなし
2. "critical position"が明らかなことが多い
3. 眼振は純回旋性のものが多く，crescendoからdecrescendoを経て消失。発現前に潜伏時間あり。発作中でも元の位置に戻すと消退
4. 検査の反復によって反応の減衰現象あり
5. 頭位変換検査を行うと，一過性・反対回旋性眼振がみられることが多い
6. 患側眼球反対回旋低下
7. 中枢神経症状を伴わない
8. 音響外傷，頭部外傷，ストマイ中毒，低血圧，慢性中耳炎残胎症がみられることが多い
　（内耳のうち，卵形嚢を中心とする部分障害で，前迷路動脈支配領域の変性か？）

一方，耳石器から送られてきた情報を処理する小脳の部分に異変が起きると，耳石器が故障した場合と同じような障害が起きることは容易に想像できる。つまり病巣が異なっても，症状はよく似るという現象が起きるのだ。

われわれはこの中枢性めまいの概念を確立した。ではどのようなときに発症するのだろう。

老化や外傷，長年の大酒などによる小脳の萎縮，脳血管障害，脳腫瘍などが挙げられる。症状も耳石器の障害による良性のものとわずかに違いがあり，それが診断の手掛かりになっている。

めまいが耳石器のものに比べおさまるのに時間がかかり，特定の頭の位置で必ずといっていいほどめまいが再現する。したがって患者はめまいや吐き気を起こさない方向に頭をかしげる，独特のポーズをとるようになるという。

このめまいは飲酒家はたいてい擬似体験している。酒に酔って小脳の抑制がとれてしまうと，悪性のめまいのときと同じような目の動き（眼振）が現れ，不快なめまいや吐き気を起こすのである。

これほどその数が多いにもかかわらず実地医家に知られていないものもない。一種の生活習慣病でもありその原因や誘因も比較的明らかであるが，その基本には低血圧がある。

そもそも頭位や体位の変化によってめまい発作が誘発され，元の位置に戻すと忽然とこれが消退する疾患には内耳障害に起因する"良性"のものと，中枢障害が発症の主役をなす"悪性"といわれるものとがある。いずれも耳石器反射によって発症する対照的なものである。

そのうち"良性発作性頭位眩暈症"はメニエール病と異なり，めまいは頭位や体位の変化によって誘発されるが耳鳴りや難聴が随伴消長したり，あるいはかねてからあった蝸牛症状が発作時に増悪することはない。めまいをきたす頭位はたとえば，"右下に寝たとき"とか"靴の紐を結ぼうとしたとき"また"仰向けに寝たとき"というように，critical positionがある。めまいが起こってもあわてて元の位置に頭位や体位を戻すと忽然と消退する。そのまま我慢していてもせいぜい30秒以内に減衰する。検査のために患者が訴えている"めまい頭位"を試みにとらせると，めまいの発現に伴って特徴的な回旋性の眼振がみとめられる。患者の既往歴には音響外傷や頭部外傷による内耳振盪，ストマイやカナマイ注射，低血圧やアレルギー体質の存在，慢性中耳炎残胎症のあることなどが注目され，

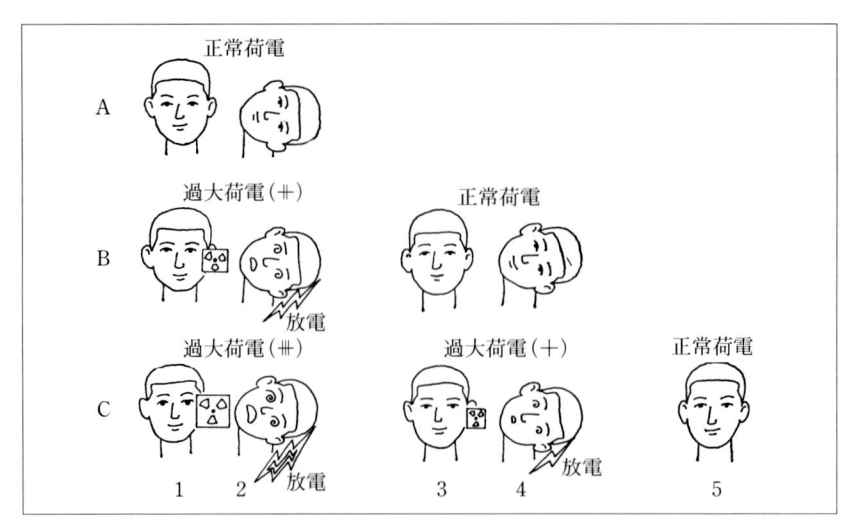

図12 われわれの良性発作性頭位眩暈症の発現機構に関する説明[5]
A：正常人
B：1回の発作でめまいを起こさなくなるもの
C：2回の発作でめまいを起こさなくなるもの
算用数字は頭位変化の順序を示す

これらが発症に深く関与していることが推察される。

われわれは，本症におけるめまいの発現は，機能的生理的な説明のほうが理解しやすいものと考えるに至った。つまり，図12-Bに示すように内耳部分障害によって，患側迷路にはhyperpolarityが存在する。これは，感受性の高まりであり，閾値の低下である。これらが耳石器による抑制の低下と相俟って頭位の変化によって放電し"めまい発作"が誘発されるのである。その荷電が異常に大きいときは図12-Cに示すように2回，あるいは3回，4回の頭位変化によって初めて正常人Aのような正常荷電に達するものと考えたい（図12）。

最近しかしまことに変な，というか滑稽かつ絶望的な学説が現れた。しかも自分の国の学者の発表はそれが貴重なものでも根っから信じようとしないのに，外国人，それに白人のものだと「信じこむ」日本人の卑屈なところが垣間みられて悲しい。

文字通り迷路というその容積$10mm^3$足らずの小さくて複雑な器官，その中の粘りをもったリンパ液の中をこわれた耳石器が浮遊し，頭の位置をかえて，時には頭を叩くと病気の耳石器が元に戻りめまいが治るのだという。しかも半規管障害でも頭位眩暈はおこり，中枢神経障害は無関係だという。後に述べる脳の病気で酷似した症状を示す。こんなことをしたら，時には生命にかかわりかねないことも大いに気になる。しかも患者さんは1週間も2週間も病院に通わされて，ときには入院までさせられて頭をひねったり，頭を叩かれるという。

4）仮性良性発作性頭位眩暈[105]

先に述べたように発作性頭位眩暈症は内耳の障害によるものだけの存在が知られていた。単一の疾

患単位としてである。

　われわれの研究によると，しかしながら，約25年前から小脳虫部疾患，ことに無症候性梗塞後遺症などでは，まったく良性のものと識別できない自・他覚症状を示すことがわかってきた。古くはわれわれが「遷延型」と呼んできたものがCT-SCANの出現によってはじめて証拠づけられてきたように思われる。[11),16),17)] この数はすでに400例を超えており，単なる偶然の症例とは到底考えられなくなってきている。これは治療上にも予防上にも良性のものとは厳密に区別して考えられるべきことを痛感し，このような例を「仮性良性」と呼んで自らの戒めとしている。これは症状であって単一の疾患ではない。したがって治療は原因が梗塞なら梗塞の，中毒なら中毒の治療をするのが当然である。

　この症例がきっかけとなって注目してくると，すでに述べたようにその数は400例を超えている。その多くは梗塞例である。

　この頭位性（変換性）めまいはまったく「良性発作性頭位眩暈症」と酷似の様相を呈し，しかも発現する眼振はまた，逆向性・一過性・反対回旋性眼振であり，従前の常識からすると末梢内耳性障害と考えられやすいものである。

　われわれはこのような症候の発現の主役は，前庭眼運動系に対する小脳下虫，特に片葉や結節という真中の部分の抑制変化にあるものと考えている。

　小脳虫部の障害は一般に神経学的所見に乏しく，身体のふらつき以外にみるべき所見がないともいわれている，このようなことからこの部の病変，特に中間部や下虫にものは外来やベッドサイドでの診断は不可能であるために専門家の間では「ブラックボックス（暗箱）」であるとされてきた。

　平衡神経学的アプローチがいかに大切であるかご理解いただけるものと考える。

5）突発性難聴[10)]

　突発性難聴とよばれるものは，文字通りただ一回の発作によって短時間に高度の感音系難聴を引き起こし，多くは頑固な耳鳴りをのこす。めまいを伴う場合も少なくないが，激しいめまいをメニエール病のように繰り返すことはない。難聴については2週間以内に適当な治療をほどこさない限り，回復は期待できない。その病態はさまざまで，薬物中毒，神経炎，内耳出血，内耳動脈血栓症や塞栓症などである。

　最近，若者にイヤーホーンなどの音刺激に発する内耳動脈の閉塞に起因するものが増加している。高圧酸素療法，ステロイド剤の内服，血栓溶解剤の静注，さらにわれわれのステロイド剤の中耳腔注入，内耳麻酔療法などがある。

　特に，迷路機能残存による内耳部分障害例などは，中枢の代償が確立しがたく，長期間年余にわたって浮動性めまいや平衡障害に悩まされ患者の苦痛は大きく，いつまでも続くのがふつうであった。このような症例に対して，特に治療の章で述べるようにわれわれの行っているステロイド剤の中耳腔注入療法や内耳麻酔療法は卓越した効果がみられ，治療上大きな進歩をもたらすこととなった。

6）急性迷路機能廃絶症

　耳鳴りや難聴を伴わず，激しいめまい発作をきたし，一回の発作をもって高度の迷路機能低下をきたすもので，突発性難聴の逆で対照的なものである。前迷路動脈の閉塞機転に起因するものが多い。

治療は突発性難聴と同じでよい。

7）前庭神経炎

感冒様症状に続発する，いわゆる「単一神経炎」である。前庭神経の炎症であることから激しいめまいをもって発症するが，耳鳴りや難聴などの蝸牛症状を随伴することはない。この点，急性迷路機能廃絶症と似ているが，迷路動脈の血栓症や塞栓症とは発症様式もかなり異なるし，温度刺激反応低下にとどまらず，電気眼振（electro-garvanic nystagmus）反応も低下をみるので鑑別される。

また，「蝸牛症状を欠くめまい発作」という点で，急性迷路機能廃絶症や椎骨脳底動脈系のTIAと誤られやすい。一般にいわれているよりは，前庭神経炎ははるかに少ない疾患である。

8）内耳炎

激烈なめまいとともに頭痛や耳鳴り，発熱や嘔吐を伴って発症することが多く，なによりも慢性中耳炎に合併するのがほとんどである。診断に際しては瘻孔症状の証明が重要視されている。

9）梅毒性内耳炎

両側性感音性難聴がみとめられる。難聴の発現時期は同時期のもの，左右別々に始まるもの，なかにはめまい発作を反復しつつ進行するものや，突発性難聴様の発作とともに進行するものなどさまざまである。頑固な耳鳴りを伴う例が多いが，Hennebert徴候も一部にみとめられる。先天性のものでは今日，鼻や歯の症状を有するものは少ないが，角膜実質炎の既往をもつものが意外に多い。内耳梅毒によると思われる難聴や耳鳴りの治療について，われわれ耳科医は特に諦めに似た見方をもってあたる傾向なしとしないが，われわれは中耳腔ステロイド注入や内耳麻酔療法，線溶療法などを行い耳鳴りに対してはもちろん，聴力の改善についてもかなりの成果をあげている。

10）聴神経腫瘍

前庭神経に発するものが多く，一見めまいをきたしやすい疾患に思われるが，徐々に進行する良性腫瘍であるために中枢神経の代償が十分追従するため，めまいを起こすことは少ない。むしろ，内耳道内で隣接する聴神経や顔面神経症状をもって自覚的には初発することが多いが，ときに先にあげた"めまいを伴う突発性難聴"のような発症をきたすので注目される。われわれが自験した聴神経腫瘍108例中7例にこのような症状がみられている[18]。

2. 高血圧とめまい

めまい感を主訴として来院し，はじめて血圧が高いことを知らされる患者もまれではない。また健康診断などで血圧が高いことを知らされたことがストレスとなって，精神的な不安から血圧がますます動揺し，それまで感じなかっためまいを訴えることもある。これらのめまいは，自分がふわふわするとか，みるものがちらちらするとか不定性のものが多い。いたずらな降圧剤の服用により血圧が下がりすぎて起こすめまいの多くは，回転性で激しく，梗塞をつくることもある。これらは血圧の変動

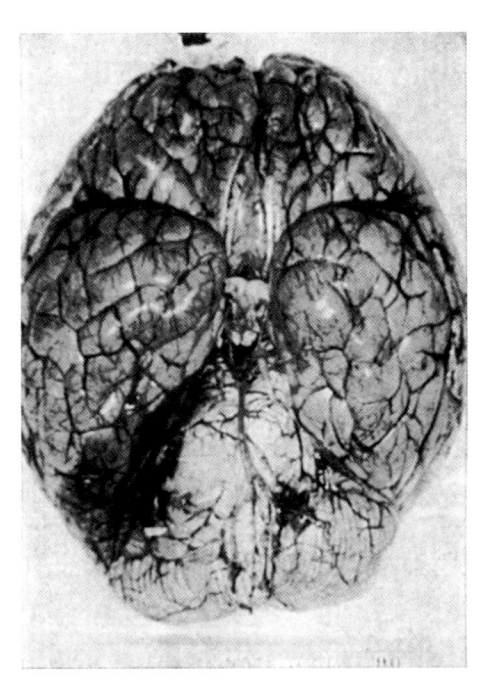

図13 激しい回転性めまい発作を2回起こし，間もなく死に至った症例の剖検所見
小脳半球に左右とも出血巣がみとめられる。

が大きいために起こる脳の血行動態の異常によると考えられる。また降圧剤のなかには起立性低血圧を引き起こすものが多く，この場合は体動時の眼前暗黒発作で誘発されることが少なくない。

1）小脳出血

脳出血の10～16％を占めるといわれ，発作後ただちに死亡する激症型から数時間以内に昏睡となるもの，さらに良性のものまでさまざまである。後頭部痛や嘔気，嘔吐，激しい回転性めまいで始まることがほとんどで，高血圧を有するものが少なくない。側方注視時のterminal tremorに似た失調性の眼振，橋への影響による健側向きの共同偏視や患側下位のskew deviationなどは眼に現れる代表的な徴候で，さらに不規則に現れる自発眼振やピンポンボール眼運動がみられることがある[19)～22)]。

また末梢性顔面神経麻痺を伴うことがある。急性期には患側下位にした頭位をとっていることが多く，末梢内耳性めまい症例の場合と対照的である。さらに亜急性期に入ると健側を下にすると回転性めまい発作が誘発される。小脳虫部の出血では，その程度の軽重にもよるがいちじるしいAstasieがみられる。一見症状が軽快しても，頭位を低くとるとめまい発作が誘発されて同時に嘔気や頭重感を伴うことが珍しくはない（悪性発作性頭位眩暈ないしブルンス症候）[5),6)]。また頭位変換によってtruncal ataxiaが著明に誘発されることもあり，耳科的諸検査がしばしば外来レベルの診断に大きな役割を果たすことが少なくない（図13）。

2）橋出血

初期から昏睡や呼吸障害をきたすことが多い。四肢麻痺，除脳強直をみることがある。瞳孔は両側縮瞳を示すことが多いが対光反射は維持される。これも回転性めまいや嘔吐で発症するが上下に矢状面で回ることが多い。健側への共同偏視，人形の眼現象は陰性で，水平共同注視麻痺，ocular bobbing, vertical pendular oscillation, 下眼瞼向き垂直性自発眼振や locked-in syndrome などを示す[23), 24)]（図14）。

3）くも膜下出血

頭部外傷によるものもあるが，多くに頭蓋内血管病変があり，全身性血液疾患によるものや不明のものもある。動脈瘤のリークや破裂では，めまいを主症状の一つとするが，動脈瘤の大多数は天幕上にあることから，一部は浮動性ないし動揺性，あるいは眼前暗黒発作のこともある。椎骨脳底動脈系のものは10％以下であるが，ここに動脈瘤があって破裂すると激烈な回転性めまい発作を示す（表4）。

4）前下小脳動脈瘤

前下小脳動脈瘤の破裂やリークではまた，メニエール病と酷似の症状を呈する。すなわち，激しい回転性のめまいに患側の耳鳴り，難聴を随伴する。したがって小脳症状やホルネル徴候，顔面知覚脱失や健側の温痛覚脱失の存在に注意を怠るとメニエール病と誤る可能性がある（図15，表5）[15)]。

5）動—静脈奇形

動—静脈奇形によるくも膜下出血では，それが内頸動脈領域のものでは眼前暗黒発作や動揺性めまいのことが多いが，上ないし後下小脳動脈領域など椎骨脳底動脈系のそれでは激しい回転性めまいである（表6）[23)]。

3．動脈硬化とめまい

脳動脈硬化では，健常な脳組織に比べて一般に脳血流量が低下している。健常な脳組織では，脳循環の自動調節機構が働いているが，脳動脈硬化がある程度進行すると，この機構が部分的におかされることがある。その場合血圧が下がるとその部分の血流が減少する。この場合脳以外の部分にも多かれ少なかれ動脈硬化があり，一定した感情の動き，体位の変換などによって血圧が上下し，主に動揺性のめまいが誘発される。特に血圧低下時にはいちじるしい。疲労，感情不安，かぜ，その他でしばしばみられる。特に動脈硬化による椎骨動脈の延長，彎曲，狭窄のため頸部捻転時の回転性めまいは正確には区別されるべきであるが，動脈硬化の一つの症状のように扱われることもある（図16）。

4．脳梗塞とめまい

頭蓋内で形成された血栓が脳の動脈を閉塞する脳血栓や，心臓内や頭蓋外の動脈で形成された血栓

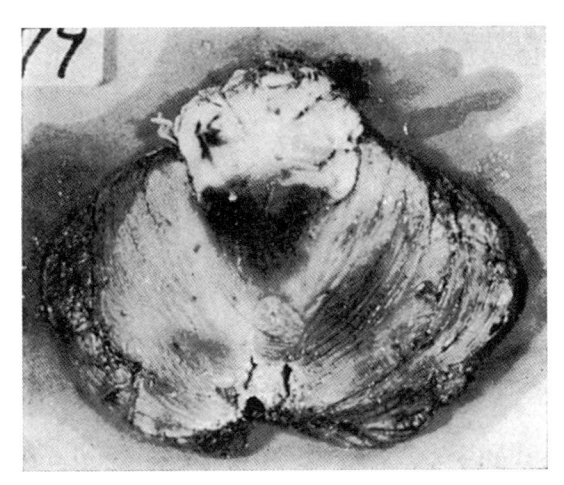

図14 回転性めまい発作を3回反復していたが，第4回発作から意識を喪失し死に至った症例の剖検所見

橋出血巣がみとめられる。めまいは生命維持の危険信号であることを物語る1例。

表4 脳動脈瘤354症例の統計
(GáborおよびPotondi, 1967)

1. 性　　別　　♀ 56%, 　♂ 44%
2. 年　　齢　　♀ 52.2歳, 　♂ 48.7歳
3. 発見原因　　89%は破裂
4. 大 き さ 　 42例は多発（2〜3個）麦粒大
5. 場　　所　　Willis動脈輪至近の枝
　　ⅰ）前大─前交通　　　　　　　　　52%
　　ⅱ）中大─内頚─後連合─後大　　　41%
　　ⅲ）上前下小脳，脳底，椎骨　　　　 7%
6. 合 併 症
　　くも膜下出血　　　217例
　　脳実質内出血　　　 57例

ひと口メモ 4

楽聖ベートーベンの難聴・耳鳴りはドナウ川の川魚のムニエルによる鉛のためか

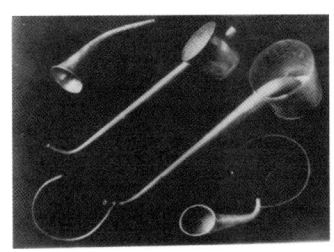

わたしにとって他人よりはるかに完全でなければならない筈の感覚の衰えを告白する。私の聴覚こそは最高の完璧さを誇っていたというのに。　　（1802, Beethoven Mensch, hilf dir selbest！）

ベートーベンの使用していた補聴器。溺愛していた甥にも裏切られ自殺を企てたが失敗。天命を全うして世を去ったとき発見された遺書の一文（独文は天助自助者とでも訳せるか？）

　ベートーベンの説明は今さら野暮である。彼は突発性難聴という病気で，その原因は血液梅毒によることが多いともっぱらいわれてきた。
　しかし数年前ドイツのディーツェルという教授が学会誌に新説を発表してにわかに注目された。それによると，ベートーベンの難聴と耳鳴りは決して突然に発病したものではなく徐々に進行したものであること，しかもメニエール病や突発性難聴がほとんど片側の耳にだけ発症するものなのに両耳の難聴であること，しかも彼の遺髪をしらべると毛髪に含まれる水銀値は生理的なものであり，梅毒の治療を受けたとは思われないという。むしろその毛髪に含まれた鉛や砒素は通常の数百倍に及ぶことから，その老大家はドナウ川の魚のムニエルを好んで嗜んだための薬害による難聴であろうと推察している。当時ウイーンはヨーロッパの中心で工業化が盛んで工場廃液が発病の原因といわれている。
　ベートーベンの難聴・耳鳴り・めまいの苦しみは周知のことであり，その一端を写真で示した。

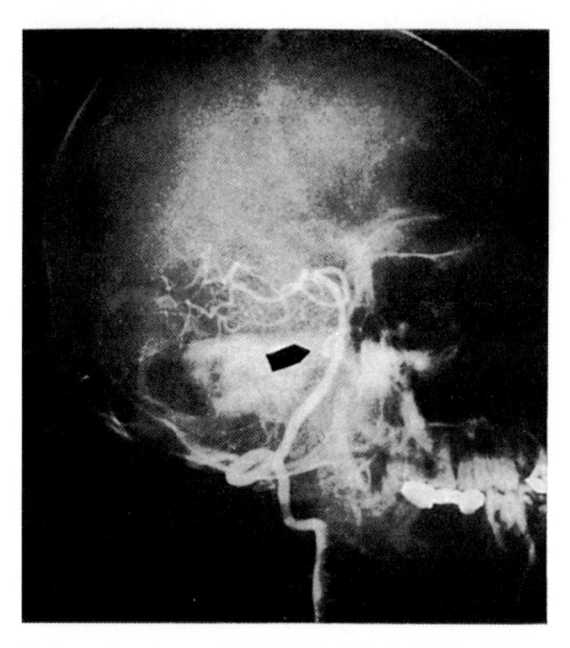

図15 メニエール病と酷似する症状を呈した前下小脳動脈瘤リーク例のVAG

表5 メニエール病と酷似する症状を示す前下小脳動脈障害の診断[15]

1. メニエール病様症状
   (自発性,発作性,反復性の回転性めまい。耳鳴,難聴の随伴。自律神経症状の随伴)
2. 患側V,Ⅵ,Ⅶ脳神経症状の併存,ホルネル症候
3. 中枢障害の存在を示す眼振
4. 小脳症状や反対側半身の知覚障害

表6 上小脳動脈障害の診断[23]

1. 蝸牛症状の随伴消長の少ない激しい回転性めまい発作
2. 頭痛,嘔気,一過性意識障害などの随伴
3. 中枢障害の存在を示す各種の眼振
4. 複視,振せん,痙攣などの随伴
5. 患側にいちじるしい運動障害と知覚障害(反対側温痛覚障害)

ひと口メモ5
チェコの作曲家スメタナの苦しみ

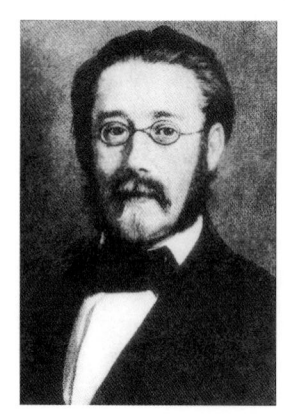

チェコの音楽家スメタナ。彼の音楽は祖国でははじめ認められなかった。
北欧で失意の日々を送っていた彼は「わが祖国」のなかのひとつ「私の人生から」で,突然曲をとめ,彼の人生でもっとも苦しかった耳鳴りを表現した。

「わが祖国」の曲であまりにも知られているベドリヒ・スメタナ,彼は1824年ボヘミヤに生まれ,1884年プラハでその生涯を閉じている。彼もまた耳鳴り・めまいに苦しみ,齢50歳の頃は聾となっている。彼の作になる「わが祖国」は1874年に発表されたが,そのなかの「わが人生から」では突然曲をとめ,第一バイオリンe4で苦しみを現している。
　健康者には到底理解しえない苦しみであろう。

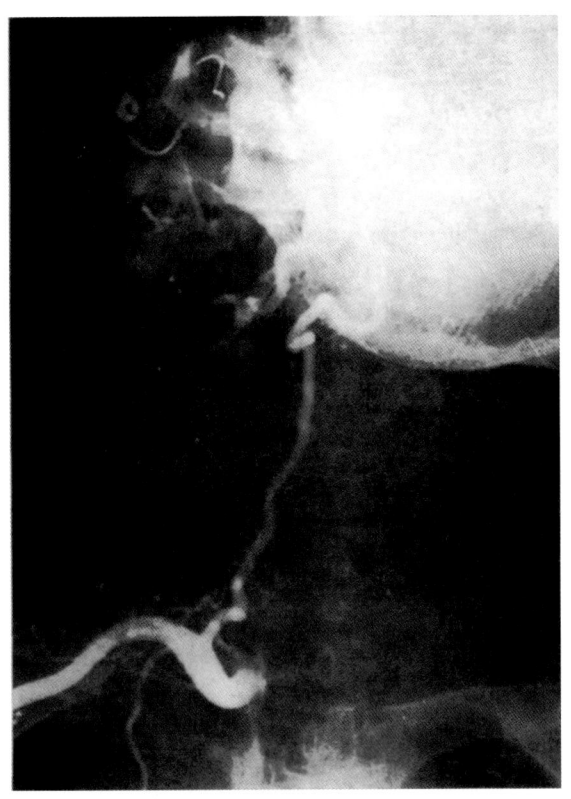

図16 頸部捻転時のめまいが動脈硬化に起因すると思われる症例のVAG

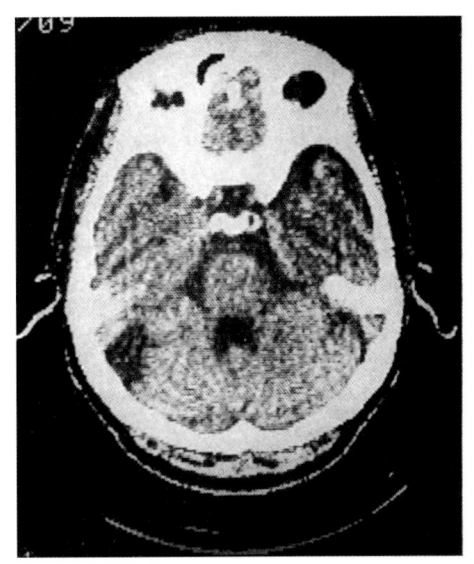

図17 起座時,「立ちくらみ」を感じたのみで小脳梗塞と思われた症例のCT-Scan
偏在性のlow density areaがみとめられる。

が脳動脈を閉塞した脳塞栓でもめまいをきたす。血栓症の発作は出血や塞栓のように急速に症状が発現することは少なく，その多くは一過性脳虚血発作を繰り返し，発作間に症状の改善をみたあとに症状は徐々に進行する。前駆症状としては，ふらつきやめまい感を訴えることがあり，数分もしくは数時間かかって神経脱落症状が進行する。これが特に椎骨脳底動脈系，つまり前庭系の二次ニューロンが分布する領域に起こると回転性めまい発作となる。

しかしここで強調しておきたいことは，小脳梗塞ではめまいは一般にきわめて軽いものである。しかも体動時に一過性に誘発されるだけのものであることも珍しくはない。さらに急に起き上がったときや，頭部を挙上したときのことが多く，CT-SCANNERの出現以前には，ただ単に「疲れ」とか「血圧のせい」あるいは「立ちくらみ」と解釈されていたものが少なくなかったものと推察される（図17）。

延髄外側と小脳下面に分布する後下小脳動脈の障害によっても延髄外側がおかされるが，椎骨動脈の閉塞によってWallenberg症候群を呈することも多い（表7）。症状は頭痛，嘔吐，回転性めまいで発症し，嚥下障害や言語障害，患側顔面の温痛覚障害やホルネル症候，反対側上下肢，軀幹の温痛覚障害を示す。延髄空洞症でみるような第1眼位での純回旋性眼振はこの症候群でもかなりみられ，耳鳴りを伴わないのが末梢前庭性のめまいと明らかに異なるところの一つである。

表7　延髄外側症候の診断

1. 発作性の頭痛，回転性めまい，嘔気，嘔吐，（蝸牛症状を伴わない）
2. 交代性解離性知覚障害
   a）患側顔面温痛覚障害，角膜反射障害
   b）健側頸部以下の温痛覚障害
   c）知覚障害側の自発痛，異常感覚
3. 患側小脳症状，ときに躯幹アタキシー
4. 自発性純回旋眼振，水平眼振
5. 嚥下障害，嗄声
   a）嚥下筋麻痺（舌咽）
   b）患側軟口蓋，咽頭，喉頭の麻痺（迷走）
6. 患側ホルネル症候群

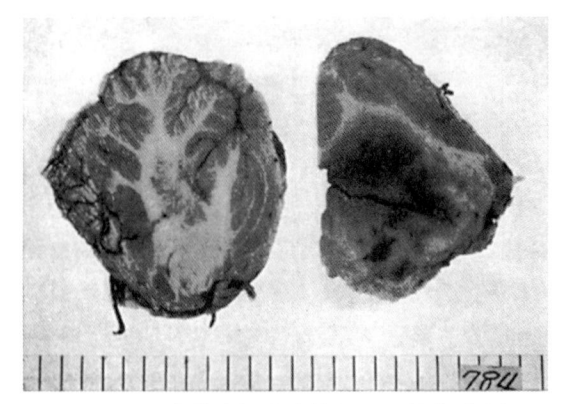

図18　めまい症状を初発症状とした髄芽腫症例の剖検所見

5. 脳腫瘍とめまい

　脳腫瘍，特に中枢前庭系の分布する小脳や脳幹のもので状態の変化しやすい性質のものでは回転性めまいをきたすこともまれではない。たとえば嚢腫や膿瘍，血管芽腫や星状膠細胞腫，血管破壊性の髄芽腫などである（図18）。このような場合，脳圧亢進症状とともに高血圧がみられ，非回転性のめまいを訴えて長いあいだ高血圧症として治療していたもののなかに腫瘍が見いだされることが珍しくはない。その発見の動機に，ときに起こる回転性めまいが主役をなすことが多い（表8）[24]。

　また第4脳室天蓋，特に小脳下虫の腫瘍では頭位性回転性眩暈（悪性発作性頭位眩暈，ブルンス症候）をきたす[5), 6), 25)]。

6. 椎骨脳底動脈循環不全とめまい

　これは間歇性内頸動脈不全に対比して注目された，椎骨脳底動脈系の一過性脳虚血発作を意味するものである。したがって血圧は低いことが多いが，高血圧でこれが低下したときにも珍しくはない。

　めまい発作は必発といってよく，しかも回転性である。耳鳴りや難聴を伴うことは少なく，交代性，動揺性の靴下—手袋型の知覚障害をはじめとして，軽重さまざまながら脳神経症状，あるいは錐体路や錐体外路症状，さらには小脳症状がみられる。すなわち，視野の異常や複視，振戦，drop attackや構音障害，失調症や運動麻痺などである（表9）。

　めまいの持続時間も数分から数時間，あるいは数日間におよぶものまでまちまちである。めまいに随伴して嘔気，嘔吐，発汗異常や垂直眼振などを伴う。

　椎骨脳底動脈の循環領域は頸髄から脳幹，小脳を経て大脳後頭葉，さらに小脳領域と広い範囲であり，その障害部位に応じて上にあげた症状のうち病巣に該当するものを伴う。変形性頸椎症や頸部軟部組織の異常などの存在は，特にこの症状をきたしやすい（図19）。

　このように，めまいの種類（回転性か浮動性か，動揺性か眼前暗黒感か，など）と病巣局在との関

表8 めまい発作は小脳腫瘍では予想外に多い自験38症例の統計[22]

腫瘍種別	症例数	回転性	浮動性	動揺性	眼前暗黒	その他	なし
Dermoidzyste	5			2	1		2
Abszess	5	1		1	1	1	1
Hamartom	1	1					
Astrozytom	18	8		1	2		7
Medulloblastom	5	3	1	1			
Karzinom	3	1		1		1	
Melanom	1	1					
合計	38	15	1	6	4	2	10

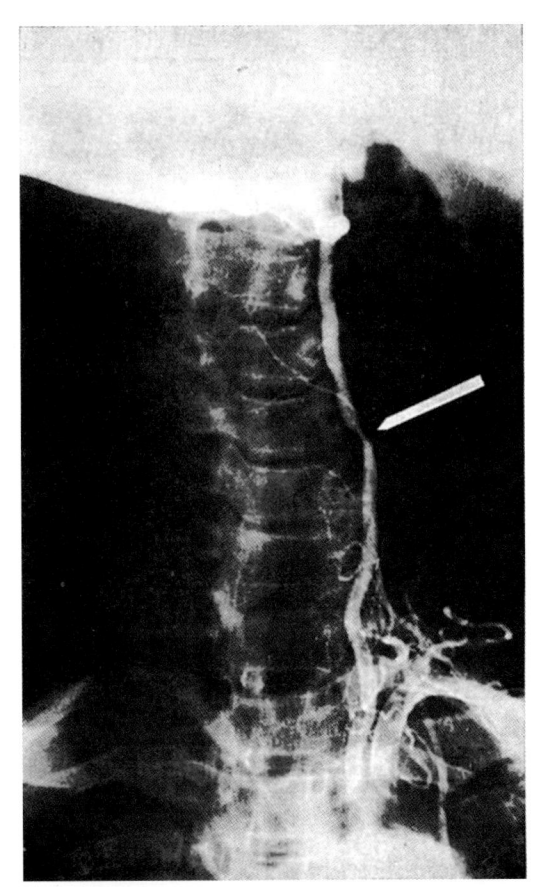

図19 頭部回旋時に誘発されるめまいが、変形性頸椎症に起因すると思われる症例のVAG
頸椎V〜Ⅵに変化がいちじるしく、頭部を左回外すると椎骨動脈はいちじるしい狭窄をきたす。

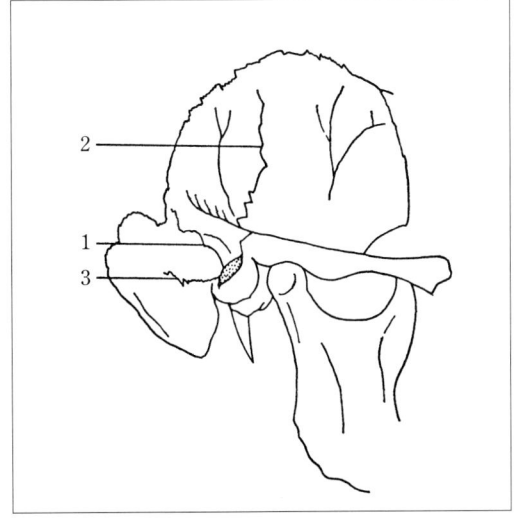

図20 外耳道骨折線の典型例
側頭線の下方から後上壁へ（1）、側頭骨鋸部を通って上壁へ（2）、乳様骨を通って上壁へ（3）（Wullstein, 原図）

表9 椎骨・脳底動脈循環不全症の診断

1. 一過性，突発性，反復性の回転性眩暈（自発性，誘発性），嘔気，嘔吐，蝸牛症状の随伴消長は少ない（あるときは両側）
2. ときに"fainting attack"のかたち，痙攣，振戦を伴うことあり
3. 中枢障害の存在を示す眼振
4. fluctuating, alternating & reversible hemipar-esthesia, 特にglove & stocking type
5. motor weakness
6. 視力障害，瞳孔異常，複視，動揺視，構音障害，嚥下障害などの随伴
7. 各種の病巣症状
8. 異常血圧

係は少ない．つまり回転性めまい発作は古くからいわれるような内耳障害だけに特有ではなく，小脳や脳幹の障害にも同様にみられる（三次ニューロンを有する天幕上領域では回転性めまいは少ない）．

回転性か否かはむしろその病態と関係が深く，血管障害をはじめ急激に発症するような障害では，末梢と中枢とを問わず回転性であることが多い．したがって回転性めまいを示す代表的疾患，たとえばメニエール病や小脳出血でも急性期をすぎると浮動性や動揺性のめまいに変わる．

7. 頭部外傷とめまい

墜落，衝突，打撲などの外力が頭蓋に加わったとき，それがあまりにも強大である場合にはただちに死亡する．しかしながら作用する力が比較的弱いときには一時失神するが，その後めまい，耳鳴り，聴力障害などをはじめ，頭重感，作業能力の低下，胸内苦悶，性欲低下などの愁訴を残し厄介である．

病理学的には側頭骨骨折と外傷性内耳振盪症に分けられる．鼓膜裂傷，中耳損傷，耳小骨脱臼を併発していることも多く，受傷後早くからめまいが出現することが多い．

耳出血は頭蓋底骨折，特に錐体縦骨折のときに多く，われわれの経験によれば頭部外傷による耳出血354例中312例にみられている．静脈洞の裂傷の際にはさらに出血量は多くなる．髄液漏も側頭骨骨折や硬膜破裂でみられる．また頭頂骨の骨折のため迷路壁の挫折，迷路内の出血，膜迷路の破裂などがみられる．このように縦骨折は側頭・頭頂に加わった外力により，錐体稜線にそって外耳道から破裂孔に向かって亀裂が入るからである．これに対して横骨折は，後頭部または乳突部に加わった外力による岩様骨を横切して亀裂を生じ，迷路や顔面神経管が損傷されることが多い（図20）．

意識が回復するとすぐにめまいや耳鳴りを訴え，体位の変換によって助長される．特に頭蓋底骨折患者にこのような傾向がいちじるしい．めまいの出現期間は比較的短く，2～3週間で消失する．脳幹や小脳障害の随伴の有無につき，自発ならびに誘発眼振，温度刺激眼振，聴覚，視運動眼振，視標追跡などの神経耳科的検査が不可欠である．

しかしながら外傷をうけて数週ないし数ヵ月，あるいは数年からときには10年以上たってみられる"発作性頭位眩暈"は意外に知られていない．われわれの経験では，あとに述べるように本症74例中24例において頭部外傷の既往がみられ，外傷性内耳振盪が発症の大きな誘因の一つであろうと

想像される。また，頭部外傷に起因すると思われる脳萎縮症例には，これも後述する"悪性発作性頭位眩暈"もみられることはまれではない[26]。

8. 頸部外傷とめまい

頸部外傷によってめまいが出現する頻度は非常に高く，外傷性頸部症候群の大きな愁訴を構成している。通常めまいは非回転性で眼前暗黒発作であることが多く，頸部捻転で誘発されるものも少なくない。頸性めまいの発現には諸説があるが，①頸部交感神経緊張亢進説，②椎骨動脈循環不全説，③いわゆる頸反射説などに要約される。上述のいずれもが臨床的，実験的に根拠を有しているが，それらが単独の機構で症状発現にいたるとは考えにくい。

さらに，一次的に生じたこれらの障害によって，また生体現象に基づく二次的障害を引き起こし多彩かつ頑固な愁訴を招来するものであろう。図21にみられるように頸部が急激に過伸展される場合，後頭葉や小脳にはRindenprellungsherdが引き起こされ，神経細胞の消失や萎縮，神経線維の変性や断裂によって瘢痕収縮がみられる。さらに脳幹においては脳底動脈より分枝するいわゆる穿通動脈の断裂による小出血，小軟化巣，これらによる脳浮腫が生じ得る。また延髄は大後頭孔に位置し頸部が過伸展されるときは尾側に牽引力が作用する。この際耳石器には強い遠心力が作用し，頭部外傷におけるものと類似の変化をきたす[27]。

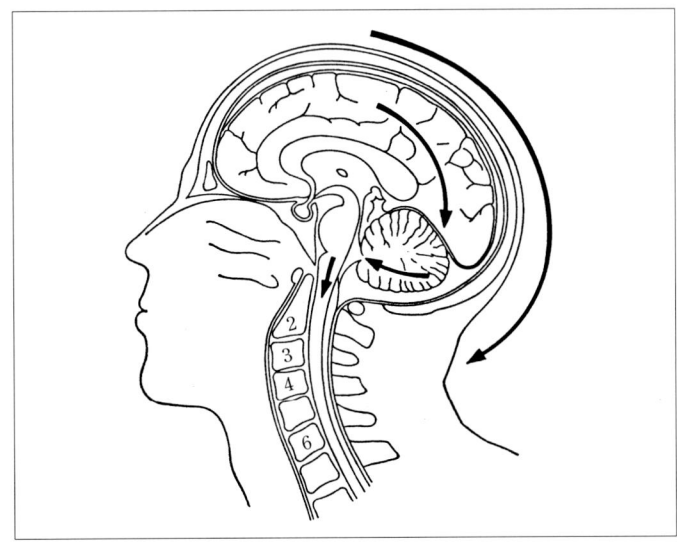

図21 頸部が急激に過伸展されるとき，頸部軟部組織や頸椎のほかに大脳後頭葉は天幕より，小脳は脳幹に，脳幹は斜台とのあいだに衝撃を生じ，しかも延髄は下方への牽引をうける。
したがって大脳後頭葉，脳幹，小脳，さらに遠心力によって耳石器にもいろいろな変化を生ずる（長島，原図）[27]

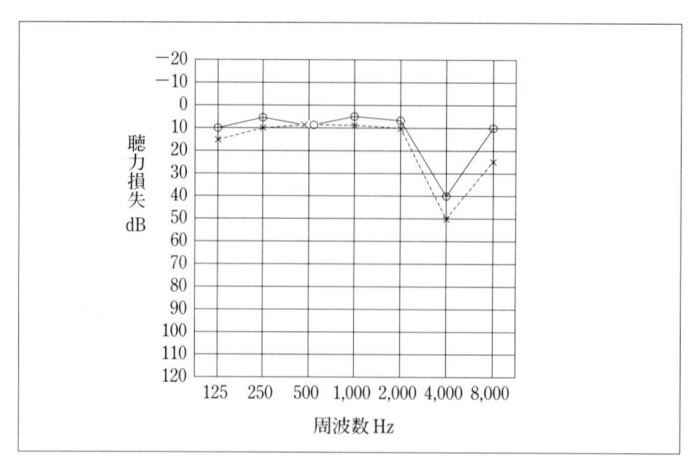

図22 音響外傷によって耳鳴りや頭位性めまいを引き起こすに至った症例の聴力図
いわゆる4,000Hz dipが両側にみられる（右＜左）。

われわれが扱った症例の経験から，1ヵ月以上たっても難治性の症状を残した734例についてみても複雑な症状がみられるが，前述した"良性発作性頭位眩暈症"を示したものも少なくない。

9. 音響外傷や振動障害とめまい

強大音響によって引き起こされる難聴は職業性難聴の代表的かつ大部分を占めるものである。同時に，めまい症状を引き起こすことはしかし意外に知られていない。これは大きく二つに分けることができる。その一つは爆発音によるものである。鉄砲などの火薬の爆発，潜函内作業による瞬間的あるいは持続的な気圧変動によって鼓膜破裂が起こる。たとえ鼓膜に変化がなくても内耳，特に蝸牛基礎回転部と卵形嚢の損傷をきたし高調の耳鳴りと4,000Hzないし高調音障害型の感音系難聴をきたす。したがって，メニエール病のような自発性めまい疾患発症の一誘因をなしたり，後述する"良性発作性頭位眩暈症"の大きな誘因となる。これは音響刺激が前庭窓を通して内耳に入る際，音圧が耳石器と蝸牛，特に間近の基礎回転に強く作用するためである[28]（図22）。

これに反し，ピッチングハンマーなどを使って道路工事をする労働者に現れる難聴，特に4,000Hz dipは左右とも同じ程度のものであるが，比較的その人の利き手の側のdipが深い。これは握力に関係し握力のまさるほうが骨を伝って内耳に達する振動がより強いためである。また森林伐採労働に従事する人でチェーンソーを扱う者では，左により深い4,000Hz dipがみられるのが一般である。このうち"白ろう現象"を示す例では特にめまい症状をみることが少なくない[29]。

10. ストマイやカナマイ中毒とめまい

アミノ配糖体系の抗生物質であるSM，KM，KDM，GMなどによる難聴は広く知られているが，

めまいについては予想外にその認識が乏しい。

この種の内耳障害は一般に両側性に出現し，しだいに進行する難聴や平衡障害が多い。しかし一部には1～2回の注射で突然難聴をきたしたり，いちじるしいめまいを発症させることもあるので注意を要する。

KMのように聴力障害と平衡障害が出現するものでは，定期的な聴力検査を行うことである程度中毒発生の早期発見と予防が可能であった。

しかし耳鳴りや難聴などの蝸牛系の症状なしに，いきなり体のふらつき，歩行障害，体動時ものがゆれてみえるjumbling現象をきたす。たとえば硫酸ストマイなどに対しては定期的な聴力検査では無力である。しかもいったんこのような症状が起こるとなかなか有利な治療法がなく，予後も不良であった。ストマイは耳石器や半規管膨大部，神経節や前庭核のみならず小脳下虫（いわゆる前庭小脳といわれる結節や片葉）まで変化をきたすことが知られており，そのめまいは単に末梢前庭性にとどまらず，中枢性の要因も加わることになる。このような頑固な難治性のめまいに対して，われわれは最近内耳ブロック療法を考案してよい成績をあげることができるようになった。この種の投薬にあたって注意すべきことは，中毒発生のチェックに聴力検査ではなく，簡単な立ち直りや偏倚の検査だけでは不十分で，詳細かつ的を射た問診と定量的な前庭・平衡機能検査を行うことが大切である。

しかもSMやKMの後遺症としてはまた，すでに述べたように良性発作性頭位眩暈の大きな誘因の一つとなることを強調したい。

11. 悪性発作性頭位眩暈（ブルンス症候）

頭位や体位を変化すると激しい回転性のめまいが誘発されるが，あわてて元の位置に戻すとそのめまいは忽然と消退する。この点，すでに論じた内耳障害に起因する"良性"のものと酷似した症状である。仮性良性のものとはなお似ている。

しかしながら反応に減衰現象が少ない。すなわち，その"めまい頭位"をそのままとり続けると多少の減衰はあっても数分間は続くし，検査を反復するとつねに再現性が存在する。しかもその際にみとめられる頭位眼振は先の良性のものとは対照的であり，純回旋性ではなく垂直性の眼振である。Brunsはこのような症候を示す脳腫瘍例を報告し，のちにAlpersやJaskinも多数例について述べている[5), 30), 31)]。しかも腫瘍例などでは，めまい発作のみならず同時に頭痛や嘔気，嘔吐を伴うため，患者はめまいのない頭位を執拗にとりたがる。それはあたかも頭頸部をギブス固定したときのようであると表現されるゆえんである（図23）。これが，いわゆる"ブルンス症候"であり神経外科領域ではしばしば耳にする名称である。これらのめまいの発現機構についてはまったく明らかにされていないが，後頭蓋窩，特に第4脳室ないしはその周辺の疾患でみとめられることが多いとのみ記されている。しかもたとえば第4脳室内の有茎性上衣腫などでは，頭位の変化によって腫瘍が髄液交通を妨げるために発症するのではないか，とも考察されている。

Kornhuberや坂田[19)]は，小脳虫部を中心とする出血例で慢性期において懸垂頭位をとるときに激しい回転性めまい発作が誘発されるとともに下眼瞼に向かう垂直性頭位眼振がみとめられることを報告した。そのめまいは頸部の捻転とはあまり関係するところがなく，実際にこのような症例に頸性眩暈

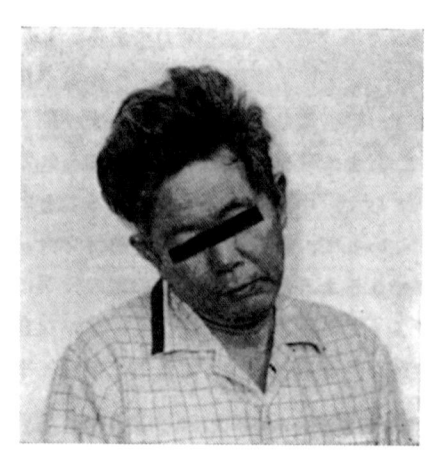

図23 ブルンスの頭位
患者はめまい・嘔気・頭痛など
誘発されないよう，顎をひいて
頭部を健側に回している。

をきたすべき検査所見はみとめられない。さらに，耳石器の障害をはじめとして迷路になんらかの病変が存在することを肯定させる検査所見もみられない。四肢に現れる"小脳症状"も観察されない（表10）。

このような徴候を示すものは中枢神経系においては小脳下虫部しかないとして，これを急性小脳（下）虫部症候と名づけた。

このような"ブルンス症候"や"急性小脳（下）虫部症候"にみられるめまい発作はいずれも原則的に同一の発現機構を有するものと考えられる。ゆえにわれわれは今日これらを総称して"悪性発作性頭位眩暈"として扱い，先の良性のものと対比して考察している。

小脳下虫，特に片葉や結節は小脳皮質のもっとも古い部分であり，前庭小脳といわれている。これは前庭・眼運動系の抑制子としての働きがあり，この抑制で"脱落症状"が発現する。結節障害の際にみられる垂直性頭位眼振や，内耳障害の際にみられるものと酷似する回転性眩暈がそれであろう（図24）。

われわれはこのような症例を，亜急性晩発性小脳萎縮症で6，アルコール中毒による小脳萎縮症で2，オリーブ・橋・小脳萎縮症で2，頭部外傷による小脳萎縮症で1，小脳虫部血腫（血管腫）で5，髄芽腫で2，胃がんの小脳虫部転移で1例経験している（表11，12）。

12. 抗痙攣剤・抗てんかん剤とめまい

これらの薬剤は常用量で個体差があるが，副作用としてしばしば動揺性のめまいやいちじるしい平衡障害をきたすことがまれではない。われわれの検索に従うと，もっとも早期にみられるのは中脳症状であり，やがて小脳症状が続いて現れる。すなわち，輻輳障害，上方注視時の上眼瞼向き眼振，上方へ視運動眼振を誘発しようとするときの輻輳眼振や陥没眼振，電光眼運動，左右注視眼振，水平視

表10 発作性頭位眩暈には3種類ある[31]

1. 内耳部分障害→良性発作性頭位眩暈症（Dix & Hallpike, 1952）		
2. 中枢障害→Bruns（1902）		3例を報告，髄液交通傷害と
	Oppenheim（1923）	Bruns症候群と呼称
	Alpers ら（1944）	自験例6例を含め39例を，前庭核を含むvestibular mechanismの障害と
	Kornhuber（1958）	急性小脳下虫症候と（血管病変に限る）
	坂田（1971）	急性小脳虫部症候と（血管病変に限る）
	坂田ら（1978）	悪性発作性頭位眩暈と総称，小脳下虫，特に結節や片葉の障害による抑制変化のためと

運動眼振の抑制，視標追跡運動の異常などである[32]。

これらは服用を中止すると5～6日を経ずしてほとんど回復する。しかしながら，本剤のこのような副作用を十分認識していなかったり，また服用中であることを知らずに患者に接するときは，重大な頭蓋内疾患を疑って無用な検査を行って患者を苦しめることになりかねない。

13. アルコールとめまい

アルコール急性中毒によるめまいについては最近特に研究が盛んである。われわれもこれについて検討した[33]。

飲酒によるものでは浮動性や動揺性のめまいが多い。しかしながら頭位性には回転性のめまいもしばしば誘発されることは珍しくはない。

他覚的所見としてまず現れるのは視標追跡運動の異常である。続いては方向交代性下向性頭位眼振で，めまい感を随伴する。これはアルコールの小脳皮質への影響で，前庭・眼運動系に対する抑制低下に起因するものであろう。さらに進行すると，視標追跡運動はさらにおかされ，アルコール注視眼振がみとめられ，脳幹への影響も考えられる。視運動眼振は抑制され，方向交代性上向性頭位眼振もみとめられることもある。

慢性アルコール中毒にみられる神経耳科的所見としてはやはり，小脳萎縮に起因する悪性発作性頭位眩暈が代表的なものである。このことはすでに述べたが，典型的ブルンス症候を呈することもまれではない。

14. 聴神経腫瘍や脊髄小脳変性症とめまい

めまいと関連して，どうしてもふれておきたい疾患である。

そのうちの一つ聴神経腫瘍，特に鞘腫は前庭神経鞘に発するものであり，解剖学的立場からみると，めまい発作をきたしやすい疾患の一つのように思われる。しかしながら実際にはめまいはなく，耳鳴りや難聴，あるいは顔面神経症状とともに軽い平衡障害ではじまる。これは前庭系には中枢の代償機能があるが聴覚にはないこと，またこの腫瘍が病理的には良性のもので徐々に進行するためにめまい

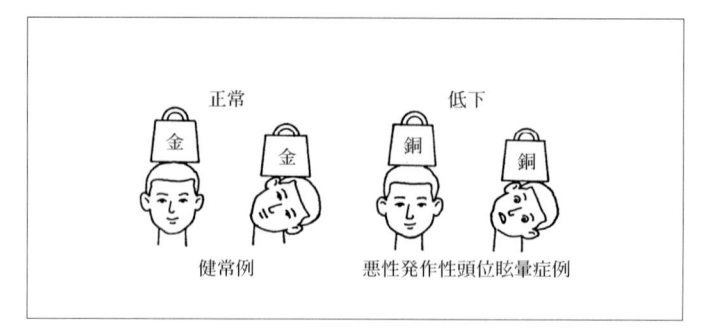

図24 われわれの"悪性発作性頭位眩暈"の発現機
　　　構に関する説明[5), 6)]

表11 悪性発作性頭位眩暈の定義[31)]

1. ある頭位をとると，眩暈，嘔気，頭重，頭痛や嘔吐が誘発される
2. 間歇期はほとんど無症状　　　　　　　　　　……Bruns
3. 患者は頭部前屈の強制位をとる　　　　　　　……Alpersら
4. 健側を下にすると発症し，そのため患者は患側下位で臥床する
　　　　　　　　　　　　　　　　　　　　　　……坂田ら

表12 発作性頭位眩暈の鑑別[6)]

所見＼疾患	良　性	悪　性	仮性良性
頭位性めまい	前頭面で回転	前頭面，矢状面で回転	前頭面で回転
随伴症状	軽度の嘔気ときに	頭重・頭痛・嘔気・嘔吐	嘔気・頭重
平常時の頭位	正	前屈位	正
眼振	回旋性	回旋性，垂直性，方向交代性など	回旋性
減衰現象	あり	少ない	あり
小脳症状	なし	ないことも，あることも	ないことも，あることも
温度眼振	CP，CP+DP	しばしば過大反応	しばしば過大反応
視運動眼振	障害は少ない	障害ないことも，あることも	障害は少ない
視標追跡	障害なし	障害ないことも，あることも	障害は少ない
病巣	内耳，特に耳石器	小脳結節	小脳結節
原因	SM・KM，音外，頭外，中耳炎，アレルギーなど	出血，腫瘍	変性，梗塞
疾患例	ストマイ中毒による耳石器障害	小脳虫部出血，第4脳室天蓋よりの腫瘍	小脳虫部梗塞

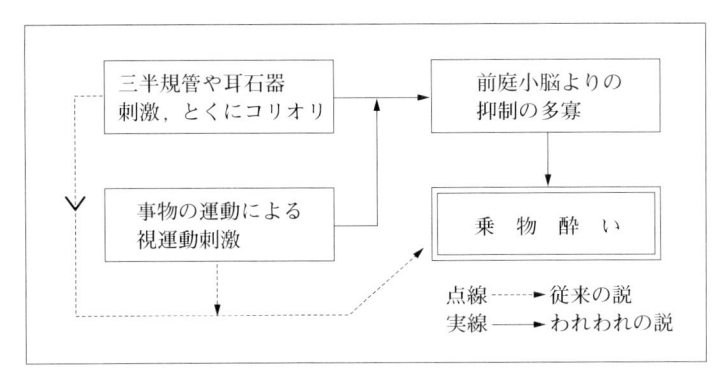

図25 乗物酔いの成因に関するわれわれの考え

をきたさないのであろう。

しかしながら，われわれの自験108例では[18]，このうち7例に，いわゆる"突発性難聴型"のめまい発作で始まったものがあり注意を要する。

いわゆる"脊髄小脳変性症"も徐々に進行する神経変性であり，著明な平衡障害や言語障害がみられるのに反し，めまい発作はきわめて少ない。この理由も先の聴神経腫瘍の場合のようにその病変は緩徐に変化するものであるからであろう。しかし亜急性晩発性小脳萎縮症やオリーブ・橋・小脳萎縮症のある時期には，誘発性のめまいをきたすことがときにある。なかにはすでに述べたように悪性発作性頭位眩暈（ブルンス症候）を呈するものも珍しくはない。

15. のりもの酔い

乗物酔いの成因については従来，前後・左右・上下の刺激に反応する耳石器，各種の回転刺激に反応する半規管，しかもこれらの異常刺激が同時に加わるとき（コリオリ刺激）乗物酔いが起こりやすい。さらに視運動刺激が重なると，一層増悪するものと理解されてきた。これによって自律神経系，特に交感神経系の異常興奮によりめまいのほかに，嘔気，頭重，動悸，顔面蒼白，その他の諸症状を引き起こすのである[34]。

しかし，われわれはこれらに加え前庭・眼運動系のinhibitorである前庭小脳の抑制の多寡が深く関与するものと考えている（図25）。

それは抑制系が未発達な乳幼児は酔わないこと，前庭小脳を除去した動物は回転刺激に抵抗すること，脊髄小脳変性症や小脳腫瘍患者は乗物酔いから解放されること，特に小脳の古い系統にまず働くといわれるアルコールの少量飲用は乗物酔いの予防に最適であること，などを考えてもうなずき得るのである。

その予防についても述べておきたい。

私は田舎の小学校に学んだが，町の停車場に出征兵士を送りにゆくためリヤカーに乗って集まるのにも臍に梅干しを貼ってくる情けないクラスメートがいた。自分で酔うものと決めこんでいるのでま

すます酔いの頻度を高める。梅干しを腹にあてることで自己暗示をして元気をふるい起こすのである。自信をもつことである。

　不安・不眠・疲れ，嗅覚や視覚からうける不快感も酔いを助長する。バスの中でキョロキョロ頭を動かし，移り変わる景色をみると内耳・視器への刺激がつよく酔いやすい。バスでは進行方向に向かって前方をみている必要があるのはそのためである。動揺するバスや船の中で読書をしてはいけないのもそのためである（図26）。

　もっとも期待されるのは訓練効果である[35)~37)]。しかしその効果を期待できるのは，児童・生徒・若人であって，幼児や成人，あるいは老人には無理な注文である。薬剤もある程度役に立つであろう。

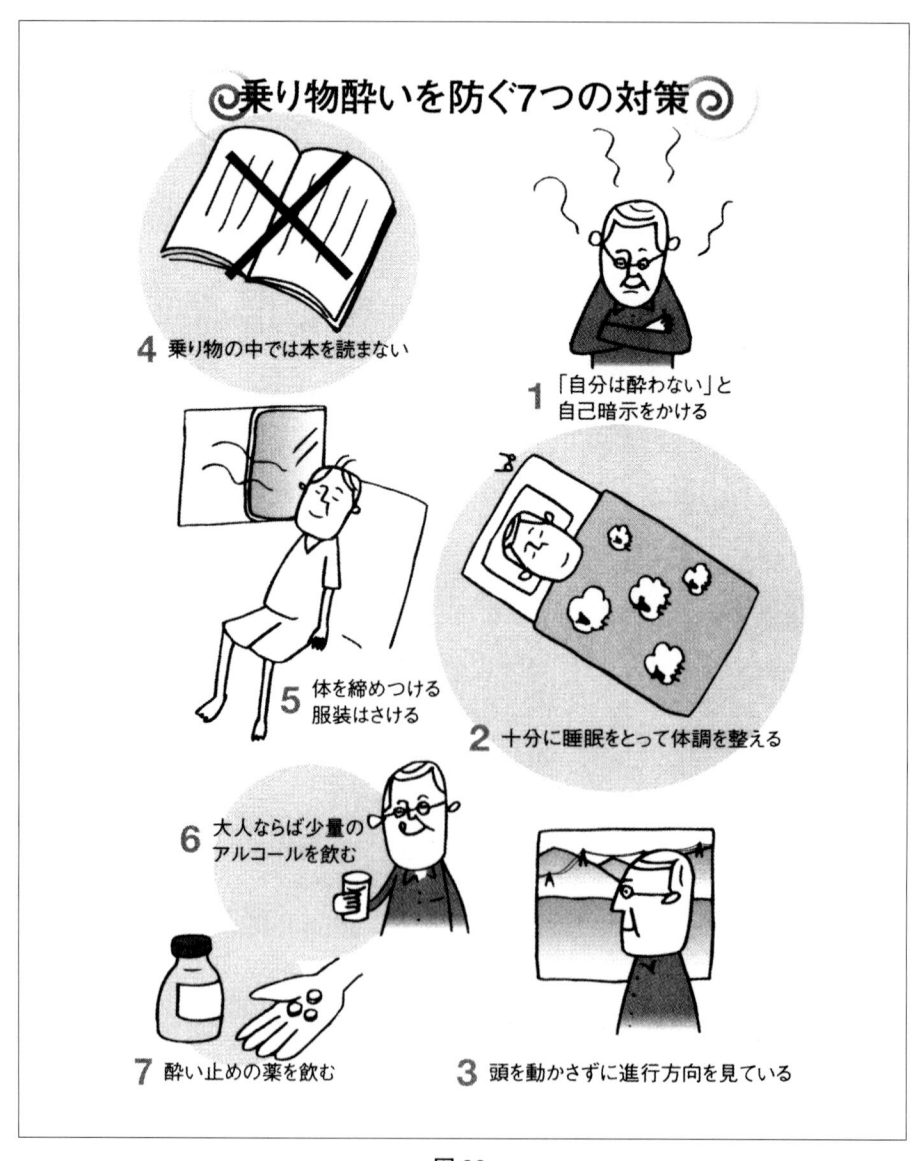

乗り物酔いを防ぐ7つの対策

1 「自分は酔わない」と自己暗示をかける
2 十分に睡眠をとって体調を整える
3 頭を動かさずに進行方向を見ている
4 乗り物の中では本を読まない
5 体を締めつける服装はさける
6 大人ならば少量のアルコールを飲む
7 酔い止めの薬を飲む

図26

自律神経抑制剤や抗アレルギー剤が有効といわれてきた。これは薬理効果もさることながら，自己暗示療法としてよい。

　私の経験では少量の飲酒が最適のようである。乗物酔いは前庭小脳の抑制の強弱に関係することはすでに述べたが，特に過度の抑制例が多いようである。適量のアルコールがこの抑制を和らげるのではないであろうか。

16. 脳が原因のジャンブリング，「仮性ダンディ症候」[105)～115)]

　「10. ストマイやカナマイ中毒とめまい」の項で，両側の内耳や両側のバランスを司る脳神経の障害で起こる「ジャンブリング現象」と同じ症状は，小脳の虫部といって真中にあり，ちょうど虫の胴体のような部分や中脳（脳幹の上部）の病気で起こることがわかった。

　つまり1928年にダンディという医師が，あるめまい患者の治療をしようと両側のバランス神経を脳外科的に切断したところ，手術前まであったフワフワ感が余計にひどくなったと報告した。その患者は中脳～小脳の萎縮例であった。

　このフワフワ感を訴える患者は，医師から「神経質すぎる」「ノイローゼだろう」とか「血圧が低いため」とか，相手にされない患者がたくさんわれわれのクリニークを訪れた。いろいろの検討を経て著者は1996年の世界めまい医学会で，182例中150例は中脳～小脳が原因であること，脳からくるジャンブリングなのでダンディの名をとって「仮性ダンディ症候」と呼ぶべきこと，そして何よりも数ヵ月の内服療法で治る（世界では不治の症状といわれている）ことを外国で発表した。今やヨーロッパを中心に追試が行われている。

　著者は5年前大学病院を定年退職し，現在小さなクリニークでめまい・耳鳴りセンターを主宰しているが，午前10名の新患のうち，約1/3は心臓・血管系の障害によるめまい，1/3は進行して手遅れとなった（？）耳からくるめまい，耳鳴りの各疾患，あと1/3は実に仮性ダンディ症候である。

　図72（104頁）はドイツの女流画家リヒターの絵である。彼女は風景や静物は1枚も描かず，すべて人生を描いている。1917年にはプールの水の中で自分がぐるぐる回されている様子を描写している。それが1924年になると図72-bとなる。彼女は友人にあてた手紙に「私のめまいは前には激しい回転性のものであった。ときに襲ってくる発作は何といっても苦しい。しかし最近は歩いていても，笑っていても，そして横になっていても，いつもフワフワしている。医師は病気が軽くなったからだというが私としては信じられない。特に階段を下りるときの苦痛は筆舌に尽くしがたい。周りをみても霧がかかったようで，ときには絶えず縦揺れがある。新聞をみても字がぼやけたり，ときには二重から三重にみえる」という。

　健常者には理解できない苦痛であろう。

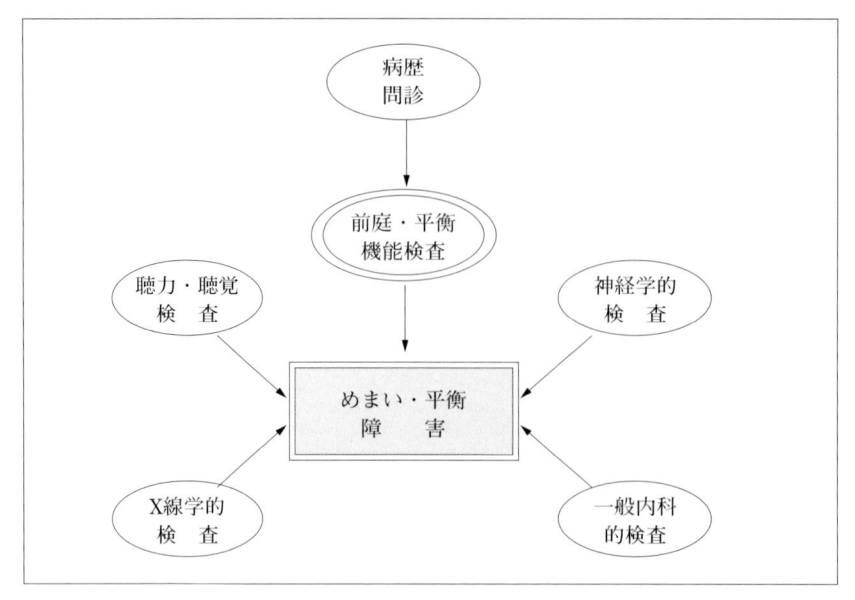

図27 めまい・平衡障害診断の成り立ち

D. めまい・平衡障害の検査

1. 問診から検査へ

　今まで述べてきたように，患者の訴えるめまいには，いろいろな種類がある。自覚的な訴えとしてのめまいは，他覚的には眼球や身体に平衡障害を確認することによって裏づけされる。他覚的に平衡障害をとらえるために，神経耳科学的（平衡神経科学的）検査が行われる。

　このような詳しい検査でなんら異常が発見されない場合，「異常なし」ときめこむのは早計である。しばらくの間経過を観察すること，一定期間をおいて再び検査をくり返すことが必要である。いわゆる"ノイローゼ"と診断するには心身医学的アプローチからその動機をみつけ出すことも必要であり，慎重でなければならない。

　メニエール病とは比較にならないほど多い「良性発作性頭位眩暈症」のようなものでは数十秒間めまいが起こるだけで，それ以外のときはまったく異常がみられない。経過を長く追うことによって診断がはじめて明らかになる場合も少なくないのである。また「悪性発作性頭位眩暈」などでもごく短時間誘発性のめまいや嘔気がみられるだけである。小脳の真中や第4脳室の腫瘍によることが多いのであるが，一般の検査ではまったく異常がみられないので，ここを"black box"という人がいる。しかし神経耳科的（平衡神経科的）検査をすると特徴ある所見が得られるのである。

　どのような疾患の診断でもいえるように，めまいや平衡障害の診断に際しても，詳細で適確な問診が何よりも大切である。問診によって病変の部位や性質を推定し，以後行うべき前庭・平衡機能検査

表13 めまい・平衡障害の検査

A. 身体平衡障害の検査
  1) 静止時の検査
     ロンベルク徴候。マン試験。単脚起立試験。
  2) 運動時の検査
     指示検査。足踏み検査。遮眼書字検査。
B. 眼球の平衡の検査
  1) 注視状態での検査
    ⅰ) 静止目標注視の検査
    ⅱ) 運動目標注視の検査
  2) 非注視状態での検査
    ⅰ) 視条件をかえての検査
    ⅱ) 内耳に負荷を与えての検査
  3) 特殊な機能検査
    ⅰ) 温度刺激による検査
    ⅱ) 回転刺激による検査
    ⅲ) 動くものを見るときの検査

を取捨選択し，それだけで診断が確定される場合もある。

しかしひるがえって，めまい・平衡障害の検査は神経学的検査のごく一部分である。一般神経学的検査や内科的諸検査，聴力や聴覚検査，あるいはレントゲン学的諸検査などの補助診断法の結果などと総合判断することが必要となるのである（図27）。

2. めまい・平衡障害の検査は，三つの前庭反射（前庭―脊髄，前庭―眼，前庭―自律神経反射）のうち二つの反射から成り立つ

「めまい」という訴えに伴う他覚的所見は「平衡障害」に代表される。ふつう平衡障害というと，歩行時よろめいたり倒れたりする身体の平衡障害を意味することが多いのであるが，眼球の動きについても同様に「平衡障害」という考えをもつことができる。めまいがするときは「眼振」といって眼が動いている。自発眼振は眼球の平衡障害の代表的なものである。たとえばメニエール病ではめまいの発作のとき，自発眼振や偏り歩行が認められる。

3. 身体の平衡障害の検査[35)〜37)]

1) 静止時の検査

平衡機能検査の第一番目として両脚直立，片脚直立の平衡状態の検査は重要である。特に閉眼や遮眼の状態で片脚直立が可能ならば重大な平衡障害はないと思われる。眼を開いていても直立時にふらつきが大きいときは脳幹や小脳の障害を疑ったほうがよいであろう。内耳性の平衡障害はこれに反して眼を閉じたときにいちじるしいのである。

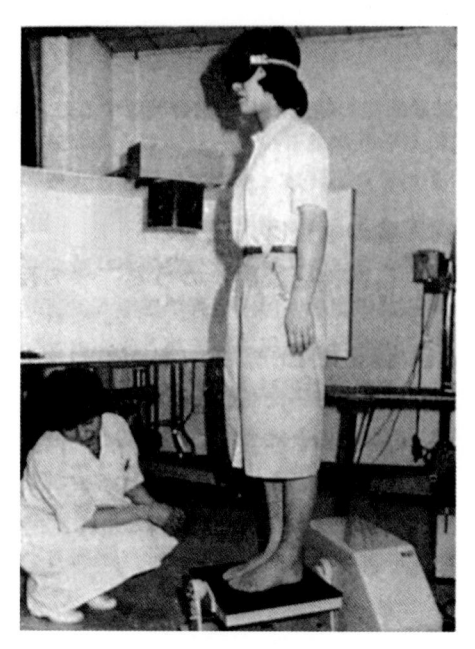

図28 静止時の身体平衡の検査
（重心動揺の検査）

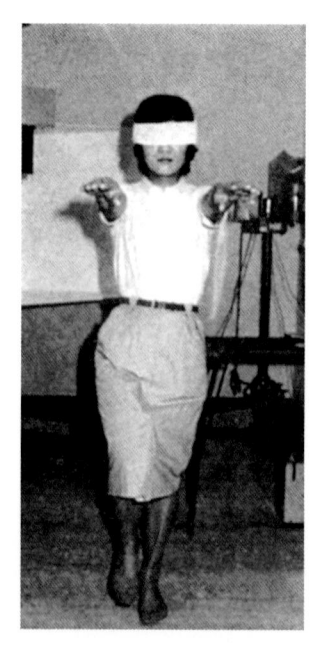

図29 運動時の身体平衡の検査
（足踏み検査）

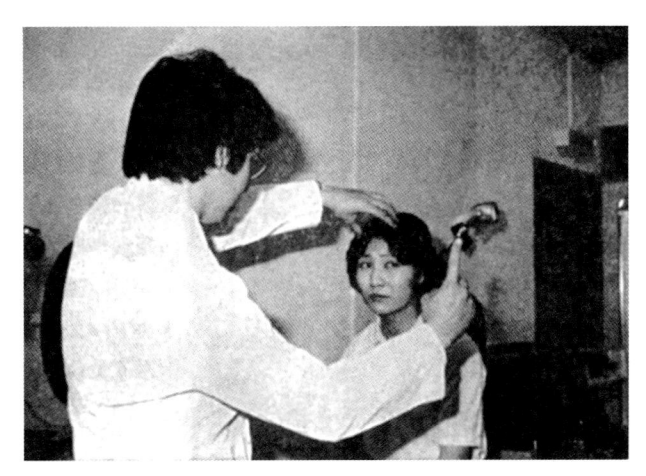

図30 静止目標注視の検査
（注視眼振検査）

2）運動時の検査

歩行は人間の行う運動のうち基本的なものの一つである。閉眼・遮眼状態での歩行になんら障害をみとめないときは，障害は軽いと考えてよいであろう。

歩行時に偏倚がある時（右とか左へ偏ってゆく状態）は真中から偏ったところに病気があるときみられる。一方の内耳に病気があるときなどはその代表である。

「よろめき」は障害が中心性にあるときで，脳の病気や両方の内耳に同時に病気があるときみられる。

4. 眼球の平衡の検査

「眼は口ほどに物をいう」とか「眼は心の窓」とかいわれる。昔名医は眼をみて病を診断したともいわれている。めまいや平衡障害の診断には「眼の動き」の検査がとりわけ重要である。

1）注視状態での検査

i）静止目標注視の検査

右，左，上，下方向約30度の静止目標を注視させると，その側に向かう眼振をみとめることがある。この場合は脳幹や小脳に病気があるときにみられるが，これを詳しく分析すると経験豊かな医師であれば，脳のどこで，どちら側に，またどんな病気があるかまで診断が可能である。

ii）運動目標注視の検査

左右に等速度でゆっくり目標を動かして注視追跡運動をさせると，健康な人ではスムーズに等速度で目標を追うことができる。ところが小脳に病気のある人ではガタガタと等速度では追えない。これを電気眼振計（ENG）という器械で眼の動きを記録するとよりはっきりする。簡単な方法で眼の運動失調そのものズバリを検査できる。

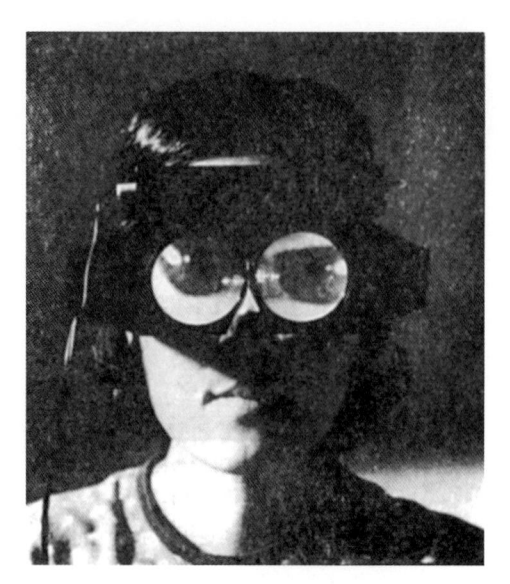

図31 視条件を変えての検査
（Frenzel-Sakata 眼鏡）

2）非注視状態での検査

ⅰ）視条件を変えての検査

眼を閉じたり遮ったりすると，はじめて病的な眼振が出てくることがある。この自発眼振は脳の働きの偏りが眼に現れたものである。先の ENG に記録するが，「フレンツェル—坂田のめがね」というたいへん便利な特殊な眼鏡（患者は外が見えなくなり視覚を遮った状態になるが，医師は患者の眼の動きを拡大してよく観察できる）をかけて検査する。めまいや平衡障害の検査には欠かすことのできない「三種の神器」の一つである。

ⅱ）内耳に負荷を与えての検査

頭位や体位を変えた途端，めまいが起こったという患者がたくさんいる。このような動作が三半規管や耳石器などの内耳の感覚器を刺激して，今までひそんでいためまいを誘発するのである。そのため頭位や体位をいろいろに変えて眼振を観察し分析することは，めまいや平衡障害の「早期診断」にたいそう重要である。

ⅲ）耳石器反対回旋の検査[38]

内耳の耳石器は位置覚と直線加速度を感受する器官である。この両側が障害されると左右，前後にふらついて，中枢障害に似た平衡障害がみられるようになる。純粋に耳石器機能を知る検査としては，この反対回旋現象を検査する。

元来眼球は，頭部が右や左に傾いても一定の角度を保っている。ところが耳石器機能が障害されると，頭や体の傾きとともに眼もそのままいってしまうわけである。つまり身体に対する眼の反対回旋現象がなくなるわけである。聾児などは耳石器の働きも悪く，そのための平衡障害があることも少なくないので，大切な検査である（図32）。

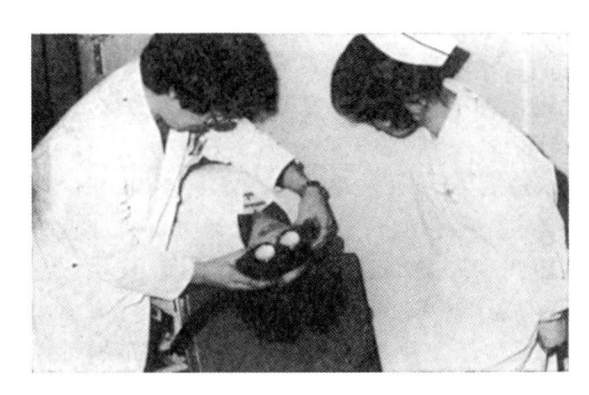

図32　内耳に負荷を与えての検査（頭位眼振検査）

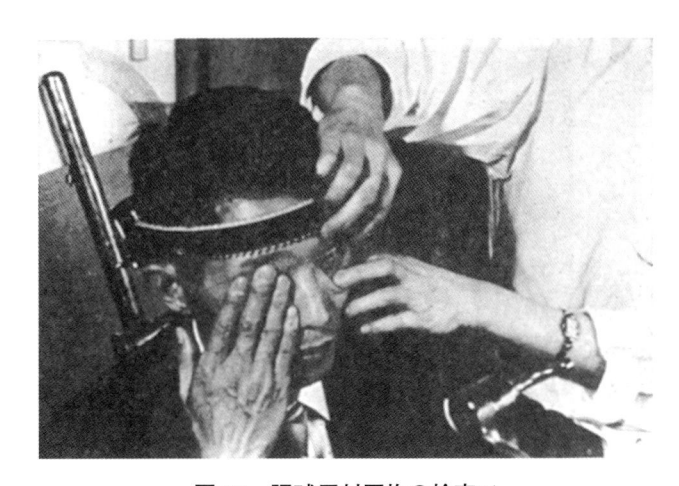

図33　眼球反対回旋の検査[38]

3）特殊な機能検査
i）温度刺激による眼振の検査[39]

　聴こえの検査を別とすると一側の内耳機能検査として唯一のものである。体温より冷たい水や体温より温かいお湯を外耳道に入れて，その温度が三半規管の一方に伝わり，内リンパ液に対流を起こさせる。つまり内耳をわざと刺激してめまいを起こし，めまいの他覚的症状である眼振の出かたによって，働きが鈍っているかどうかをみるものである。

　患者は2〜3分強いめまいや嘔気が突然起こるので，検査にあたってはあらかじめ十分説明して理解を得ておかねばならない。

　無断で闇雲に行うと患者は驚いて大恐怖をきたす。昔から突然の不測の出来事を「寝耳に水の事件」というが，まさに温度検査のことをいっているのではないであろうか（図34）。

ii）動くものをみるときの検査

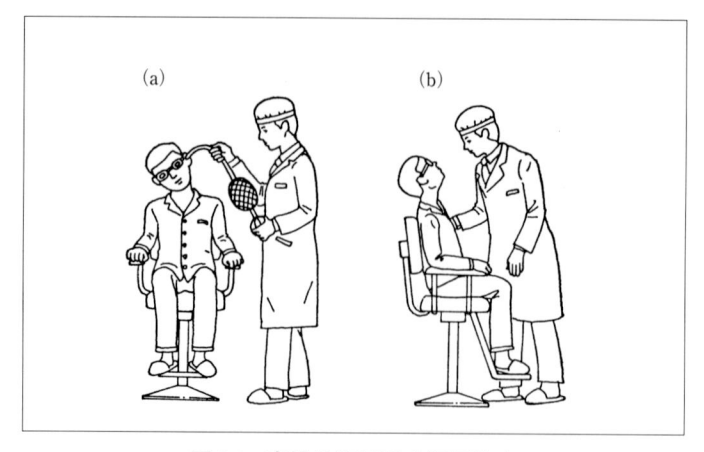

図34 定性的簡易温度眼振検査
(a) 外耳道にアルコールを滴下して，二連球で送風し，あるいは冷やしておいたリバノール水を滴下し内耳を冷刺激する簡易な定性的温度刺激検査。
(b) 刺激後は頭部を60度後屈し，水平半規管を垂直にして対流を起こしやすくする。前庭性眼振の検査であるので，特殊な眼鏡をかけさせることが肝要。

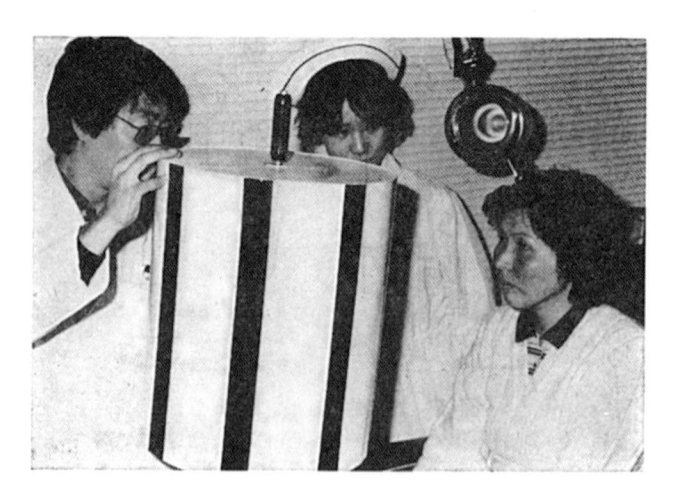

図35 動くものをみるときの検査（視運動眼振検査）

　動くものをよくみていると眼振が起こり，やがてめまいも起こる。電車の窓から外をみている人の眼によくみられる。上りと下りの列車に乗っていて，本当は向うの列車が発車したのに，自分の列車が発車したように錯覚することがある。あれは視運動性のめまいで，そのときは視運動性眼振が出ているのである。
　これは眼運動系，特に脳幹や大脳，それに内耳や小脳の働きに関係がある。これらの部分に病気が

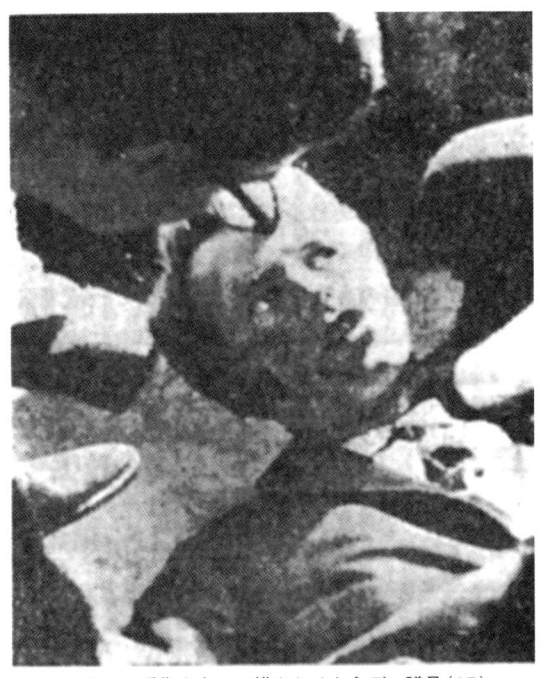

そ撃され重傷を負って横たわるケネディ議員（AP）

図36　「眼は口ほどに物を言う」典型的場面
（朝日新聞より）

あると，その程度に応じて眼振の出かたが変わる。患者にはなんらの苦痛もない検査で，しかも診断的価値は非常に高いものである。ドラムに記された縞の数をかぞえるつもりで動くスジをみていてもらうだけの検査である（図35）。

　iii）回転刺激による眼振の検査

　回転刺激の検査は三半規管にとって自然の刺激である。頭の位置を適当にかえると左右合計六つの三半規管を任意のペアで二つずつ選択的に刺激することができる。

　左右6半規管の無反応を証明したり，一側迷路機能廃絶が明らかなとき，残りの迷路機能を計測したりするような特別の場合のほか，回転検査所見の意味づけは難しく，また，利用範囲が多少限られているために，臨床検査としての評価は必ずしも高く認められていない。しかし，乗物酔いの検査として，また内耳機能障害の回復過程の追跡や治療効果の判定のためには診断的価値は決して低いものではない。

5. 眼は口ほどに物をいう

　めまいや平衡障害の検査に眼の動きの検査が大切なことを述べた。そのことを端的に表す大切な写真が図36である[40)～42)]。

　ご記憶の方もあろうと思われるが，民主党の指名を着々とうけつつあったロバート・ケネディ（ジ

ョン・ケネディ米国元大統領の弟）の新聞写真である。両眼が左に偏って止まっている。これは「共同偏視」といって左側の大脳の内包（脳出血の多いところ）というところか，脳橋のいずれかに病気があることを示すものである。新聞の説明によると右の顔面神経麻痺もあった，凶弾は右の耳から右の小脳にぬけたとある。橋性の共同偏視であり，生命中枢の隣だから，「あっ助からないな」とすぐに判断のつく眼の所見である。

6. 電気眼振図（Electronystagmography, ENG）とは [43], [44]

ENG は，electronystagmography の略で，眼球の角膜と網膜の間にある電位（角膜網膜電位）を利用して眼球運動を記録するものであり，眼科領域では electro-oculography（EOG）と呼んでいる。

角膜は網膜に対して⊕に荷電していて，その電位差はおおよそ 1mV 程度である。したがって，眼球は，陽極を前方に向けた可動性の電池として考えることができる。図37は，ENGの原理を模式的に描いたものである。たとえば，右眼の鼻側と耳側にそれぞれ電極を置くと，正面視の際は左右の電極に均等に電位がかかっているが，眼球が右に向けば，電池の陽極が耳側の電極に，陰極が鼻側に近づくことになり，両電極間に電位差が生じる。この電位の変化を，増幅器を通し，一般にはペン書き記録器で記録するものがENGである。

1) 記録の方法

ENG は普通，眼球の運動の皿電極を通して入力箱に導き（ここに前置増幅器のある場合もある），そこから ENG 本体に電位変化を入力する。入力された電位は，ここで増幅（前置増幅器のある場合には，そこで一度増幅されている）され，ガルバノメーターに導かれ，眼球運動がペンの動きに変換されて，記録紙上に記録される（図38）。

i) 電 極

普通，直径 10mm 前後の皿電極を電極糊を用いて顔面皮膚につけて用いる。水平方向の眼球運動は，普通両眼が共同運動をすることから，両眼の耳側に置いた電極で誘導する（図39 ①―②）。両眼の運動をそれぞれ別個に記録する場合には，右眼は①―③，左眼は③―②の誘導とする。垂直方向の眼球運動は，右眼④―⑤，左眼⑥―⑦誘導とする。ルーチン検査として多く用いられるのは，水平方向が①―②，垂直方向が④―⑤誘導である。

ii) 増幅器

電極から入力された角膜網膜電位は，増幅器によって増幅される。増幅には，直流増幅（DC増幅）と交流増幅（AC増幅）とがある。眼球運動の電位変化がそのまま増幅されるのが直流増幅であり，歪みがない。それに比べ，交流増幅は時定数があり，実際には眼球が右に向いても，電位はゼロにもどってしまう。したがって，ゆっくりした眼球運動をそのままの形に記録することができなくなる。しかし，時定数が1秒より大きいときは，実際の眼球運動を，比較的大きな歪みなしに記録することができるので，これを原波形（実際には時定数3秒，あるいは1秒波形であるが）と呼び，直流増幅にくらべ容易に記録することができるので，一般にはこれが用いられている。

一方，時定数をいちじるしく小さくすると，眼球が動いたときだけにペンが振れ，その振幅が眼球

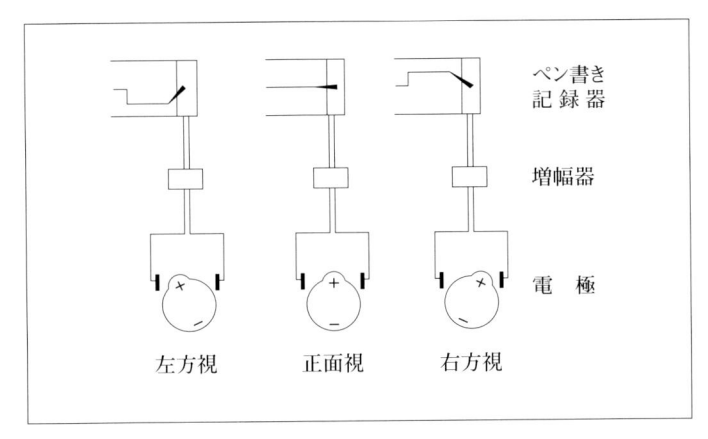

図37　ENGの原理

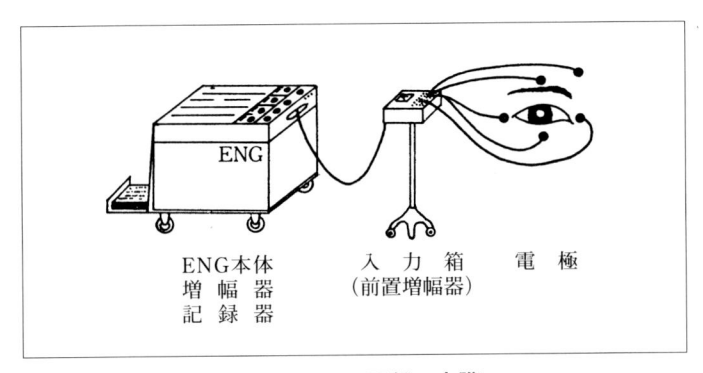

図38　ENG記録の実際

運動の速度に比例するところから速度波形とよばれる。

　これから後のENGは，すべて時定数が3秒と0.03秒で記録したものである。

iii）記　録

　一般に，眼振を記録する際の紙送り速度は，1秒に10mmまたは5mmが用いられている。しかし，検査の種類によっては，遅くしたり（1mm/秒），または速くしたり（20mm/秒）することがある。

　記録にあたって最初に行われるのは，視角10度の眼球運動を，約10～20mmのペンの振れとして調節する10度眼球運動の較正である。これを正しく行っておかないと，後に，ENG上の眼振速度や振幅を測定することができなくなる。また，この際，ペンの振れの方向が正しいか（眼球の右向きと上眼瞼向きがペンの上向きの振れとする）にも注意する。10度視角を交互に固視させると，図40左のようにENGに眼球運動が記録される。図40左上段の原波形の振幅が17mmになっているので，三角波形（ENG本体が備えている）を17mmの高さに合わせると（右上段），右下段のような波形が得られる。この高さが20度の眼球速度に相当する。

　一般検査としては，10度眼球運動の較正の後は，注視下での検査，閉眼や暗所開眼での眼球運動の記録を行う。これに加え，視標追跡運動，視運動眼振，温度眼振なども記録される。

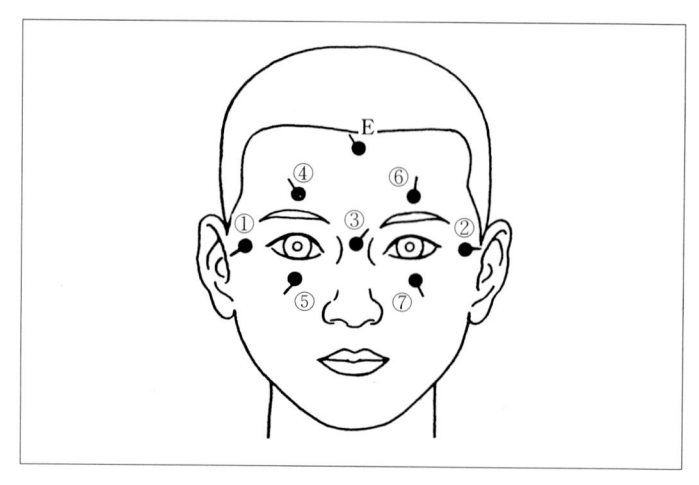

図39 電極の位置

①―② 両眼水平誘導，①―③ 右眼水平誘導
③―② 左眼水平誘導，④―⑤ 右眼垂直誘導
⑥―⑦ 左眼垂直誘導

自発眼振の5要型

　自発眼振の中でも基本中の基本ともいえる第一眼位での狭義の自発眼振と，左右上下約30°注視時の眼振のパターンについて特に繰り返し述べておきたい。
A：末梢性衝動性，　B：脳幹性不全麻痺性，C：小脳性失調性，D：先天性，E：後天性振子様の5要型である（図41）。

A. 末梢性前庭性眼振

　中枢神経が障害されていないので，速度低下はなく定規で線を引いたような規則正しい波形。末梢前庭性眼振は暗所開眼条件で注視機能を取り除くと発現しやすく，注視するとその発現が抑制される。正面第一眼位で認められる眼振は，眼振方向への側方注視で増強する傾向がある。
　図41の向かって左はその特徴の模写，右はENGの実写である。一般に基線の小さな揺れのような記録が，拡大することによりはっきり眼振として認識できることがある。

B. 脳幹性眼振

　注視不全麻痺で緩徐相，急速相ともに速度の低下した独特な形を示す。大打性で緩徐である。

C. 小脳性眼振

　目に現れた企図振戦で頻度も激しい。
　正面固視を企図すると，輻輳機能が働いて，頻数で目が"ふるえる"ような独特なパターンとなる。末梢性眼振，脳幹性眼振とは対照的である。円滑な眼球の動きができないために，ひっかかったり，行き過ぎたり（失調性）して，一つの眼振を構成している。そのため，記録上あたかも数発の眼振が出現したようにみえる。

D. 先天性眼振

　病態は不明であるが，眼振は高頻度で前述の三者とまったく異なる波形を示す。詳細は別項で述べる。

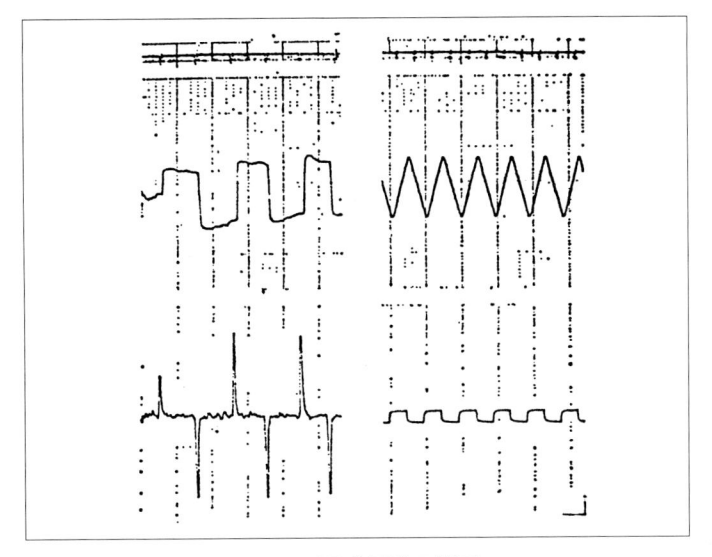

図40 眼球運動の較正
図左は視覚10度の指標を交互に見たときの原波形（上段）と速度波形（下段），図右は較正波形である。

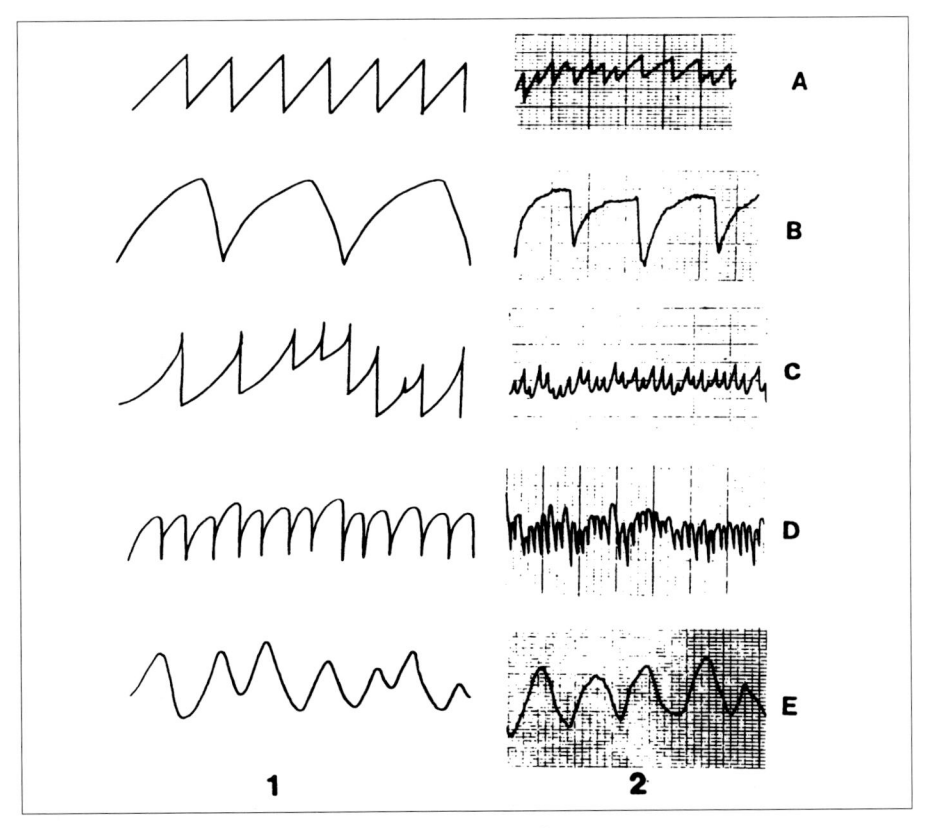

図41 眼振の分類
1：模写　2：実写（ENG原波形）

表14　多忙な外来でのめまい診察

- ○詳細的確な問診
- ○耳・鼻・咽喉の検索
- ○12脳神経の検査
- ○眼位・複視・ETT・眼底の検査
- ○注視不全麻痺・失調性眼振の検査
- ○手持ちドラムによるOKNの検査
- ○共同運動，知覚，運動，反射の検査
- ○Romberg，Mann，歩行など上・下にあらわれる偏倚・立ち直り検査
- ○頭位・頭位変換眼振検査
- ○血圧その他内科的検査
- ○定性的温度眼振・迷路瘻孔症状検査
- ○聴力・聴覚の検査

E. 後天性振子様眼振

振子様眼振，即先天性眼振と思われがちであるが，しばしば後天性にも認められる。つまり，先天性のもののほか，後天性のものがあることも忘れてはならない。その後天性のものにも水平，回旋，垂直性のものがある。さらに規則的なもの，大小不同なもの，その他多彩である。

7. 実際問題として多忙な日常外来においてどんな順序で検査を行うか

ある親しい医師はしみじみ述懐した。

「患者にめまいを訴えられるとうんざりする。一生懸命本を読んではみるが，いざ患者にあたるとよくわからない。何から手をつけてよいか見当がつかない。眩暈症とか脳循環障害，あるいは内耳性眩暈といった，一応もっともらしい診断名をつけるが，つねに気がとがめてならない。耳管通気をしたり，抗めまい剤といわれるものを処方してお茶を濁すが心が痛む。重大な疾患を見逃していつ恥をかく日が来るのかと臆病な日々が続いている。積極的に講演会などに参加して帰ってくると少しわかったような気がするが，いざ翌日新患が訪ねてくるとやっぱりわからない」。

というのである。

めまいの検査や診断は多岐多彩にわたり，結局はケースバイケースであるが，ここでは紙面の関係もあり，「自分が日常行っているルーチンテスト」をご参考に供しておきたい（表14）。

1）問診の重要性

問診は「めまい」症状の確認と病変の推定，さらには検査法の取捨選択のうえで重要である。

たとえば，メニエール病のような典型的な症例では問診だけで診断が確定する。したがって的確かつ精緻な問診はとりもなおさず正しい治療に結びつくのである。中枢疾患のように問診や多くの機能検査を行っても診断に至らず，問診や形態学的補助診断法が一見大きな比重を占めるような場合でも，問診の重要性は変わらない。

問診は大きく分けて，①めまいそれ自体に関するもの（表15参照），②耳鳴りや難聴をはじめ神経

表 15　問診の要点

① めまいそれ自体に関するもの
　○回転性か, 浮動性か, 動揺性か, 眼前暗黒感か, 失神発作か, 一過性・反復性の動揺視か
　○自発性か, 誘発性 (頭位性か, 頸捻転性か, 頭位変換性か) か
　○持続時間 (一過性か, 短時間か, 中等度か, 長時間に及ぶか)
　○代償されたあと平衡障害が残るか
② 同時に発症する随伴症状
　○耳鳴り・難聴, 耳閉塞感, 自声強調, 自覚的レクリュートメント現象を伴うか
　　（内耳疾患に多いが, 脳底動脈や前下小脳動脈, または上小脳動脈系の障害でもみられる）
　○四肢先端のしびれ感 (椎骨脳底動脈循環不全など)
　○口囲のしびれ感 (視床を中心とする循環障害)
　○頭痛・頭重感
　○痙攣, 複視, 振戦, 意識障害など (上部脳幹障害など)
　○筋力低下 (錐体路障害など)
　○嚥下障害, 構音障害, 嗄声など (下部脳幹障害)
　○失調, 言語緩徐・断綴, 階段下降時のつまずきやスリッパ・下駄が脱げる (小脳障害など)
　○前後方向に倒れる (中心性ないしびまん性対称性障害)
　○左右方向に倒れる (偏在性障害)
③ 原因を探す目的のもの
　○職業 (騒音, 農薬その他有機溶剤, 振動工具, 兵役, その他)
　○アレルギー体質
　○異常血圧
　○音響外傷や頭部外傷
　○ストマイ, カナマイ, その他の薬物使用
　○肩こり, 首すじこり
　○歯牙カリエス

に関して同時発症する随伴症状に関するもの, ③原因を探す目的のもの, に大別される。

たとえば, 回転性めまいは従来内耳障害に特徴的なものと考えられるむきがあった。しかしながらこのようなめまいは, 小脳や脳幹など前庭系二次ニューロンの分布する領域の障害では予想外に多くみられる。すなわち回転性めまいは病変の場所よりも急性期 (機能破綻期) の症状の一つのサインといえよう。

問診上の特徴と病変部位の関係について, 表15にその要点をごく簡単にまとめてみた。

2) 耳鼻咽喉の検索

耳・鼻・咽喉を視診することは次にあげる脳神経検査のほとんどを診ることになり不可欠である。そのほか鼓膜穿孔の有無は後に行う温度検査のための重要な指針となることはもちろんである。滲出性中耳炎残胎症の有無, 脳神経症状としての内陥・穿孔のない鼓膜での瘻孔症状など, その重要性をあげれば枚挙にいとまがない。鼻所見も同様で嗅裂に異常のない嗅覚障害, 上咽頭腫瘍の有無, 嗅裂よりの出血や髄液漏, アレルギー状態の有無に注意する。咽喉所見は特に下部脳神経症状をそのまま捉えることになり重要である。味覚 (Ⅶ, Ⅸ), 舌萎縮や挺出時の偏倚 (Ⅻ), 軟口蓋の対称性や動き, あるいは絞扼反射, カーテン徴候 (Ⅸ～Ⅹ), 声帯の動き (Ⅹ), など慎重な検討が望まれる。

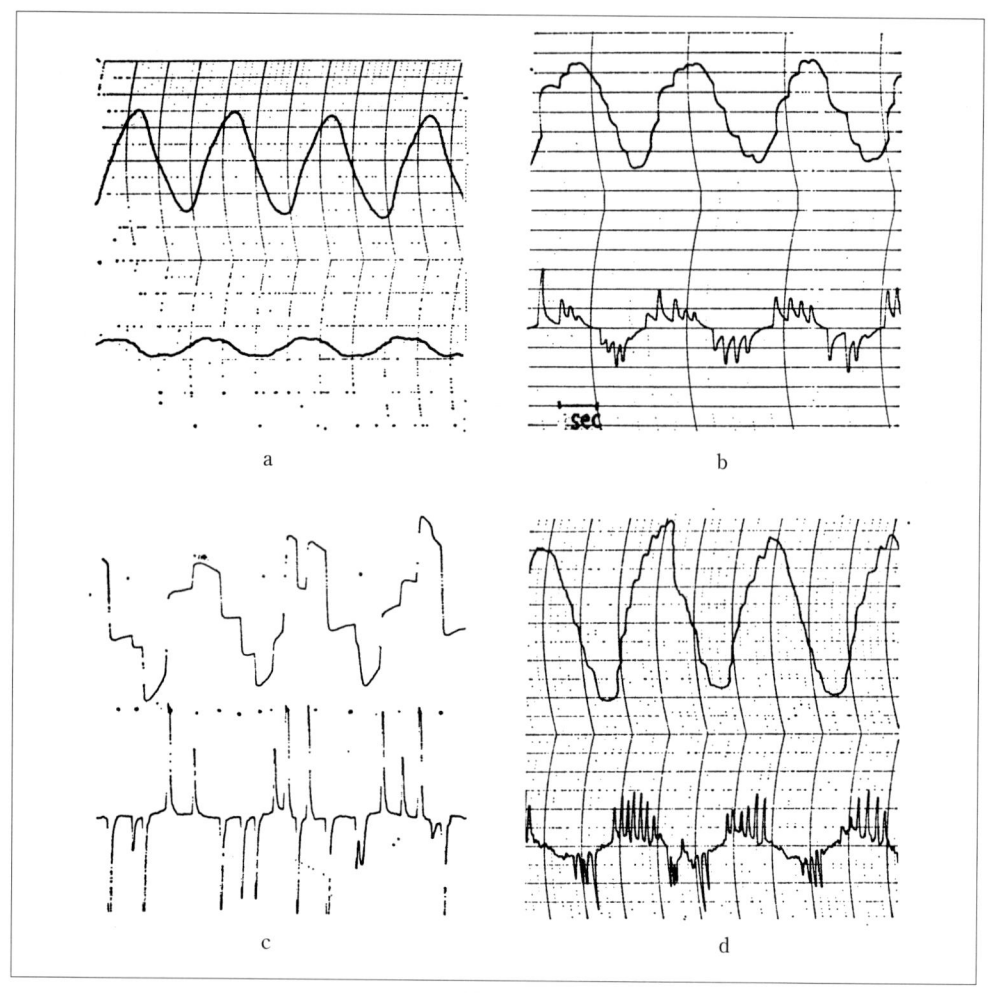

図42

a. 正常例では円滑な正弦波近似の眼運動波型が得られる。第1列は原波型で眼球それ自身の動き，第2列は微分波形で眼球運動の速さを示す。
b. 小脳・橋・オリーブ核萎縮症例のETP
 波型が細かい動きになっており，眼球が円滑等速に運動できないことを示している。
c. 左小脳半球星状膠細胞腫症例のETP
 眼運動の"overshoot"が明らかに認められる。
d. 第3脳室後下部腫瘍例のETP
 眼筋の振戦が明らかに記録され，細かい特徴的な動きを示している。

3）12脳神経の検査

脳神経検査というと耳科医はとかく敬遠しがちであるが，指先をみさせたり（Ⅲ, Ⅳ, Ⅵ），手近な綿棒を用いて顔面の知覚（Ⅴ）や味覚（Ⅶ, Ⅸ）をみたり，2）で述べたような観点で1分を経ずして簡潔に検査が可能である。ぜひ手慣れておきたいものである。

表 16　自発性異常眼運動の分類

A. 非注視条件下において現れる眼振
   1. 末梢ならびに中枢前庭性眼振（広義の自発眼振）
      a. 狭義の自発眼振
      b. 頭位眼振
      c. 頭位変換眼振
B. 注視条件下において現れる眼振
   2. 注視眼振（おもに脳幹障害により発現）
   3. 固視眼振（先天性眼振はその好個の例）
   4. 注視調整障害性眼振（眼球に現れた企図振戦で小脳障害により発現）
   5. 特殊な眼振（低視力眼振，坑夫眼振，随意眼振）
C. 注視条件下において現れる異常眼運動
   6. 調整困難性眼運動
     （衝動性固視振動，追越ないし低越性振動，羽撃性振動などで小脳障害）
   7. 間代性眼運動（電光運動，視性ミオクロニーなどで錐体外路系障害）
   8. 緊張性眼運動（注視痙攣，輻輳痙攣などで錐体外路系，特に中脳領域の障害）
   9. 震揺性眼運動（視床下核，視床，線状体の障害による）

4）眼位・複視・追跡運動・眼底の検査

　正面において指先を注目させ眼位異常の有無，瞳孔の大きさ，対光反応の有無，あるいは複視の有無をしらべることはⅢ，Ⅳ，Ⅵの脳神経の検査としてはもちろん，その他の意味でも重要である。輻輳機能をみることは中脳領域の機能を知る上でもまた大切である。指先を左右に移動させ円滑に眼球が追跡できるかどうかをしらべることは，小脳機能を中心に知る上でも大切である。直像鏡を用いて外方約15度のあたりから瞳孔をのぞき込んで眼底をしらべる。うっ血乳頭や動脈硬化の状態を知ることの重要性はいまさら言及するまでもない。脳圧亢進のある例では静脈の拍動がみられない。ぜひ日常検査の習慣をつけておきたい。ここでは視標追跡運動のENGによるものを，特にご参考に供しておく。

視標追跡運動検査（eye-tracking test, ETT）[45]

　眼運動系の機能に関する検査は，「めまい」や平衡障害を分析するうえで重要であるが，それは注視運動と注視追跡運動の検査が主体となる。前者の検査がOKNであるのに対し，後者のそれはETTである。

　左右に等速に移動する標的を追跡するこれは，眼運動の平衡失調をみるものである。鋭敏にして繊細な眼運動に，過大反応や失調，振戦その他が反映される。つまりETTは簡単な方法によって微細な眼運動異常そのものズバリをとらえ，しかも客観化して記録に残せること，さらに病巣局在診断にもある程度利用し得ることに意義がある。

　直径1cmの円型の指標を試検者の眼前約50 cmで左右に移動させる。移動範囲はそれぞれ左右25度ずつで0.3 cpsの周波数で行うと，健常者の眼の動きは円滑である。

　脳幹や小脳，あるいは上部脳幹や間脳の障害ではそれぞれ様相を異にしたパターンが得られるのに反し，末梢前庭性疾患ではほとんど異常はみられないのがふつうである（図42a～d）。

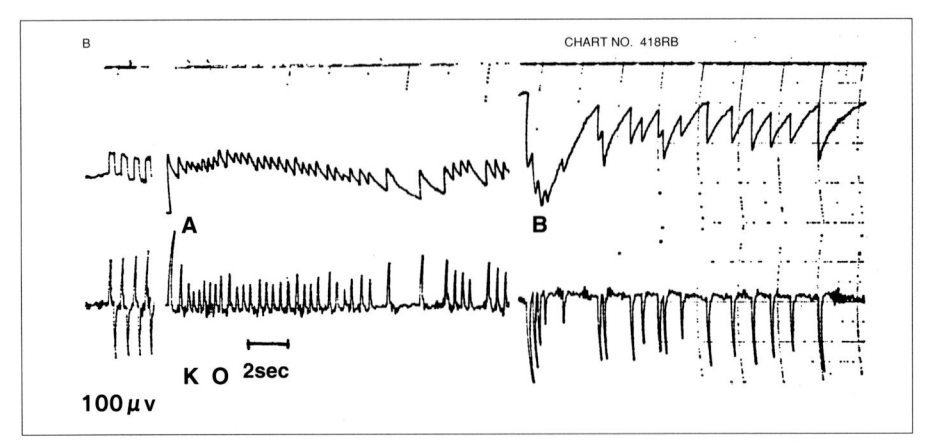

図43 左小脳橋角腫瘍例にみられた Bruns-Cushing 眼振の ENG 記録
左向きに大打性麻痺性（B），右向きに小打性頻数の眼振（A）がみられ，
左側橋を中心とする髄外性の脳幹障害の存在を疑わせる所見（水平誘導）。

5）注視不全麻痺および注視失調性眼振の検査[46)～49)]

指先の一点を注視させ，また左右上下方向約30度を注視させるとき現れる眼振は，大ざっぱにいって脳幹や小脳に病変があるときに多く，この際大きな眼振をみとめたら，一層心をひきしめて，以後の検査をすすめる必要がある（図30，表16-B）。

表16のBにあげたものは，裸眼注視条件下でよく発現するものである。したがって中枢疾患でみられるのがふつうである。

（2）の注視眼振は左右上下の方向を注視させるときに対象物を網膜中心窩で捉えつづける神経機構に障害があるときに解発されるもので，脳幹障害特に橋や中脳の障害においてもっともいちじるしいが，天幕上障害でもみられる静止目標注視時に発現するもので，注視不全麻痺性眼振といわれる。小脳橋角腫瘍，特に聴神経腫瘍などで患側注視でみられる眼振などはその代表である（図43）[48)～52)]。

（3）の固視眼振は，文字どおり正面固視機能の障害によって現れるもので，先天性眼振はそのよい例である。これにはいろいろの特徴があって診断は比較的容易であるが，その認識を欠くと頭蓋内の重大な疾患を疑って無用な検査を行い，患者を苦しめることになるのでぜひとも知っておきたい。これは振子様のものと衝動性のものとに大別されるが，視力・遺伝性・胎生期ないしは出産時の外傷・視運動刺激に対する異常反応，動揺視の有無，眼振のパターンなどから鑑別され得る。

小脳，特に新小脳はそれ自体で眼振を発現させるには至らない。しかしながら上下左右を注視させるとき特徴ある眼振が発現する。その打ち方は注目に値するものであり，注視という運動企図により眼筋に振戦が起こった結果であると解釈される。これが（4）にあげた失調性眼振である（図44）。

このような眼振は運動目標注視の際の失調性眼振であるので，視点の移動を速く行うとき発現しやすく，脳幹障害の際にみられる麻痺性眼振と対照的である。

最近のわれわれの研究によると，小脳疾患の際にみられる Rebound Nystagmus は水平注視運動時のみではなく，垂直方向においてもみられることがわかった[53)]。小脳核ならびにその遠心路の障害によって発現するものと推察されている（図45，表17）。

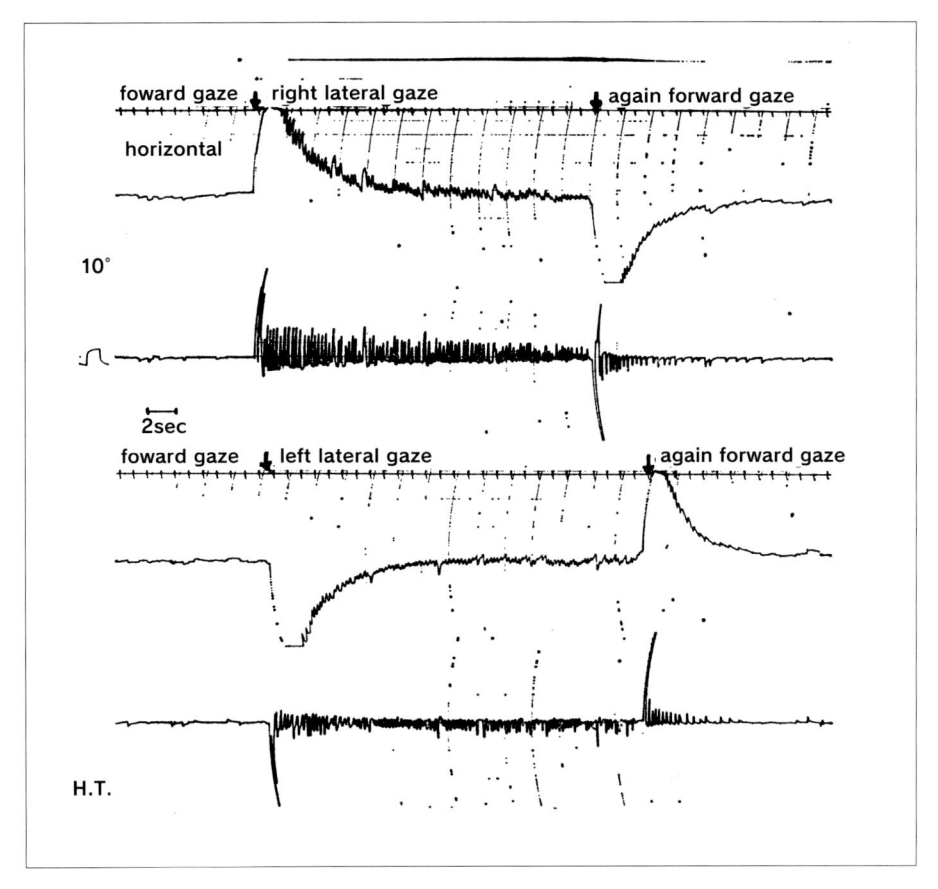

図44 Marie型脊髄小脳変性症例にみられた失調性眼振と水平Rebound Nystagmus
右（左）注視でその側に向かう注視眼振がみられるが，正面に戻すとき左（右）に向かう眼振様の動きが現れて減衰していく．小脳疾患でみられる．水平誘導によるENG記録．

　(5)の低視力眼振が中心窩視力の障害に起因するものであろうことは容易に推察される．坑夫眼振は視運動刺激に対して正常反応を示すほか，動揺視を伴うこと，さらに視力や病歴の関係から鑑別は困難ではない．特に炭坑夫眼振については坑内換気の改善によっていちじるしい減少がみられることは注目に値する．

　一般に眼振の重要性は注目され理解も深まってきたが，表16のCにあげた異常な眼運動についてはほとんど知られていない．これは小脳を中心にして脳幹などの障害においてもみられるもので，眼振に負けず劣らず重要である（図46～48）．

　以上は，観察結果を綿密に記載するとともにENGに記録して後日の分析や経過追跡に役立てるとよい．

6）手持ちドラムによる視運動性眼振の検査[54)]

注視不全麻痺性眼振や失調性眼振のみとめられる例ではもちろん，眼振のない例でも多忙な外来に

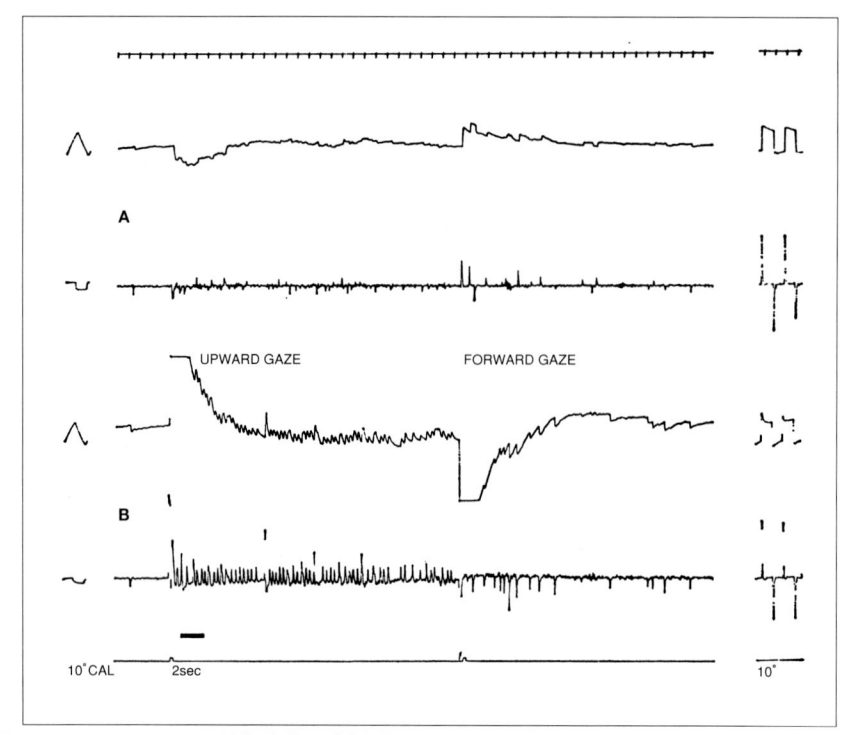

図45 Ramsay-Hunt 型脊髄小脳変性症にみとめられた Vertical Rebound Nystagmus
Aは水平，Bは垂直誘導。上方注視で上眼瞼向き垂直眼振が，正面注視で下眼瞼向きに Rebound Nystagmus が認められる。

おいて，眼運動系に重大な病変がないかどうかスクリーニングを行うためこの検査は大切かつ不可欠である（図34）。先天性眼振などではこの眼振が正常と反対の反応（倒錯）を示すため一発で診断が可能である。眼振解発の左右差，上下差は病巣局在に鋭く反応するし，眼振の抑制（眼運動系）や失調（小脳）の有無はまた診断上大きな情報を提供してくれる。その他，これによって他覚的視力検査や詐視の検出にも大いに役立つことができる。

ここでは ENG を用いた視運動眼振と後眼振の検査を特に記しておきたい。

視運動性眼振（optokinetic nystagmus, OKN）の検査 [55], [56]

この眼振の検査は純粋に眼運動系の検査であり，重要な脳幹機能の検査でもある。われわれはユンクが改良したオーム型の視運動刺激装置を使用している。被検者はこのスクリーンの中央に座り，スクリーンに投影されて動く線条を注視する（図49）。回転方法は加速度刺激方法により，$4°/sec^2$ の等角加速度で $0°$ から $130 \sim 160°/sec$ に達しさせ，ただちに $4°/sec^2$ の負の加速度で $0°$ まで減速させる。

この刺激によって誘発された眼振を ENG に記載するが，紙送りの速度を 0.5cm/sec として OKN の個々の反応状態を検討し，さらに紙送りを 0.1cm/sec として全体の眼振反応を一つの山型のパターン（optokinetic pattern, OKP）として病巣局在に診断による（図50）。

たとえば，脳幹，特に橋を中心に髄外からこれを圧迫する小脳橋角腫瘍などでは OKN の解発はい

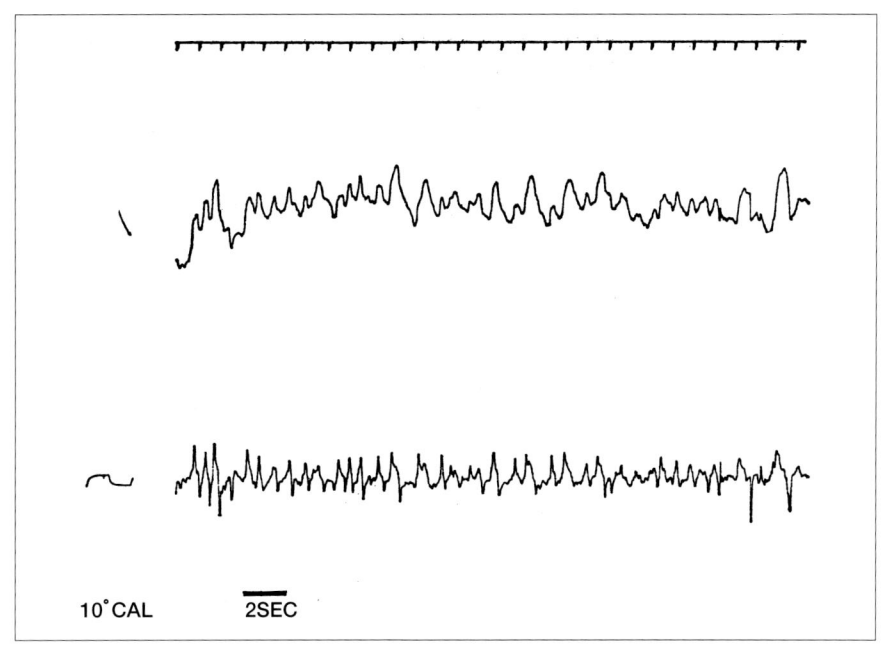

図46　脊髄小脳変性症にみられた後天性振子様眼振の水平ENG記録

ちじるしく抑制される(a)。また，橋グリオームのように髄内から発生した腫瘍では眼振はほとんど解発されない。一側の側方共同注視が障害されるFoville症候群など，その病変がたとえ小さくとも患側のOKNはみられない。これに反し，小脳変性症などでは眼振の解発は一定し，いわゆる"櫛の歯のような"特徴あるOKPを示すことが少なくない(b)。先天性眼振では，また，錯倒現象が多い(c)(図51)。

視運動性後眼振（optokinetic afternystagmus, OKAN）の検査[57]

OKPの検査は刺激が強く，病巣局在診断については重要であるが，微細な病変やわずかな左右差を見いだすためには適当ではない。これに反して，このOKANの検査は弱い刺激を与えて，しかもその刺激を取り去ったあとの反応を検査するもので，細かい左右差の検出，病変の時間的経過の追跡，治療効果の判定，さらには病巣局在診断にも欠かせないものである。

検査は先のOKNにおけるものと同じ装置を用いる。加速は$1°/sec^2$としてより時間をかけて刺激し，0.1cm/secの紙送りでENGに記録する。一定の刺激となったところで突然明かりを消して視運動刺激を絶ち，同時に紙送りを0.5cmとして後眼振を記録する。つまり脳幹における自動性と左右の平衡，さらに小脳下虫による前庭・眼運動系の抑制作用の程度を検討するものである。

著者はこのOKAN反応を七つの型に大別している（図52）。末梢前庭性患者などは明らかな左右差が見いだされる（DPタイプ）。これに反し，小脳疾患では多かれ少なかれ脳幹への影響もあってOKNの解発は抑制されていながら，OKANは左右差を保ちつつも過度に解発されたり，発火現象がみられて診断上有力な情報を提供してくれることも少なくない（抑制欠落タイプ）。また，天幕下中心性障害での錯倒，椎骨脳動脈系の循環不全症にみられる抑制タイプも参考所見である。また，失調

表17 自発（狭義）ならびに注視眼振はおおむねⅡ型に大別することができ，病巣局在診断のうえでも一定の関係づけが可能である

眼振の分類		眼振名	眼振シェーマ	病巣局在	該当する疾患の一例
方向一定性		純水平性 方向一定性		末梢前庭性 など	聴神経腫瘍（健側向）
		水平回旋混合性 方向一定性		末梢前庭性 など	○一側迷路機能廃絶（健側向） ○メニエール病発作時（患側向）
		水平一側性		末梢前庭性 など	○メニエール病発作後（健側向）
		純回旋性 方向一定性		末梢前庭性 脳幹性 小脳性	ワレンベルク症候， 延髄空洞症
		純回旋一側性		小脳半球性 など	小脳半球腫瘍
		注視不全麻痺性		脳幹性 など	小脳橋角腫瘍（患側向）
方向変化性	不規則注視方向性	一側注視不全麻痺 他側方向一定性		脳幹性 など	小脳橋角腫瘍 （大打性の方向が患側）
		不規則混合性		脳幹性 など	小脳橋角腫瘍（Ⅲ期）
		垂直ないし斜行性		脳幹性 小脳性	小脳橋角腫瘍（Ⅲ期）
	規則注視方向性	完全注視方向性		中枢性	小脳腫瘍
		不完全注視方向性		中枢性	小脳腫瘍

性眼運動誘発タイプ，間代性痙攣誘発タイプも重要な所見である（図53, a～g）。

7）共同運動，知覚，運動，反射の検査

この検査も耳科医がとかく敬遠しがちなものであるがそれほど難しく考える必要はなく，内科診断学で誰もが習ったように，日頃習慣づけをしておくと日々上達するものである。手ぎわよく重点的に行えば1～2分で実施が可能である。その重要性はことあらためて言及する必要もない。詳細は省略する。

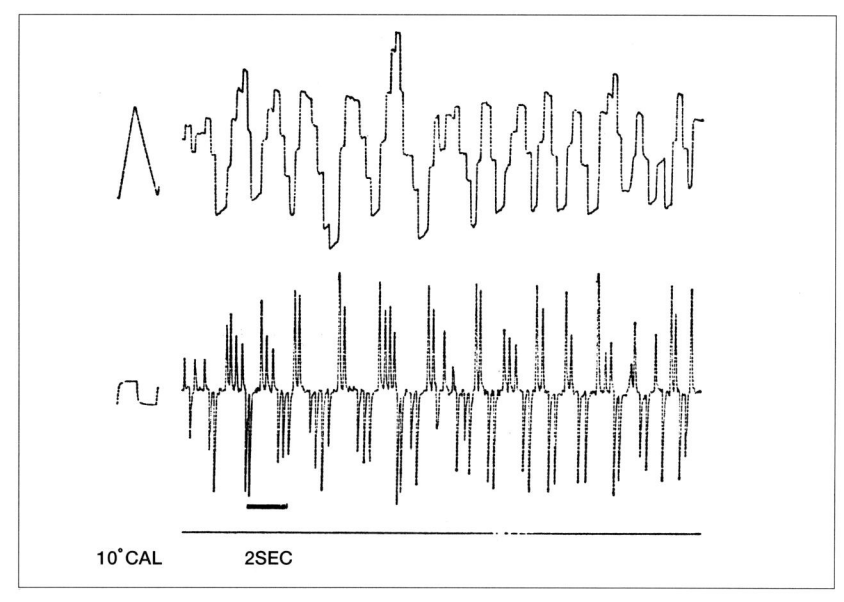

図47　脊髄小脳変性症にみとめられた Fixationsrucke の水平 ENG 記録

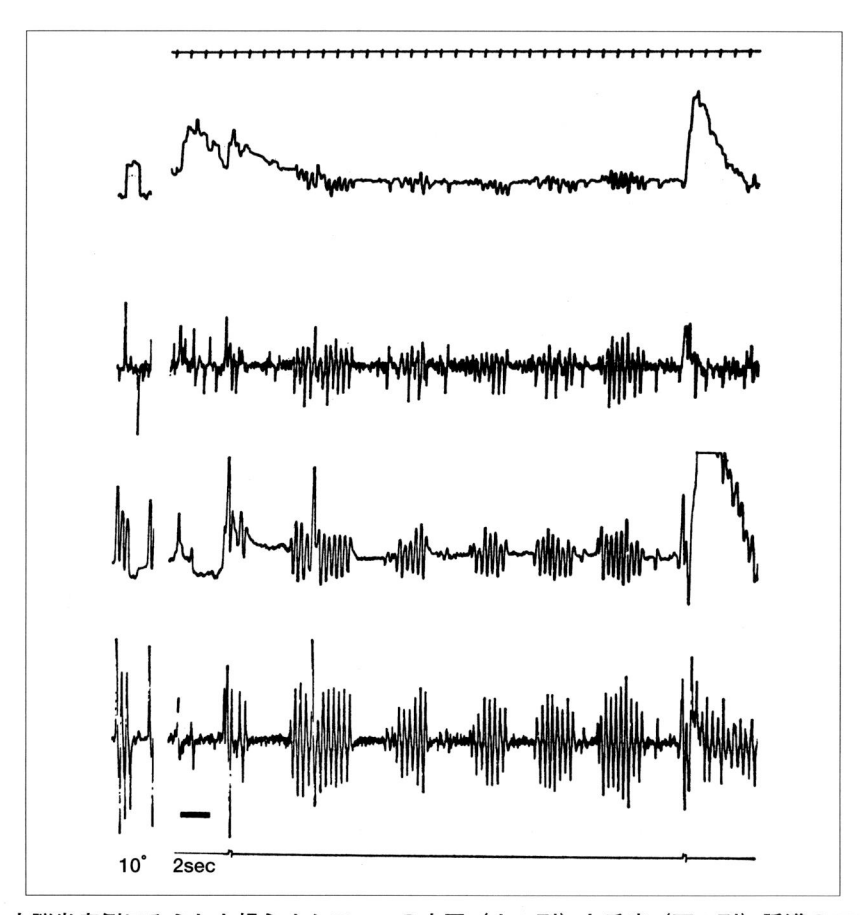

図48　小脳炎症例にみられた視ミオクロニーの水平（上2列）と垂直（下2列）誘導の ENG 記録

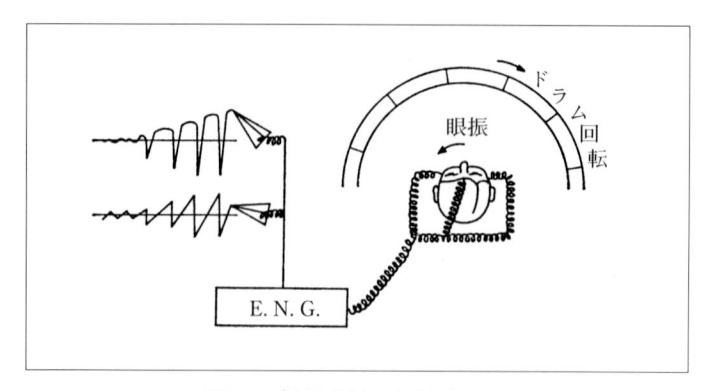

図49　視運動性眼振検査の説明

被検者は半円筒の中心に座り，スクリーンに投影されて通過する線条を注視する．線条の移動方向と反対方向に眼振の急相が解発されるが，これをENGに記録する．

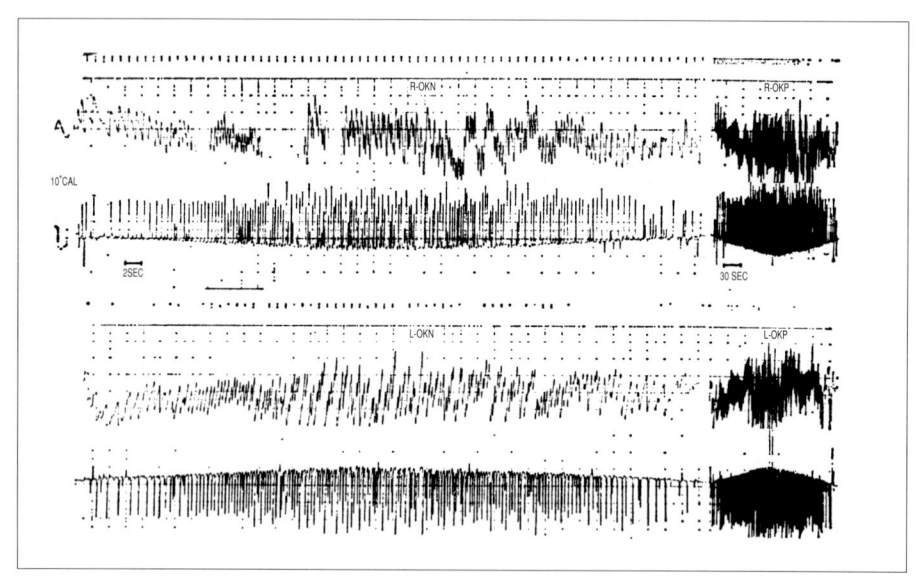

図50　健常者のOKNとOKPのENG

上列は線条が左に移動することによって右向きに解発されたOKN（紙送り0.5cm/sec）とOKP（紙送り0.1cm/sec）．下列は線条が右に移動することによって左向きに発されたOKNとOKP．左右差はみられない．1, 3列は時定数6秒（眼球偏倚速度）と2, 4列は0.03秒（眼球偏倚速度）．

8) 四肢・軀幹の平衡機能検査[58]

　平衡機能を検査するにはまず身体四肢の平衡をみること，すなわち筋覚，関節覚などの深部知覚，小脳・大脳・視器・前庭器などによって調節される複雑運動をみることであり，これらの障害によって発生する運動失調（アタキシー）を検査するわけである．したがって，これは現実の平衡障害がどのようなものであるかという，そのものズバリの検査である．訴えとしての「めまい」や「平衡障害」の実際を観察することに本検査の第一の意義があり，第二の意義はその鑑別診断に貢献することにあ

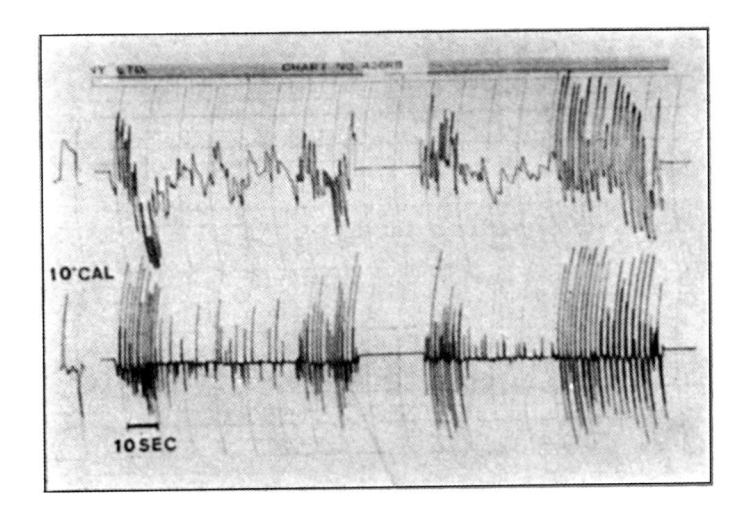

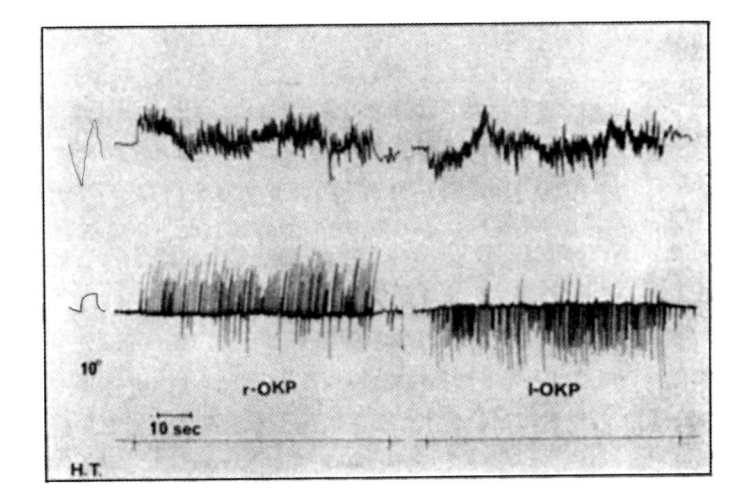

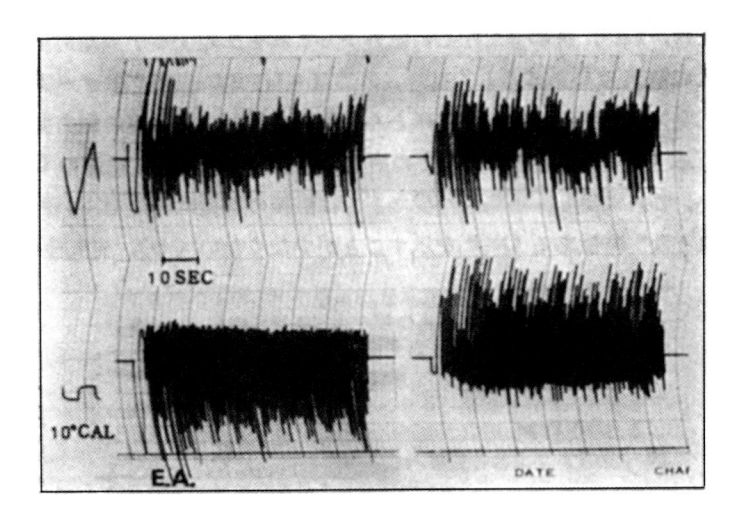

図51　OKPの一例

る．つまりこの検査法は平衡障害を総合的ないしは統合的にそのまま検査するものであり，その結果を分析して意味づけるには十分な経験と慎重さを必要とする．

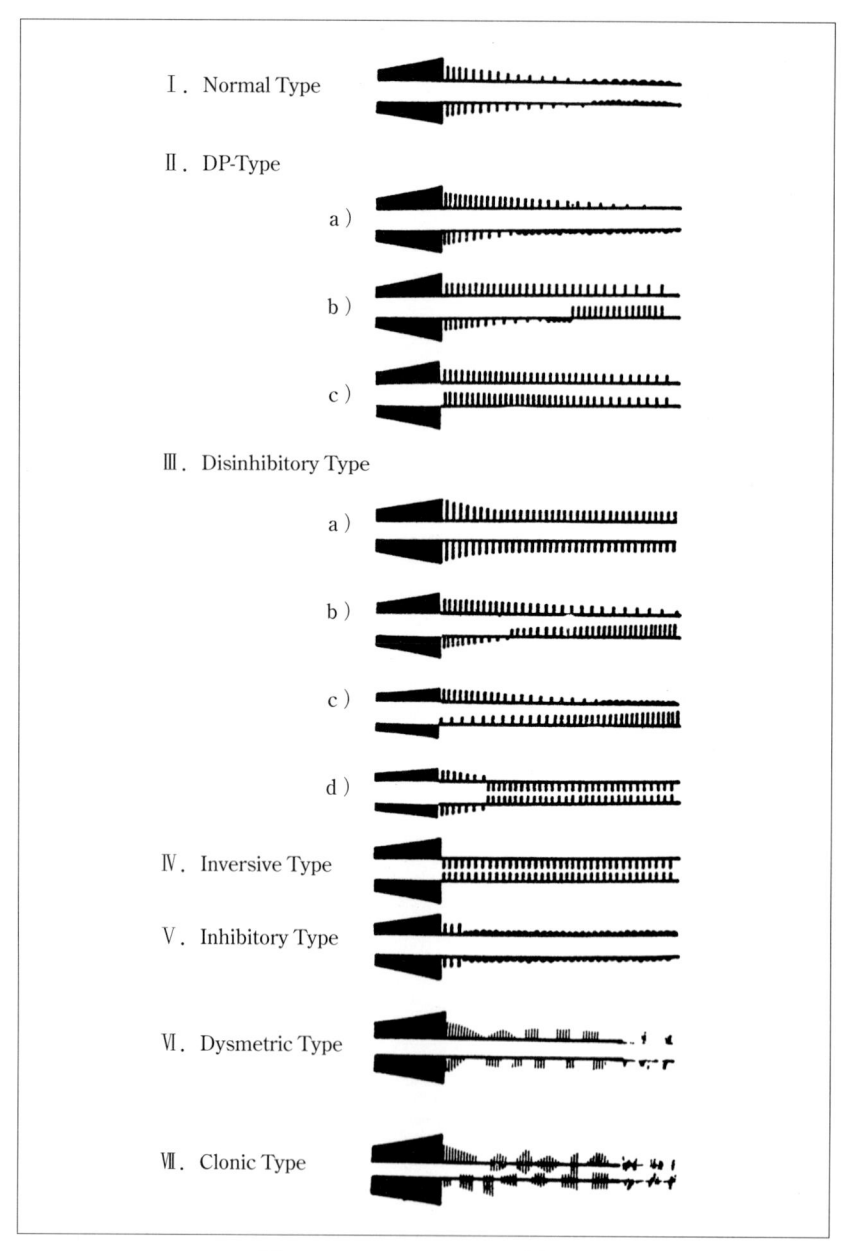

図 52　OKAN-Pattern の分類[57]

健常者では OKAN の解発に左右差はない（Ⅰ型）が，前庭系ないしは眼運動系に左右差のあるものでは鋭敏にそれが反映される（Ⅱ型）．小脳疾患ではたとえ OKN の解発が悪くても OKAN は過大反応を示し，前庭・眼運動系に対する小脳の抑制脱落（Ⅲ型）を思わせる．脳幹や両側内耳障害では反応が錯倒（Ⅳ型）したり，極度に抑制（Ⅴ型）されることが多い．また，失調性眼運動が誘発されたり（Ⅵ型），間代性眼運動が誘発される（Ⅶ型）[57]．

実施法・判定規準・臨床的意義

a) 立直り反射検査[35)～37)]

(a) 起立検査：①両脚起立検査（ロンベルク検査）；両脚をそろえて直立させ頭位を正しく保って正面をみさせる。30秒観察して身体動揺の有無，程度および方向を検査する。はじめ開眼，ついで遮眼ないしは閉眼でみる。②マン検査；矢状面で両足を前後一直線上におき，開眼，ついで遮眼または閉眼で30秒以上観察する。左足前と右足前のときとの両方を検査して，常に一定方向に転倒するときその側への転倒傾向があるとする。③単脚起立検査；姿勢を正しくして右足ないし左足の単脚で起立させ30秒観察。開眼と遮眼ないし閉眼で検査する。

(b) 斜面台検査：ゴニオメーターを用いる。手動式と電動式とがある。毎秒1度の等速で左右前後方向に傾斜させる。健康人では平均30度の転倒傾斜角度であるが，15度未満は異常。開眼・遮眼（閉眼）差や左右差5度以上を異常とする（図27）。

(c) 重心動揺計検査：前後・左右への重心動揺を捉える重心動揺計と，記録装置としてX—Yレコーダーを用いる。開眼および遮眼ないしは閉眼おのおの1分間の身体動揺の軌跡をレコーダーに記録する（図52）。

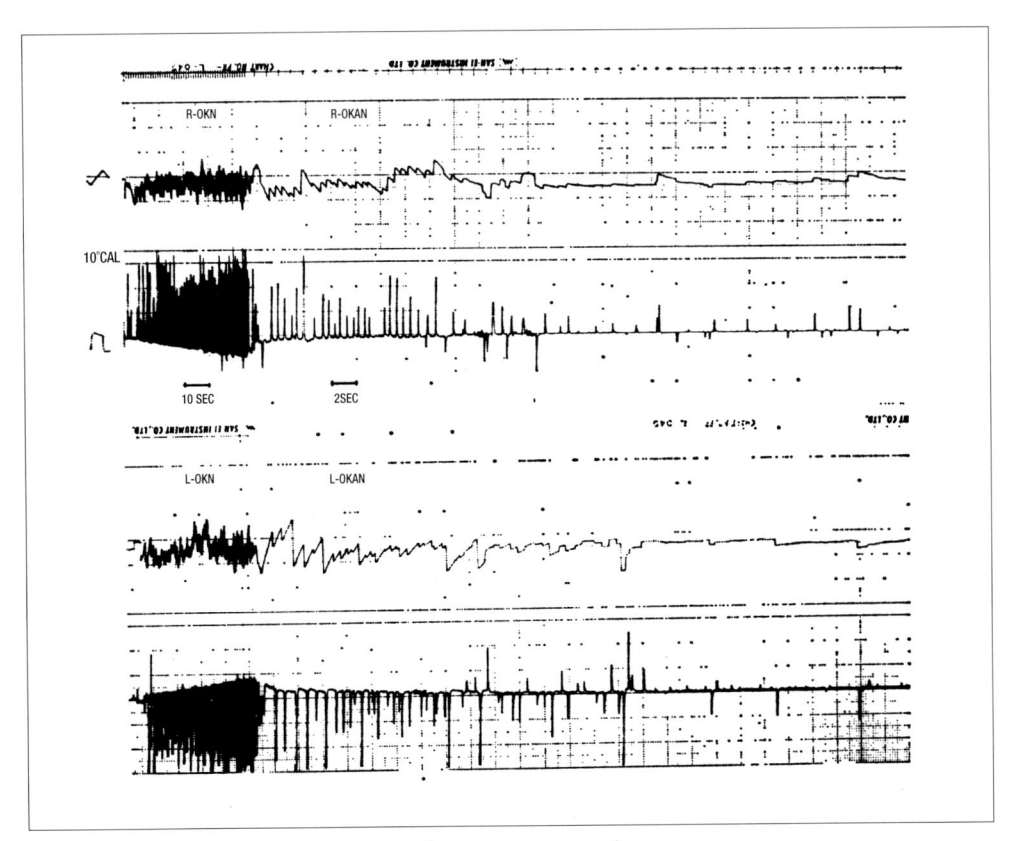

a（I. Normal type）

図53

b（Ⅱ．DP-type）

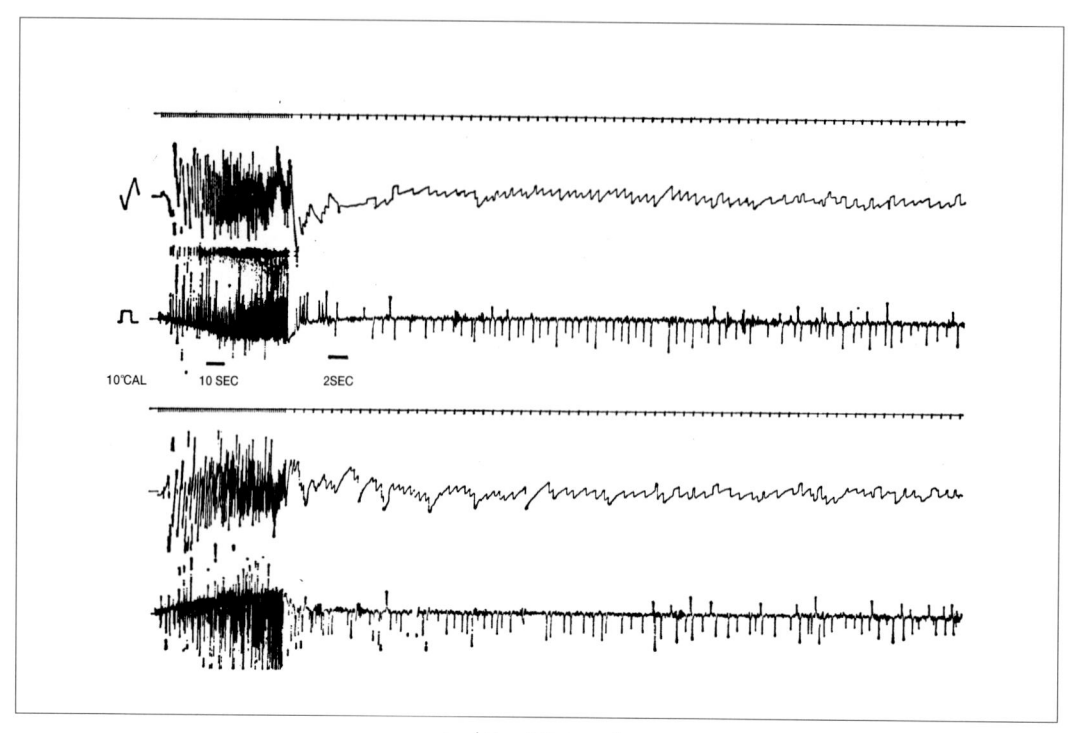

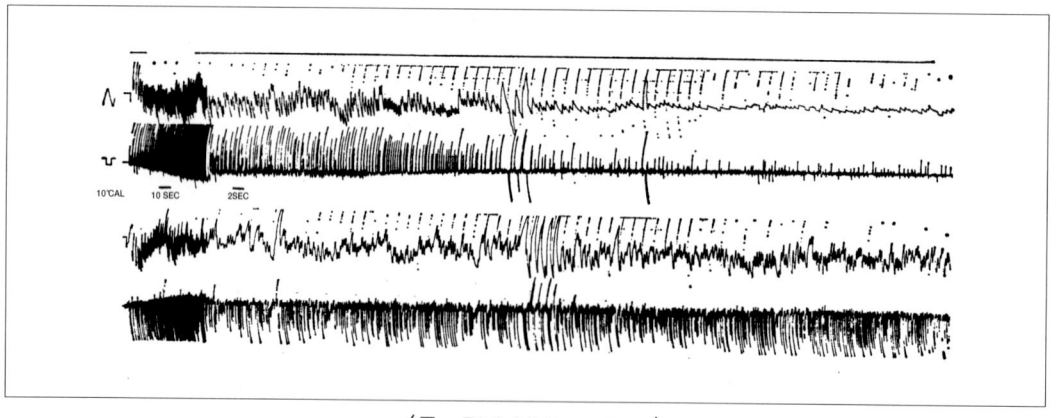

c（Ⅲ．Disinhibitory type）
図53

b）偏倚検査
（a）指示検査：検者・被検者とも対向して坐り，物を指すように示指を伸して上方から矢状面で水平に下ろす．検者の指先より10cm以上偏倚すると異常．
（b）遮眼書字検査：3〜5cm²の字で姓名ないしABCDを縦書きさせる．開眼ないし遮眼で行い，偏倚文字，失調文字などをしらべる．10度以上の偏倚は異常（図55）．

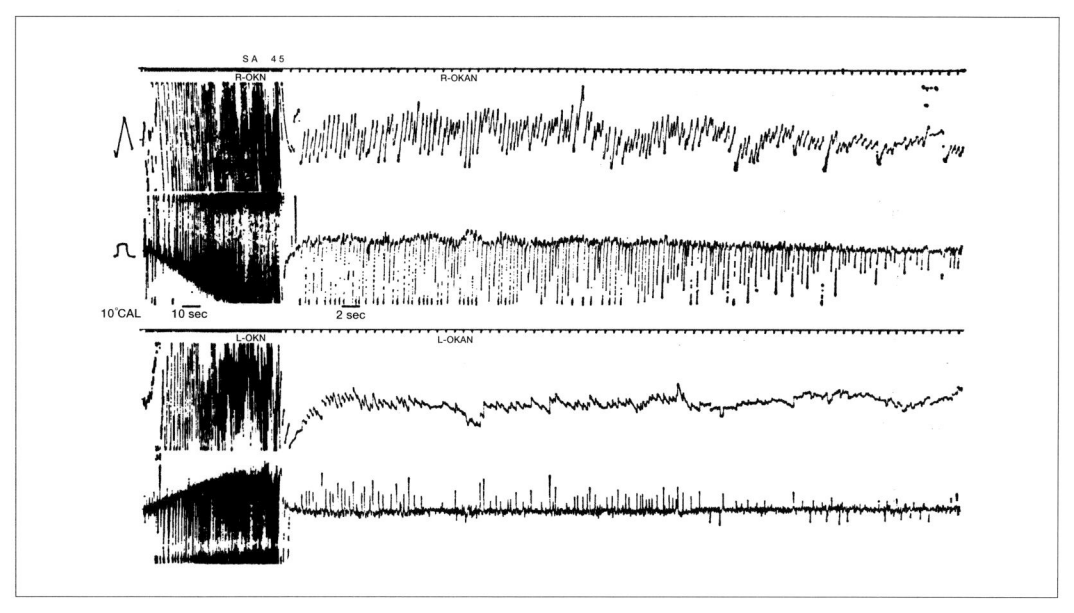

d（Ⅳ. Inversive type）

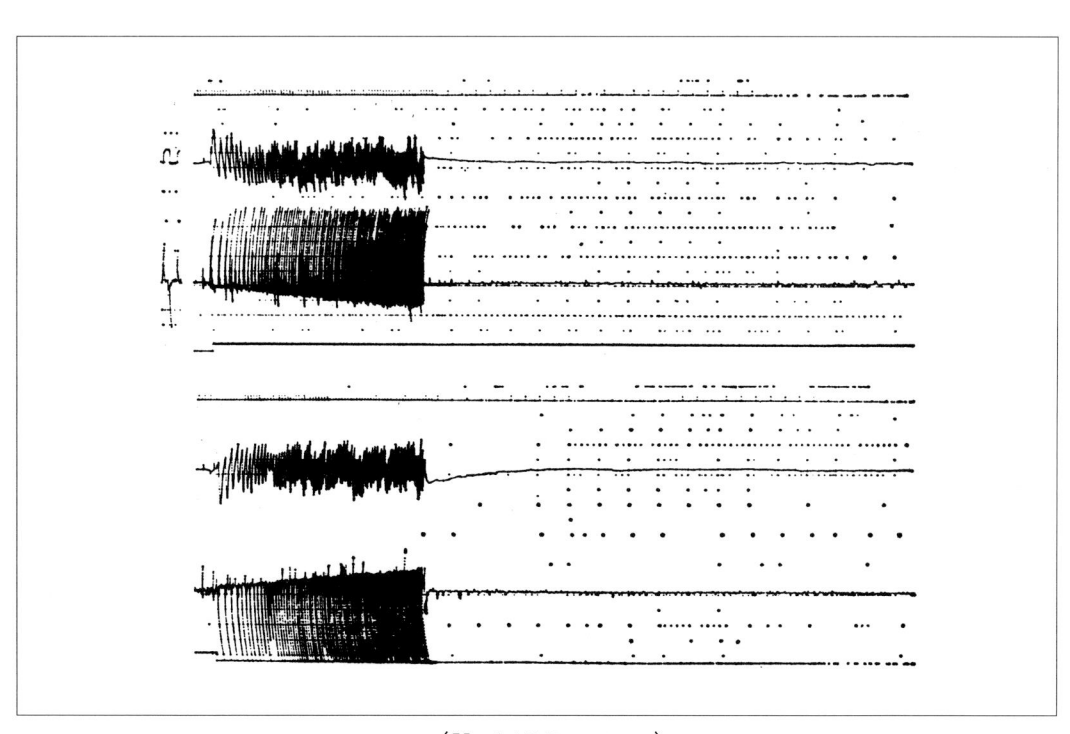

e（Ⅴ. Inhibitory type）

図53

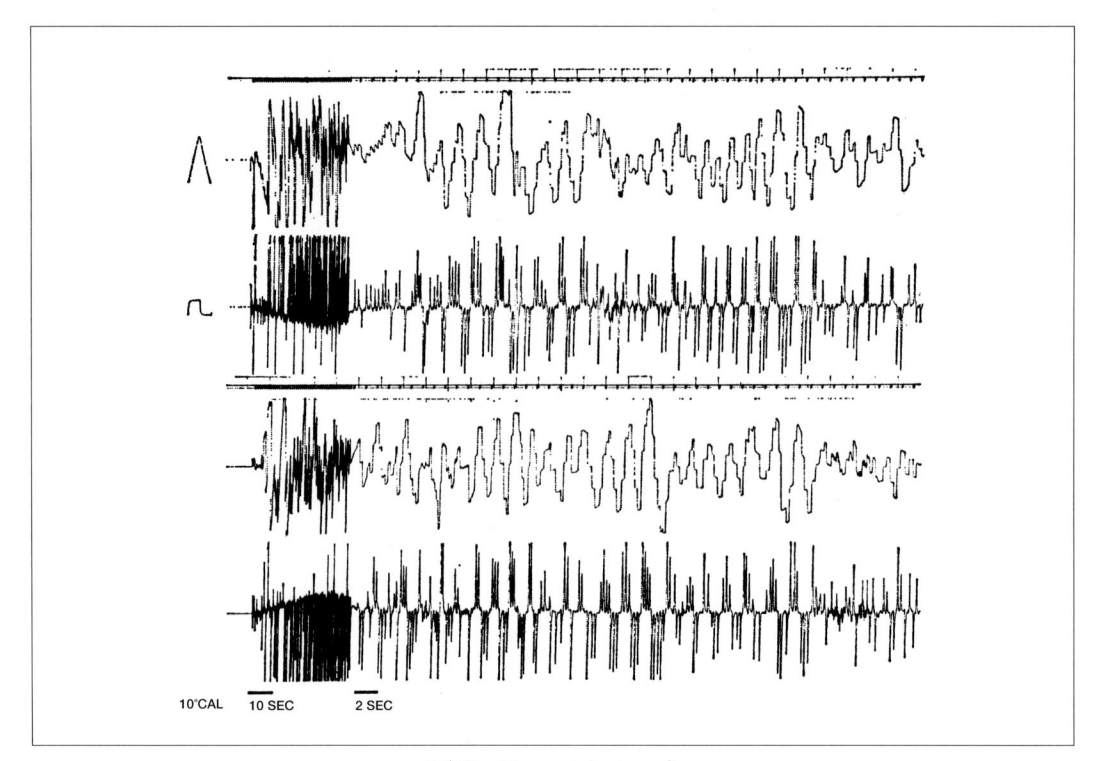

f（Ⅵ. Dysmetric type）

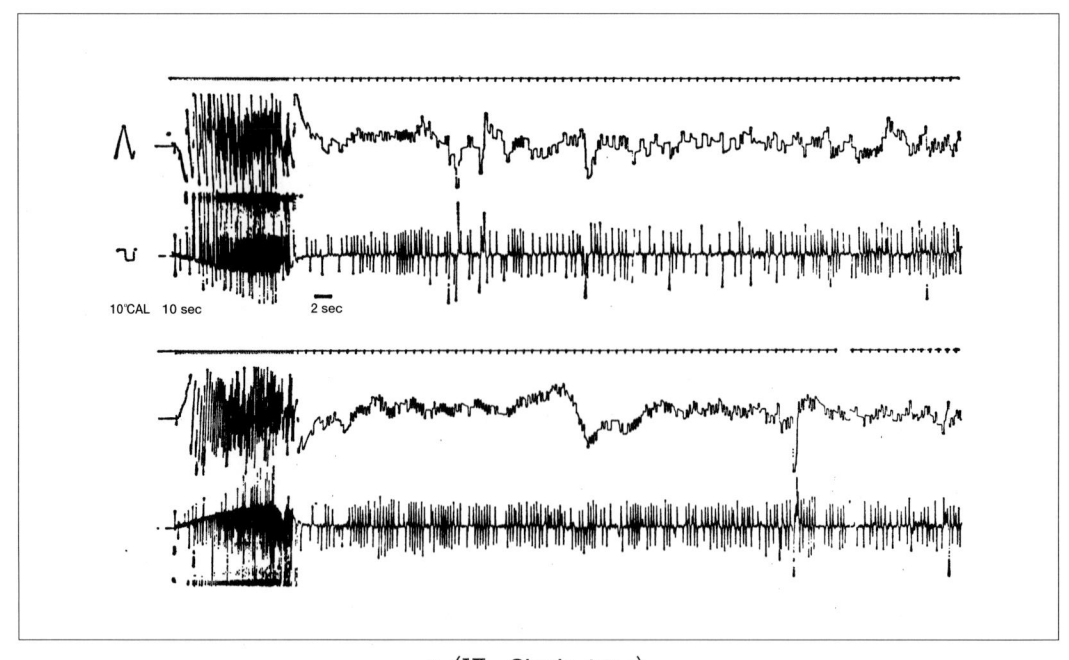

g（Ⅶ. Clonic type）

図53　OKAN 各パタンの ENG 記録の実際

(c) 足踏み検査：開眼・遮眼ないし閉眼で行うが健康人は100歩の足ふみを原位置でおわる。回転角度45～90度を移行帯，91度以上を異常とみる（図29）。

　(d) 歩行検査：開眼で6mの直線上を前進ないし後進させ，ついで閉眼で行う。前進で1m以上，後進で1.5m以上の偏倚を異常とする。3回行って常に一定の方向に偏するときその側に偏倚傾向があるという。

9) 狭義の自発・頭位ならびに頭位変換眼振の検査 [59]～[61]

　これらの眼振は，いわゆる「末梢ならびに中枢前庭系障害に起因する前庭性衝動性眼振」である。したがって視線の固定があっては現れ難くなる。つまり，眼に現れたロンベルク現象のようなものであり，その検査には特殊な眼鏡を装着して行うことが不可欠である（図30, 56）。

　自発性異常眼運動の検査は，眼に現れためまいや平衡障害を他覚的にしらべるものであり，障害の「客観的な裏付け」としてたいへん重要視される。

　眼振をはじめとするこの自発性の異常眼運動は回転眼振や温度眼振と異なって正常人にはみられない。これを認めるときにはただちに病的であることを意味する。さらにはその方向や打ち方，それが発現するに至った条件や随伴する所見を細かに分析すると障害がどこにあり，どちら側に，どの程度のものであるかということの判定に有用な情報を提供してくれる。しかも複雑な器械や装置を必要とせず，日常の外来やベッドサイドでも簡易に実施し得るという利点がある。

　自発性に現れる病的な眼運動について，その病態生理学的な立場から表16のように分けて考えるとよい。

　自発眼振は左右の前庭系の緊張のアンバランスによって現れる。障害の程度や時期，病変部位によってまったく自発性に現れてくる。つまり正常頭位でも現れる眼振を狭い意味での自発眼振とよぶ理由である。

　しかし，アンバランスがわずかで潜在しているときは頭位をどちらかに傾けて耳石器に異なった緊

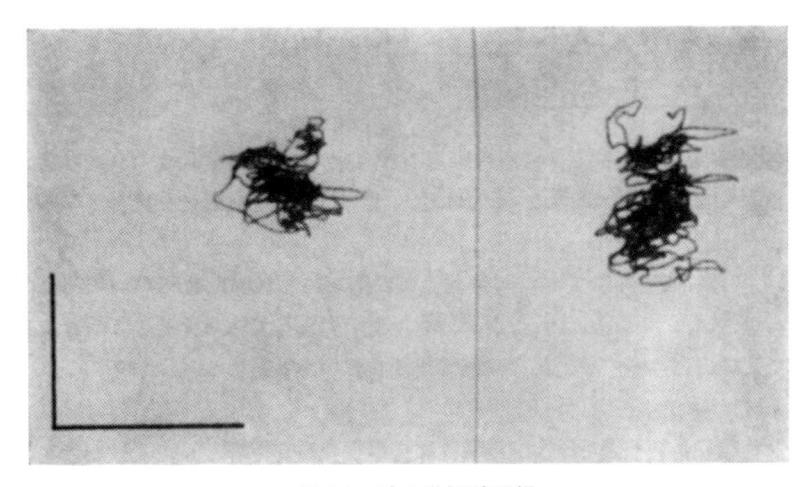

図54　重心動揺計記録
閉眼すると前後に転倒傾向が現われ，中心性障害の存在を疑う。

張を負荷すると眼振が出現することがある（頭位眼振，図31，表18）。

また，頭や身体を一緒に速く動かして半規管や耳石器に動的刺激を加えてはじめて眼振がみとめられることがある（頭位変換眼振，図56，表19）。

表16のAにあげた非注視下にみられる眼振とは，三つ以上の発現様式からなる眼振であり，これ

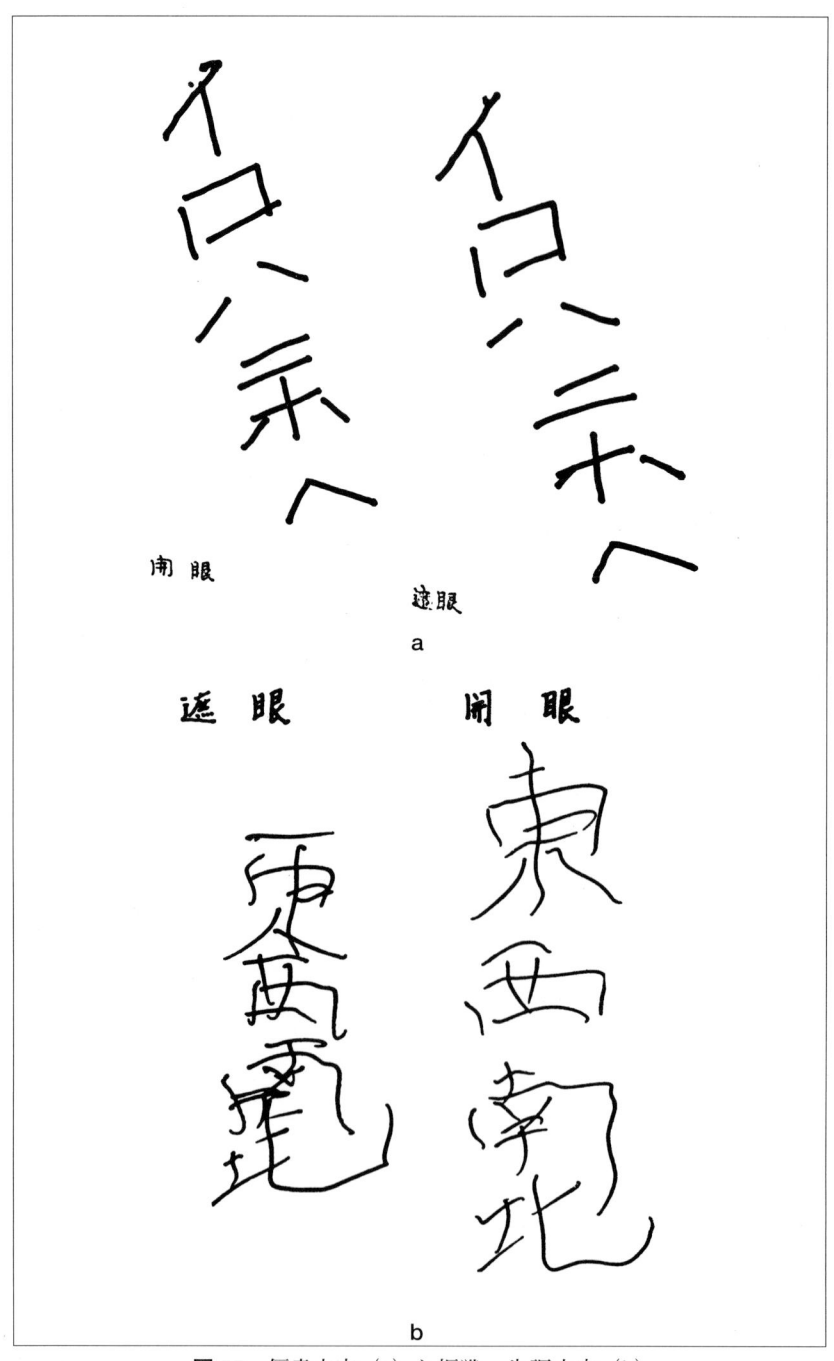

図55　偏書文字（a）と振戦・失調文字（b）

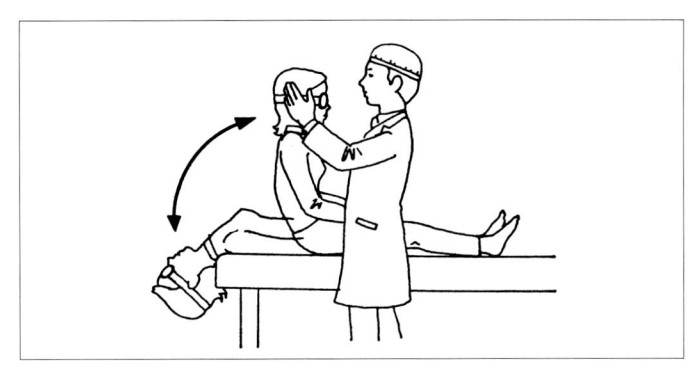

図 56　頭位変換眼振の検査

表 18　頭位眼振の病巣局在診断

Nylénの分類		坂田の分類		
Ⅰ型：方向交代性	脳腫瘍や頭部外傷にみられた	方向交代性	上向性	小脳や脳幹障害（テント下障害）で障害は直接・間接に中心に及ぶ
			下向性	テント上障害 両側迷路障害
Ⅱ型：方向固定性	迷路疾患に多いが脳腫瘍にもみられた	方向固定性		小脳・脳幹障害（片側に偏在する） 末梢前庭障害
Ⅲ型：不規則性	中枢神経系疾患にみられた	不規則性		中枢障害
		回旋性	めまい・減衰現象あり	迷路性
			めまい・減衰現象なし	小脳性
		垂直性	めまい・減衰現象あり	第Ⅳ脳室ないし小脳下虫
			めまい・減衰現象なし	後頭蓋窩中心性

表 19　頭位変換眼振の病巣局在診断

眼振の性質		病巣局在
垂直性	一方向のみ	小脳性，脳幹性
	逆向性	後頭蓋窩中心性広汎
回旋性	一方向のみ（めまい・減衰なし）	内耳性，小脳半球性
	逆向性（めまい・減衰あり）	内耳性
水平・回旋混合性		内耳性
水平性		特定部位なし

らを総括して広い意味での自発眼振と呼んでいる。

　内耳疾患の際にみられる水平・回旋性自発眼振はなぜ特徴的なものなのであろうか。これは内耳のSensitivityと関係する。たとえばメニエール病発作が，患側耳閉塞感や耳鳴り（蝸牛症状），浮動性めまい（耳石器）ではじまり，やがて回転性めまいに移行（半規管）するように，内耳の感受性は蝸牛＞耳石器＞水平＞前＞後半規管の順である。したがって，鋭敏な水平＞前半規管性の眼振となるのであろう。

10）血圧その他内科的検査

　めまい，ことに回転性めまいをきたす疾患にはその基本に低血圧を有するものも少なくない。また小脳出血などでは高血圧や動脈硬化などがいちじるしい。血圧をはじめ血液・尿その他全身疾患の存在の有無を十分検索することは，めまいの診断を広く高い視野に立って分析するうえできわめて重要である。

11）定性的温度眼振・迷路瘻孔症状の検査

　温度刺激検査の重要性はここで改めて述べるまでもない。Microcalorimetryといって比較的少量の水で体温との温度差のあまり大きくないものを用いた定量的検査が臨床に導入されて軽度の機能低下も測定できるようになった。しかしながら症例の多くにおいては，一側の迷路や前庭神経，つまり前庭性一次ニューロンの反応があるかどうかぜひ知る必要に迫られる。少なくとも外来はそうである。

　たとえば，一側の感音系難聴があり，これが進行性であるときはやはり聴神経腫瘍を否定する必要がある。この種のものではきわめて早期に，しかも高度に反応は低下する。また，激しい回転性めまい発作がみられながら随伴症状をまったく欠く場合，これが中枢に起因するものか，それとも末梢に由来するものか鑑別するにはこの検査結果に期待するところが少なくない。

　われわれはルーチン・テストとして，バラニーのエーテル法の変法としてアルコール試験を実施している（図33）。

　つまりアルコール試験を実施しているが，冷却したリバノール水を数滴外耳道に注入する方法でも定性試験としては十分である。

　また，この方法で反応がみとめられないときは必ず氷水（3～6℃）注入によって検討し，この方法によってもなお反応がみられない場合，はじめて外側半規管機能の高度な低下と診断している。

　以上に述べたように，温度眼振検査は，外側半規管ないしは前庭神経，つまり末梢前庭系の機能を一側ずつ別個に検査できる唯一の検査法として重要である。後に述べる聴性脳幹反応（ABR）やCT-Scannerの出現した今日においてなお，たとえば聴神経腫瘍を中心とする小脳橋角腫瘍の診断において，重要な役割を果たすことはいうをまたない。

　この検査はまた，中枢神経機能の検索にとってもたいへん重要であるが，このことはあまり広く知られていない。

　温度眼振の緩徐相は，左右の前庭系のアンバランスによって惹き起こされる。しかし急速相は中枢神経系の働きによる。この急速相の発現態度によって病巣局在診断上の新しい情報が与えられることも少なくない。

以下，その概略を記しておきたい。

a) 末梢性めまいと中枢性めまいの簡易鑑別診断法 (caloric eye tracking pattern test, CETP-test)[62), 63)]

めまいや平衡障害を訴える患者を診察していると，それが末梢前庭部に起因するものであるか，あるいは中枢前庭性のものであるか，確定診断をなし得ない例も少なくない。たとえば"耳鳴りや難聴を欠く回転性めまい発作"もその一つである。

つまり，激しい回転性めまい発作を繰り返し，嘔気をはじめとするいろいろの自律神経症状を伴うが，これ以外の神経症状はまったく示されない。問診を行っても，また神経学的検査を詳細に続けても，中枢障害を思わせる症状を欠くので，たとえば"椎骨脳底動脈循環不全症"などを疑いながらも，自信をもって診断を決定するには躊躇させられるところが多い。反面また，聴力も良好で，内耳温度刺激反応も活発であり，それに，何よりもめまい発作時に一側耳鳴りが初発したり既存の耳鳴りが増強されることがないので，メニエール病のような内耳疾患とも決断できない場合である。

われわれは，このような回転性めまい発作を訴える患者の，原因が末梢前庭に起因するか，あるいは中枢前庭性のものであるか簡易に鑑別するために caloric eye tracking pattern test (CETP-test) を考案した。

すなわち，一側内耳を冷水で刺激して現れる温度刺激眼振の発現中に，従来一般に広く行われている eye tracking test を重ね合わす方法である。これによって温度刺激眼振反応が eye tracking pattern にどのような影響を及ぼすかによって鑑別しようとするものである。

その結果健常例や末梢前庭性障害に起因するめまい例では，誘発された温度刺激眼振は eye tracking pattern に影響を及ぼさずそのパターンは正常である。これに反して，中枢前庭性障害に起因するものでは，温度刺激の前には異常を示さなかった eye tracking pattern も，刺激後は温度刺激眼振が superimpose したり潜在性の眼運動失調を誘発して，鑑別診断上明らかな差異を示すにいたることを確認した（図57～59）。

その機構については主に，visual suppression mechanism の有無によって論述される。

b) 意識障害の深度分類への試み [64)]

眼球運動，とくに眼振の発現と意識のレベルとの間に，深い関係が存在することは古くから知られている。また一方，眼球運動の病巣局在との間にも密接な関連があり，鋭敏かつ繊細な反応がみられることも広く知られつつある。

外耳道後壁に冷水を注入することにより，内耳の外側半規管内のリンパ液を対流させ，末梢前庭性眼振を誘発する。末梢内耳からの刺激は前庭神経を通り，延髄の前庭神経核に入り，脳幹を上行し，眼運動系と密接に連絡する。また脳幹は，網様体上行賦活系として意識の保持に関してきわめて重要な役割をなしている。それゆえに，眼球運動と意識レベルとの間にはかなりの相関関係がみとめられるわけである。また，脳幹だけでなく，大脳や間脳，小脳の障害においても前庭性眼振は鋭敏に，かつ繊細に修飾される。

以上のように，眼振の発現，様相に関しては，大きく二つの因子，つまり，意識のレベルと病巣の局在による影響が大きく関与するものと思われる。この両者は密接な関係にあり，互いに切り離せないが，あえて意識のレベルのみに焦点を合わせ，眼球運動の観察，分析を試みた。その結果，意識レベルにしたがって，ある程度規則性をもった一連の推移が認められると思われる。冷水による温度刺

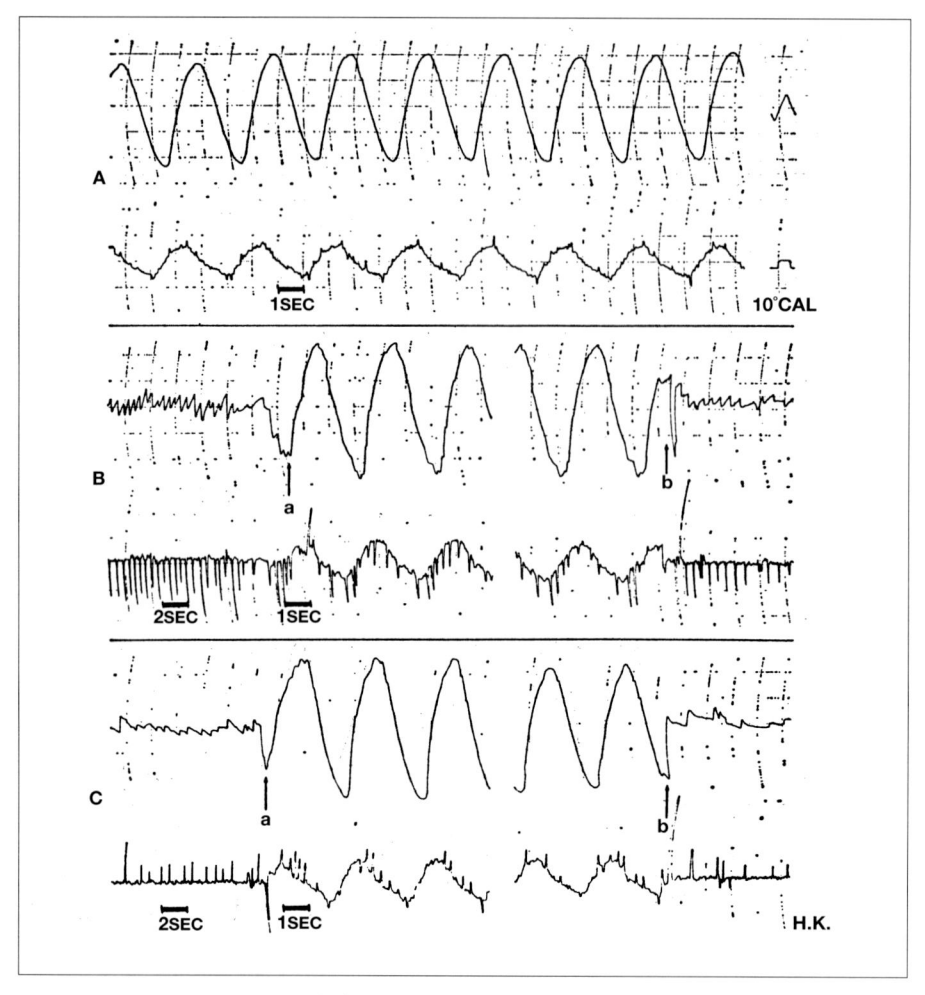

図57 健常例，21 ♀：CETP の ENG 記録

Aは冷水注水前の従来一般に行われているETP。Bは右耳冷水注入後，Cは左耳冷水注入後のCETP。冷水注入後温度刺激眼振が発現するが，その活発な眼振発現中，すなわち注水開始50秒後（a）から70秒後（b）にいたるあいだ，3秒で1往復する指標を注視追跡させても，眼振によって円滑な追跡運動は妨げられず smooth pursuit を示すことがわかった。A，B，Cとも上段は眼球それ自身の動き（原波形 $\tau=3.0\text{msec}$），下段は速度流形（$\tau=0.03\text{msec}$）を示す。B，Cで記録の中間は省略してある。

激によって誘発された眼反応にもとづいて，意識のレベルは7期に分類できると思われる。

　末梢前庭からの刺激によって前庭系に左右差が生じ，眼球の偏倚が誘発される。この眼球の偏倚を正中に戻す作用は中枢神経系の働き，特に脳幹部の機能に負うところが大きい。意識清明な場合，温度反応は前に述べた正しい前庭性眼振を示す（I期）。しかし，意識障害の存在する患者，それらは脳幹部障害を有するものが多いが，彼らはその意識障害の程度によって，急速相の解発機能が侵される。最初のうちは，急速相の速度が低下し，眼振の打ち方も不規則となり（II期），正中に戻らなくなり，緩徐相の方向に偏倚を示すようになる。そして緩徐相方向の極位で小振幅の眼振を打つように

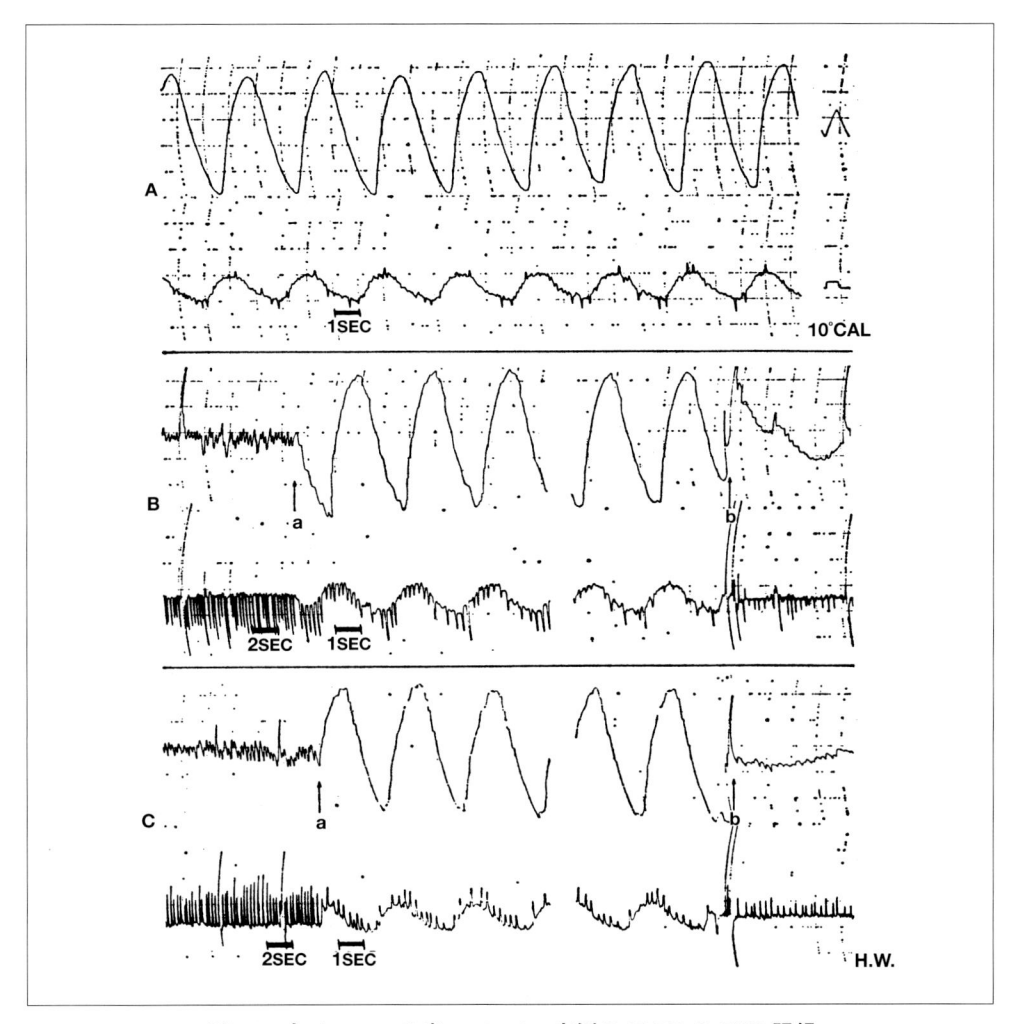

図58 左メニエール病，42 ♂ 症例の CETP の ENG 記録
健常例におけると同様に，温度刺激眼振によって ETP はほとんど障害されていない。患側の左冷水刺激
によって引き起こされる温度刺激眼振は健側のそれに比して少ない。

なる（Ⅲ期）。さらに意識障害が進むと，急速相はまったく解発されなくなり，緩徐方向，つまり刺激側に水平性の共同偏倚を起こすようになる（Ⅳ期）。さらに進行すると，緩徐相への偏倚が刺激側眼のみに起こるようになり，非刺激側眼の偏倚はきわめてわずか，またはまったく動かなくなる。この状態は非共同性の眼球運動を示し，眼振は認められないが，MLF 症候に類似した現象である。MLF 障害を起こすような微小な血管性の障害を除けば，そのような現象を起こす原因は，比較的広範な脳幹背側部の障害を示し，脳幹網様体上行賦活系を障害していると考えられ，一般に，水平方向への共同偏倚よりも意識レベルの低い時に誘発されることが多い（Ⅴ期）。さらに進むと，偏倚は水平方向ではなく，上方または下方に偏倚を示すようになる。垂直性の共同偏倚は病巣との関連が非常に強いが，水平性のものよりも垂直性のものの方が，下方に起こる垂直性の共同偏倚よりも上方に起

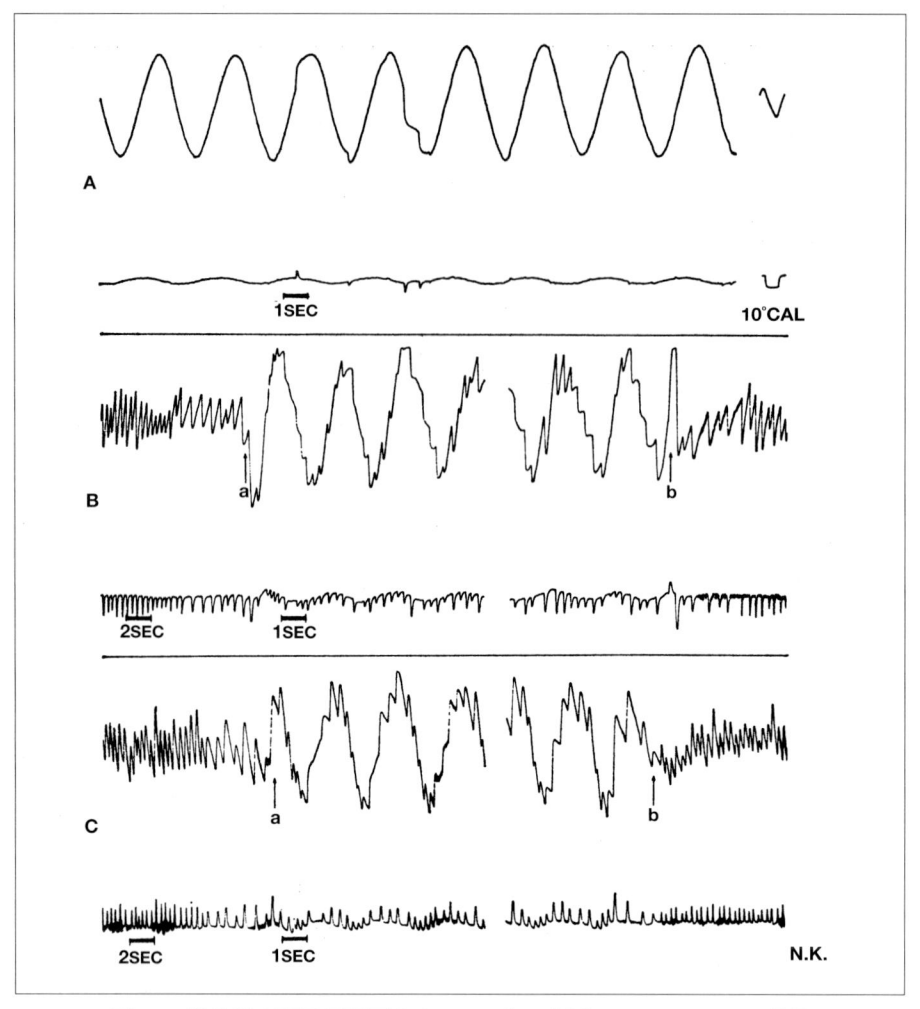

図59 椎骨脳底動脈循環不全症，54 ♀：症例の CETP の ENG 記録
冷水注入前の ETP（A）は正常であるのに，注水後の CETP（B，C）は健常例や末梢前庭疾患例の場合と異なり，温度刺激眼振が ETP に superimpose されていちじるしく円滑性を失っている。これが末梢前庭性に起因するめまいとの鑑別点となる。

こるものの方が，延髄など，下部脳幹への影響が強いと考えられ，意識レベルは低いと考えられる（Ⅵ期）。さらに意識障害が進行すると，温度刺激に対してまったく反応を示さなくなり，眼球は正面固定または開散位をとったままであり，これは急速相の解発機能が侵されるのみでなく，末梢から刺激を加えても中枢の麻痺が強いために，眼球の偏倚すら起こらない状態であり，いわゆる脳死と考えられる段階であり，一度このような反応を示すと予後は絶対不良と考えられる（Ⅶ期）（図60）。

c）Visual Suppression Test[65]

温度眼振を検査するときはフレンツェル眼鏡を装用するか，暗室開眼下で ENG に記録するのがふつうである。これは，開眼一点注視ないし固視下では末梢前庭性眼振である温度眼振反応は，いち

	眼 症 状	図 説
I	十分な速度を持った急速相，水平回旋混合性で規則正しい平常の前庭反応	
II	やや速度の低下した急速相，不規則，ときに偏倚傾向	
III	眼振を伴いつつ緩徐相の方向に偏倚，極位で小眼振を打つ	
IV	急速相が完全に障害され緩徐相方向に共同偏視	
V	刺激側眼のみ刺激側に偏倚，非刺激側眼は正中固定	
VI	垂直性共同偏視　a) 下方への共同偏視　b) 上方への共同偏視	
VII	無反応，両眼正中固定，または開散位固定	

図60　温度刺激による意識障害の深度分類[64]

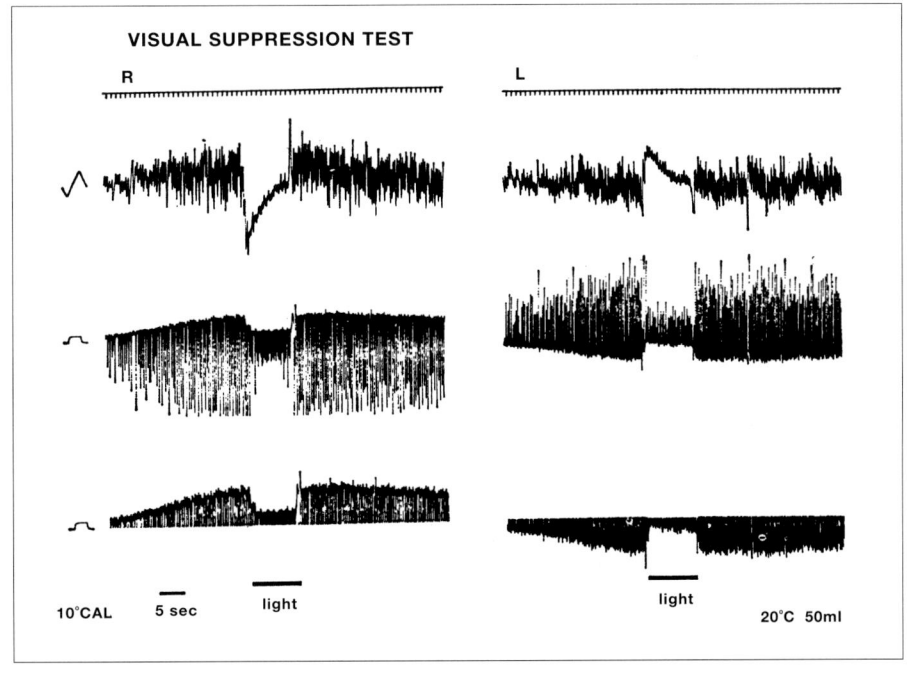

図61　Visual Suppression Test[65]

右耳に冷水を注入し左方に眼振を誘発しても（向かって左），左耳に冷水注入（向かって右）しても，点灯して一点注視すると眼振抑制は70％にもおよんでいる。小脳虫部や橋，下頭頂葉に著変ないものと考えられる。

じるしく抑制されるからである。この Visual suppression は小脳虫部（片葉と結節）を中心として橋や下頭頂葉の働きが深く関与するものと考えられる。

暗室開眼下で温度眼振を誘発し，眼振反応が活発になったところで灯りを点じ，一点を注視させる。健常者や末梢前庭性疾患，あるいは小脳・橋・下頭頂葉に機能障害のない例ではこの眼振抑制現象がみられる（50％以上の抑制，図61）。

この現象を利用して局在診断に利用しようとするもので，最近特に注目されている。

d）温度眼振にみられる小脳性眼運動失調

温度刺激を行うとき，小脳皮質や小脳核・あるいは遠心路に障害のある例では眼運動に失調がみられて鑑別診断の助けとなる。すなわち，眼振の緩徐相や急速相，あるいは急速相から緩徐相への運動変換にリズムの乱れがあり，ENG 記録の急速相をみるとあたかも一つの眼振が三つにも四つのようにもみられることがある（図62）。

その他，温度眼振反応と中枢疾患との関連性は少なくない。小脳結節や片葉に障害がある例では前庭・眼運動系への抑制の低下により，眼振は**過大反応や発火現象**を示したりする。

また，**NSD 現象**（Nystagmus-Sensation-Dissociation）がみられたり，潜在する自発眼振が顕出されて **Perverted Nystagmus** を示したりする。

瘻孔症状は，ほとんどは中耳炎の進行による窓や半規管の瘻孔の存在に起因する。

また**仮性瘻孔症状（Hennebert 徴候）**は内耳梅毒の際にみとめられる。

耳科医が忘れがちな検査であるがその重要性は低くはない。

現れる眼振は水平・回旋混合性のもので，同時にめまいや動揺視を伴い，検査の反復によってその反応は減弱する。

註：小脳・脳幹障害と異常眼運動のまとめ

以上述べてきたことを，後頭蓋窩の部位別に異常眼運動と病巣局在との関係を最後に表示しておきたい（表20～24）。

8. つらいめまいの検査，問診をよくして最低限で最大の効果をあげたいもの

以上，さまざまなめまい検査の方法を述べてきたが，これらの検査は患者に苦痛を強いるものが多い。

図63の絵は，ドイツの画家ルーカス・グラナハが描いた『嘲笑と拷問を受けるキリスト』（1515年）で，死ぬより辛い苦痛を与えているのだと解説されている。ドイツのワイマール美術館の所蔵だが，たまたま著者が訪問の折りに，

「私はめまいを研究している日本人，かつて貴国のフンボルト財団のご支援で勉強させていただいた者，何とかこれを写真に撮らせて欲しい」

と頼み込んで撮ったものである。

ランタンを振って視運動性めまいを起こす人，左耳に大きな雑音を入れている人，冷水をポンプに入れて耳に注水しようとしている人，向こう脛（ずね）をくすぐる人，人差し指を口にいれて舌を出す人（日

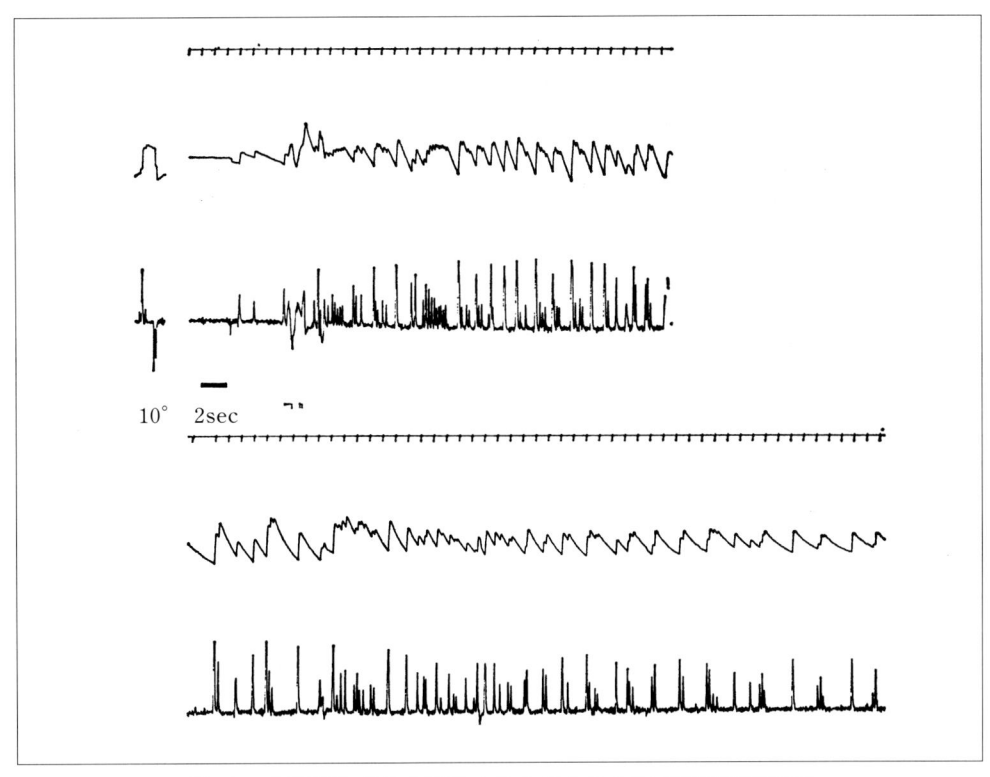

図62 小脳炎患者の右耳冷水注入による左向き温度眼振反応
眼振の暖徐相，急速相ならびに急速相から緩徐相への運動変換点で失調がみられる．速度波形をみると，1つの眼振について3〜4個の棘がみられる．

表20 小脳障害と異常眼球運動

1) 新小脳……四肢運動の調整，障害ではDysmetrie.
   a) 一般神経学的症状→指—指，指—鼻，膝—踵，
      アデイアドコキネーゼ，ほか
   b) 神経耳科学的症状→狭義の自発眼振なし
      側方注視で減衰傾向ある失調性眼振
      flutter-like oscillation.
      rebound nystagmus.
      方向固定性頭位眼振
      OKN傷害せず
      ETT Dysmetrie.
2) 旧小脳（上虫）……軀幹平衡保持
   a) 一般神経学的症状→Rumpfataxie.
      坐位や臥位でも運動感
   b) 神経耳科学的症状→な　し

表21　小脳障害と異常眼球運動

3) 旧小脳（中間部）……水平眼運動の調節
   a) 一般神経学的症状→な　し
   b) 神経耳科学的症状→短期不規則方向交代性自発眼振
                     Fixationsrucke.
                     vermian burst.
                     ping-pong ball eye movement.
                     flutter-like oscillation.
                     rebound nystagmus.
                     方向交代性上向性頭位眼振
                     小打性垂直性頭位変換眼振
                     OKN軽度障害
                     ETT Sakkaden.
4) 古小脳（下虫，特に結節・片葉）……頭位の位置反射に関与
                                前庭・眼運動系の抑制
   a) 一般神経学的症状→な　し
   b) 神経耳科学的症状→自発性下眼瞼向き垂直眼振
                     垂直性頭位・頭位変換眼振
                     悪性発作性頭位眩暈
                     visual suppressionの障害
                     乗物酔い
                     温度眼振の過大反応
                     OKN 障害なし
                     ETT 障害なし
                     jumbling現象

表22　脳幹障害の神経耳科学的特徴

Ⅰ. 中脳障害
  A. 動眼・滑車神経，赤核，小脳，錐体路に関連して
     a) 複視。Weber麻痺。Benedikt症候群
     b) 電光眼運動
  B. 核上性障害に関連して
    1) 被蓋前域障害
      a) 上方注視眼振。上方注視麻痺
      b) 輻輳眼振。輻輳麻痺。陥没眼振
      c) 注視痙攣。輻輳痙攣
      d) 上方へのOKN抑制。上方へのOKSで輻輳・陥没眼振
      e) 垂直性Sakkadenの障害
    2) 被蓋部障害
      a) 対光反射異常
      b) 左右注視眼振。振子様回旋性自発眼振
      c) 水平性OKNの軽度抑制
  C. その他
    シーソー眼振。MLF症候群

本のアカンベーにあたる），まさに死より苦しい肉体的，精神的屈辱である。

ところが，めまいの検査にはこれらの行為のほとんどが含まれている。ただでさえめまい発作に恐れおののいている人に，そのうえさらに，耳に水を入れたり，回転椅子でグルグルまわして苦痛を与えるのである。医者として心すべきことであろう。

患者に不必要な苦痛を与えないためにも，このような検査は文字どおり必要最小限にとどめ，経験豊富な専門医による徹底した問診がめまい外来の基本になっているが，どうしても必要な検査もある。患者側もあらかじめ了解いただきたいものである。

表23　脳幹障害の神経耳科学的特徴

Ⅱ．橋脳障害
 A. 外転・顔面神経に関連して
  複視。Millard-Gübler麻痺
 B. 内側縦束に関連して
  単眼性眼振。MLF症候群
 C. 網様体旁正中帯に関連して
  a) 健側への共同偏視
  b) 注視不全麻痺性眼振（例：Bruns眼振）
  c) 患側への水平OKN抑制
   （眼振急速相やSakkadenの速度低下）
 D. 麻痺と刺激の共存に関連して
  skew deviation
  ocular bobbing
  vertical pendular oscillation
 E. その他
  one-and a half syndrome
  自発性垂直性下眼瞼向き眼振
  OKANの錯倒

表24　脳幹障害の神経耳科学的特徴

Ⅲ．延髄障害
 A. 前庭神経核に関連して
  a) 自発性回旋性眼振
  b) 水平ないし斜行性・回旋性不規則眼振
  c) 下方へのOKN抑制
   （水平OKNやSakkadenの障害軽度）
 B. その他
  a) シーソー眼振
  b) 自発性下眼瞼向き垂直眼振
   （小脳連絡路と関連）
  c) OKANの錯倒

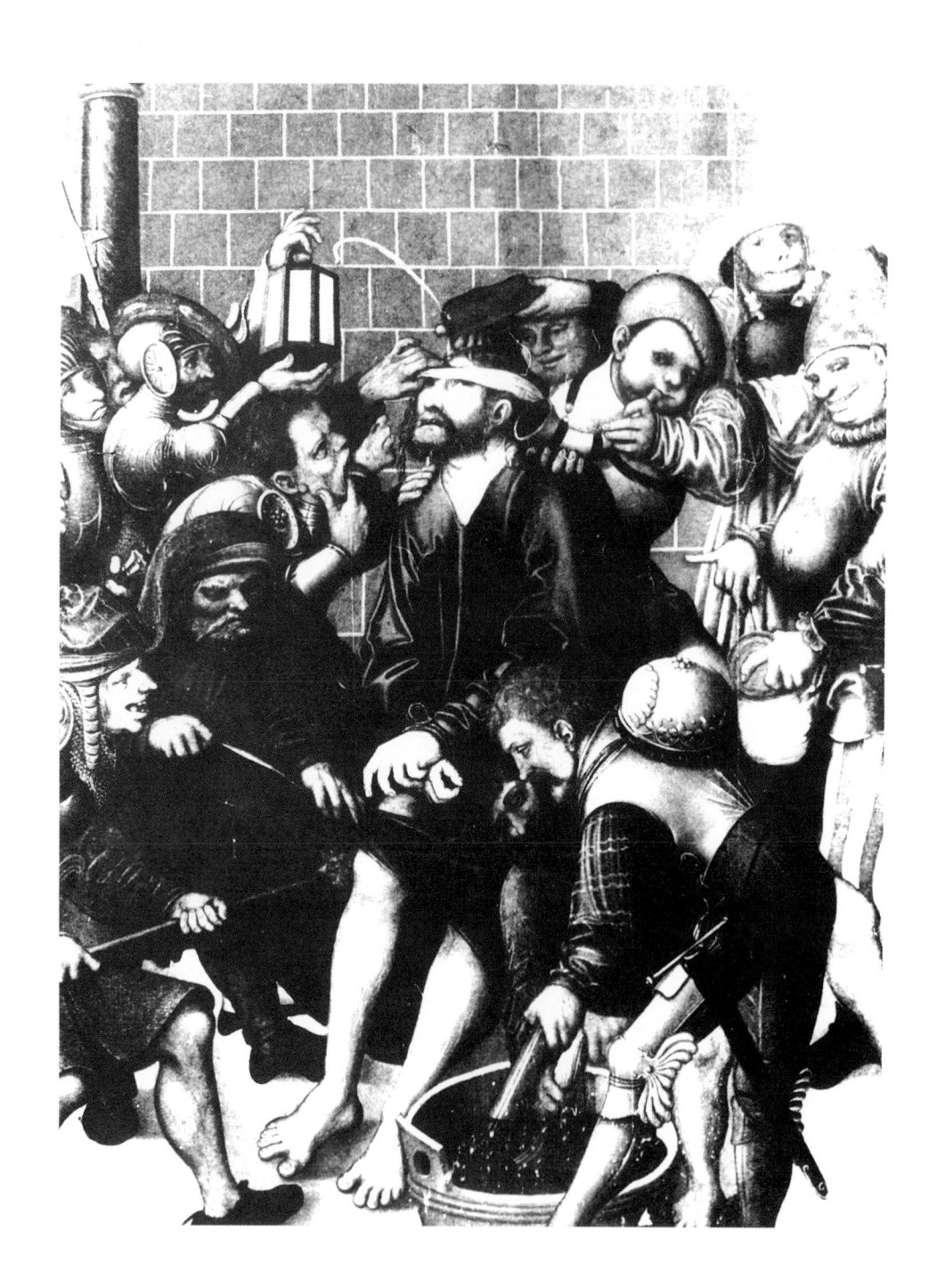

図63　嘲笑と拷問をうけるキリスト
（ルーカス・グラナハ，1515，ワイマール美術館所蔵）

E. めまい（耳鳴り・難聴）の治療と予防

1. めまいと随伴する諸症状の治療の心がまえ

めまいは一過性であったり，自然に治ってしまうことも少なくないので，ややもするとその治療は対症的に流れる傾向がある。

また，その場限りの一時しのぎの治療で再発をくり返し，だんだん重症になってゆくことが多いので，根本的な治療によって「いまあるめまい」ばかりでなく，次に来たるべきめまい発作を避けるための再発予防対策を講ずる必要がある。

そのために，薬物療法を行うにしても，血圧の調整，循環の改善，精神神経の安定，神経の賦活，自律神経の安定，といった**各種薬剤の併用**，つまり「**カクテル療法**」が肝要で，いわゆる「鎮暈剤」や「鎮吐剤」一剤の投与ですませることはまったく合理的ではない。

また，精密な検査を行っても原因や診断が明らかにならない場合，「異常なし」とは断定せず，経過を追跡することがぜひとも必要である。

また，めまいはそれ自体で生命を奪う原因のものばかりではない。特別な検査や治療を行わなくても時間の経過とともに消褪するものも少なくないからである。

しかしながら，これまでふれてきたように，「生命維持への危険信号ないしは警戒警報」というべきものも珍しくはない。

神が与えた一つの警告である。素早く適切な処置をとって，その後にきたるべき制裁措置を未然に防がなければならない。

大発作の前の小発作のうちに正しい治療や予防的措置をとることが何より大切であろう。

2. 急患が運び込まれたら

A. 意識が正常であるとき

1) まず「めまい」をすぐとめて患者を安心させる

めまいの急患が運び込まれたら，まず目を見る。原因が内耳から来るものでも小脳から来るものでも，最初は，右向きないしは左向きに眼振がみとめられるのが普通である。

眼振は一方にゆっくり向かい，戻るときはこれに比べてすっとしている。すっと向かう側の耳に冷水を注入すると，めまいと眼振はぴたりと停止する。これは，たとえば眼振が右向きの場合，右耳に冷水（3～4℃，20ml）をそそぐと，左にめまいや眼振を誘発するように作用するので，差し引きで眼振がとまるのである。

後頭蓋窩中心性障害の場合は，上下に振れる垂直性眼振を起こしている。このとき下向きに振れるなら両耳に同時に温水（約50℃）を，上向きのときは同時に冷水を注入する。

その作用時間はわずか（10～15分間）だが，患者や家族の安堵感はたいへんなものである。これ

から治療しようとする医師に対して絶大な信頼感が生まれる．めまいが止まっている間に，すばやく要点を問診できるメリットもある．また7％重曹水100mlの静脈注射の効果が現れるまでの時間稼ぎにもなる．ただし腎機能がおかされている患者には禁忌である．

2）患者の歩きかた，周囲の人からの介助のされかた，その他患者の態度を詳細に観察すると，めまいが末梢性か中枢性か鑑別できることが少なくない．

たとえば頭を一側に軽く傾けて，首をまわし，顎をひいているような患者をみたときは，後頭蓋窩の出血，特に小脳出血をまず疑って，心をひきしめて分析をすすめるべきである（図23）．

3）状況に応じてであるが，担架にのせられて訪れた患者がどちらか一方に頭を傾けており，しかも上にある耳の方に強い耳鳴りや耳閉塞感を訴え，さかんに嘔吐している患者をみたら，まず末梢疾患を考える（後頭蓋窩疾患でもあるので安心は禁物）．冗談のひとつもいって患者や付添い人を安心させると以後の問診や検査がはるかに円滑になる．激しい水平・回旋混合性眼振をみとめることができたらなおさらである．

4）できるだけ，めまいの性質・めまいの種類・発症のしかた・随伴症状・原因を探求する問診に努力する．

B. 救急の対象となる主なめまい疾患

1）良性発作性頭位眩暈症，仮性良性発作性頭位眩暈：一過性の誘発性めまい発作で救急車で来院．CTをとり絶対安静で長期間入院させられ，数週間も車椅子をつかって用便をする……といった例も珍しくない．

2）悪性発作性頭位眩暈：後頭蓋窩出血，梗塞，腫瘍（含転移がん），その他．神経耳科的診断が決め手．

3）突発性難聴：特に血管障害によるものが多い．中枢側での障害が併存することが多いので注意．

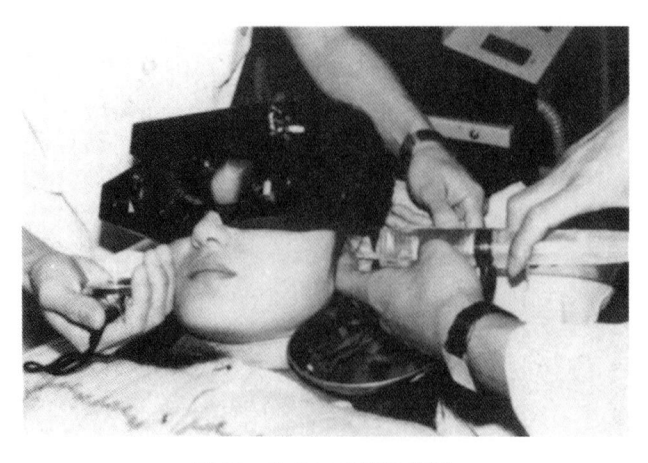

図64　めまいの応急処置
水平眼振では眼振が向かう方向の耳に冷水を，下向き眼振では両耳に温水を，上向き眼振では両耳に冷水を注入する．

表 25　救急めまい患者の検査まとめ

意識のあるとき
1. 患者の歩きかた，周囲の人からの介助のされかた，患者の態度
2. 頭位や体位
3. 問　診
4. 眼振，眼運動異常，その他の眼症状
5. 眼　底
6. 耳鼻咽喉の検査
7. 脳神経，小脳症状，運動，筋力，反射，病的反射の検査
8. 血圧の測定
9. 聴力検査
10. 温度刺激検査

表 26　意識障害のあるとき周囲からの問診

意識障害のあるとき
1) なるべく，めまいの性質，めまいの種類，発症のしかた，随伴症状，原因を探すなどの問診に努力
2) 嗅いをかぐ　➡　糖尿，肝障害
　　血　圧　　➡　max170以上　➡　出血
　　　　　　　➡　正　常　　　➡　梗塞も
　　コレステロール ➡ 高値　　➡　梗塞
　　活動中の発症　➡　　　　　　出血
3) 日本人　➡　細い血管の障害
　　欧米人　➡　太い血管の障害
4) 患者の頭位や体位の観察・分析
5) 眼位や眼運動の検査
6) 眼底の検査
7) 温度刺激による意識障害の深度分類（図60）

　4) 前庭神経炎：多いものではない。椎骨脳底動脈系のTIAや，前迷路動脈塞栓症を誤っているものも多いので注意。
　5) 中耳炎に続発する内耳炎：瘻孔症状の検査をもっと日常化したい。
　6) 小脳出血：激しい回転性めまい，耳鳴りを伴うことも少なくない。歯状核に多い。血圧に注意。
　7) 小脳梗塞：めまいは軽いことに特に注意。虫部の梗塞では良性発作性頭位眩暈症に症状が酷似。血圧正常もある。コレステロール高値。
　8) 橋出血や梗塞：眼症状ひとつで診断可能ともいえる。
　9) 椎骨脳底動脈循環不全：「過牛症状を欠くめまい発作」が多い。多少とも神経症状を伴う。日常臨床でもっとも多い救急めまい疾患。
　10) メニエール病：「めまいといえばメニエール」「メニエールといえばめまい」の風潮はますますつのるばかり。この診断名がいかにめまいの診断の進歩を妨げているか憂慮にたえない。

表27　われわれが日頃行っているめまい患者救急処置の原則

その処置
　末梢性めまいの救急処置（A）
　　●本人や付添いに冗談のひとつもいって安堵させる
　　●病状をよく説明して安心させる
　　●患側上位として安静臥床。眼振急速相の耳に冷水注入
　　●Meylon　100ml〜250ml静注（除腎不全）Tresten IA筋注ないしNauzelin坐薬
　　●補液ないし輸液
　　●メニエール病や突発性難聴，あるいは急性内耳動脈血栓症では，患側中耳腔
　　　ステロイド注入
　　●処方：カクテル処方，予想発作期をすぎて3ヵ月まで。生活指導。
　　●早期離床，早期社会復帰

　中枢性めまいの救急処置（B）
　　●患側下位にして安静。眼振急速相の耳に冷水注入
　　●重症→5%CO_2＋95%酸素間歇吸入
　　　気道確保
　　　塩パパ　　　　　　　（鎮静）
　　　フエノバール　　　　（鎮痙）
　　　トレステン　　　　　（制吐）
　　●血圧max170，min100以上→降圧剤
　　●ニコリン500mgないしルシドリール750mg静注
　　　　　　　　　　　　　（脳幹網様体賦活）
　　●TIA→マンニトール300mg（血管拡張，脳圧降下）RIND
　　　梗塞→低分子デキストラン500ml＋ウロナーゼ240,000単位点滴漸減
　　　　　ヴエノピリン1〜2V静注
　　　出血→アドナ2A
　　●CT-SCANは必要時
　　●梗塞ではとくに早期離床，早期リハビリ
　　●予想される発作期をすぎて6ヵ月処方，生活指導

11）その他，てんかんの一過性・突発性めまい（失神発作），後頭蓋窩良性腫瘍や心臓疾患での一過性・反復性動揺視，高齢者の誘発性・回転性めまい（小脳萎縮＋自律神経失調），あまりにもメニエール病に酷似する前下小脳動脈症候群，前庭神経炎と誤られやすい後下小脳動脈症候群，メニエール病と誤られやすい小脳星状神経膠腫，等々。

C. 眼症状

めまいの救急診断の際に，特に眼症状を綿密に分析すると大きな情報となることが多い。

3. めまいの代表たる「メニエール病治療」の原理[9]

メニエール病は生命の予後に関するかぎり，まったく良好であるので，本症治療の目標は発作再発の防止と聴力低下の阻止とにある。メニエール病発症は図66に示すような機序によって行われる。すなわち，これがストレス病ないし自律神経失調症とすれば，治療は，その機序のそれぞれの段階に

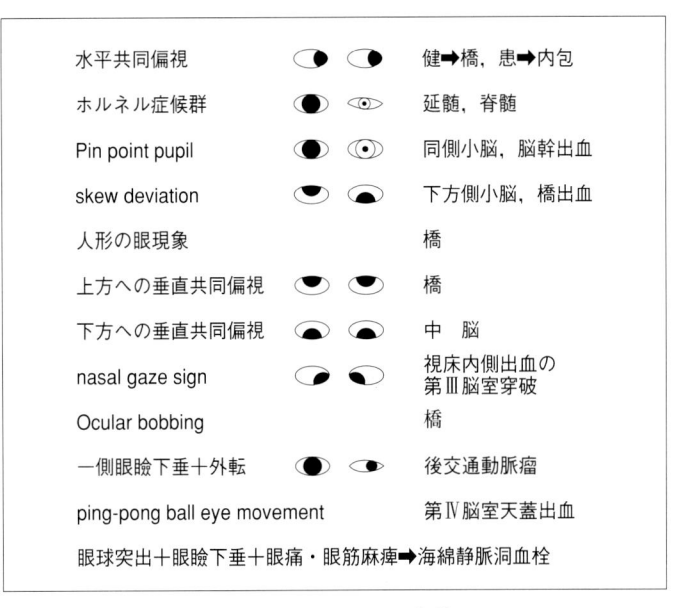

水平共同偏視	●	●	健➡橋，患➡内包
ホルネル症候群	●	◉	延髄，脊髄
Pin point pupil	●	⊙	同側小脳，脳幹出血
skew deviation	●	●	下方側小脳，橋出血
人形の眼現象			橋
上方への垂直共同偏視	●	●	橋
下方への垂直共同偏視	●	●	中　脳
nasal gaze sign	●	●	視床内側出血の第Ⅲ脳室穿破
Ocular bobbing			橋
一側眼瞼下垂＋外転	●	◉	後交通動脈瘤
ping-pong ball eye movement			第Ⅳ脳室天蓋出血
眼球突出＋眼瞼下垂＋眼痛・眼筋麻痺➡海綿静脈洞血栓			

図65　めまいの眼症状

おける抑止にある。

　まず，外因としてのストレスの除去は，その種類にもよるが，職場や家庭内の問題であれば，その解決は転職その他社会的問題となり，むしろケースワーカーの分野になるかもしれない。トランキライザーなど薬物によって個体のストレス閾値を高めるのも一方法である。この際，病気発症の機序をよく説明し，不安を除くことは，病気の悪循環を除くので，ときにたいへん効果がある。

　内因としてのストレス感受性の低下のためには，先に述べた説得療法がもっともよいのであるが，一般的な心身強壮療法もこの際有用である。メニエール病にかかる人は，心身医学的にある特徴をもっていると考えられているが，治療はそれに関係してくるであろう。

　一般の自律神経失調症に対する療法が有効なこともある。向自律神経剤，自律神経遮断剤が，その目的に用いられる。理学的療法，漢方療法が有用なこともある。

　内耳病変に対する治療を目標とするものには，保存的療法と手術的療法とがある。内耳の血液循環を改善する薬物，これには，いわゆる循環ホルモン剤と血管拡張剤，自律神経遮断剤が考えられるが，ときにこれらがたいへん有効である。

　われわれが，10年来行っている内耳麻酔療法や中耳腔ステロイド剤注入療法は，めまいはもちろん，しばしば耳鳴り，ときに難聴にも著効がある。

　この治療法の出現により，手術を要する例は1年にして数例をみる程度になった。

　手術療法には，内耳の完全破壊から部分的破壊，内リンパ嚢開放などがあるが，その方法には機械的方法，薬物や超音波の利用など各種のものがある。

　わが国のメニエール病には，内耳破壊を要するような激しいものは多くはない。鼓索神経が中耳を横ぎるところで，これを切断する手術が有効なことがあるが，その機序が問題となっている。内耳循

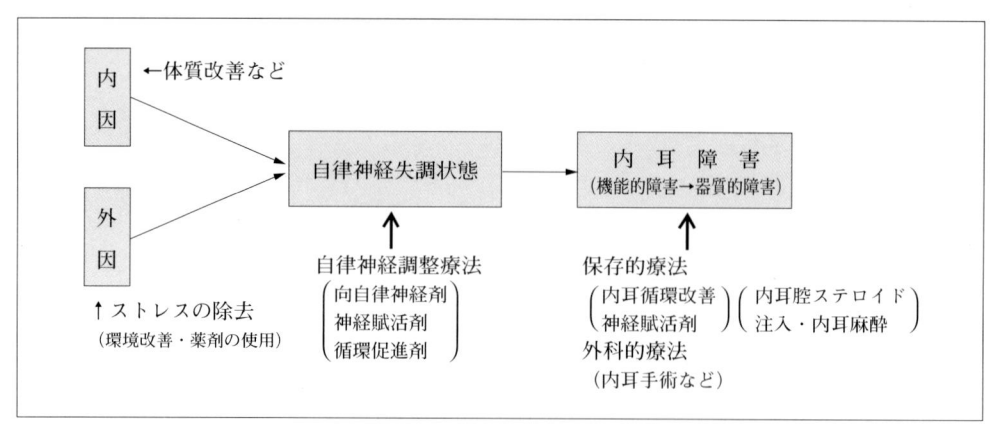

図66 めまいの代表たる「メニエール病」治療の原理[9]

環改善を目的とした手術には，星状神経節の遮断，椎骨動脈周囲神経叢はく離などが有効のこともある。

　メニエール病治療の目標は，発作の再発防止，そして聴力の保存にあることをあらためて強調しておきたい。また，内耳という局所の変化で，めまいなどの症状をすべて説明することができるが，その発生の母地は全身的素地にあることを医師，患者とともに了解しておく必要があろう。

4. メニエール病の手術療法

　特に手術療法について述べたい。欧米を中心としてメニエール病をはじめとする内耳性めまいに対して，各種の手術療法が好んで行われるようになっている。もちろん，手術もまた止むを得ない症例があることは確かである。

　しかし保存的療法もそこそこに，あまりにも簡単に手術が行われすぎる……というのが私の偽らざる見解である。安易な手術決定は決して患者のためにならないと思われる。

　いとも簡単に「手術しなければ治らない」とか「今の医学では治らない」とか「命に別条はないから病気と仲よく付き合って苦痛は忘れるように」と医師に匙を投げられては患者は救われない。

　われわれは長年悩み続けた結果，メニエール病のめまいや耳鳴り，また突発性難聴のそれなどに対して粘膜麻酔剤やステロイド剤を中耳腔に注入し，鼓室神経叢や内耳毛細胞の異常興奮ないし異常放電を取り除くことによって，めまいや耳鳴りが治まることを知った。すでに二つの方法を合わせて700例，1,000耳以上について試みているが，70％から80％に効果がみられるという予想外の成績にわれわれ自身が驚いている（耳鳴りの治療の章参照）。

特にめまいに対する中耳腔注入療法

　中耳腔注入療法とは，中耳に薬液を流し込み，その奥にある内耳に薬液をしみ込ませるという方法である。内耳性のめまいは，内耳の異常な興奮が小脳に伝わって現れているため，内耳の興奮を薬液で鎮めることが療法の目的となる。

メニエール病に対する有効率(%)

著効 57　有効 25　不安 15　悪化 3
患者数＝61

メニエール病以外の内耳疾患に対する有効率(%)

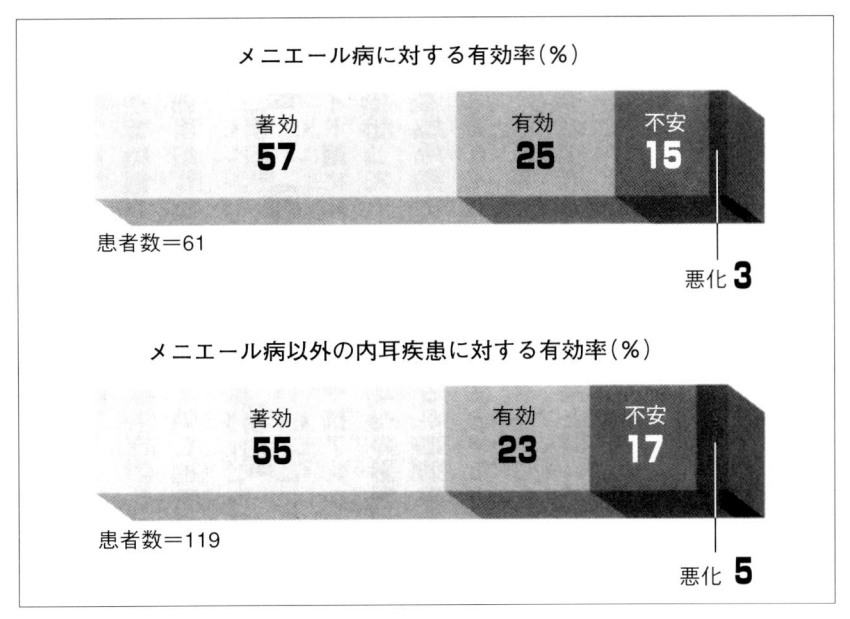

著効 55　有効 23　不安 17　悪化 5
患者数＝119

図 67　中耳腔注入療法の治療成績

　薬液の注入には，長針をつなげた注射器を使う。鼓膜に注射針を刺し，5～10秒ほどかけて，薬液をゆっくり流し込む。鼓膜に針を刺す際，チクッとした痛みがあるが，普通の注射と同じ程度である。

　中耳は空洞になっており，中耳腔と咽は耳管によってつながっている。そこで，薬液がのどに流れ出ないよう，患者には呼吸を止め，頬をふくらませ，鼻先を上にして約1分間そのままの姿勢を保ってもらう。こうすると，余分な薬液は流れても，残りは中耳腔を満たし，内耳への浸透率が高まる。

　注入後，注入したほうの耳に向かう，水平・回旋混合性の眼振を伴う軽いめまいが現れるため，注入側とは反対の耳を下にして，しばらく上を向いて座っているか，横になっている。なお，両側に注入した際には，あおむけになる。

　1回の治療はこれで終了。1～2週間ごとに計3～4回行い，それを1クールとする。症状によっては3ヵ月後にもう1クール実施することもある。

なぜ水性ステロイド剤を使うのか

　なお，薬液には，水性のステロイド剤（副腎皮質ホルモン剤）を使用する。中耳腔注入療法を著者が始めた当初（1970年代）は，麻酔剤を使っていた。結果は，治療上困難とされていた内耳障害に起因するめまいや耳鳴りに対し，予想をはるかに上回る好成績であった。しかし，注入後2～3時間はめまいが続くため，治療のたびに入院が必要となる。金銭的にも身体的にも，患者さんの負担を極力抑える方法を思案した末，考え出したのが水性ステロイド剤の中耳腔注入療法であった。

　以前から，メニエール病や突発性難聴など内耳の病気に対して，内耳機能の回復を目的にステロイド剤の全身投与を行い，実際に治療効果をあげている療法があった。ステロイド剤には，抗炎症作用や抗アレルギー作用，代謝改善作用などの効能がある。ただ，ステロイド剤の内耳への影響を考えた

場合，全身投与よりもターゲットをしぼる局所療法のほうが，はるかに効果的であることは明らかである。ここにヒントを得，ステロイド剤を中耳腔へ注入する方法を開発した。

この方法は，ステロイド・ターゲット法とも呼ばれ，現在では欧米でも広く行われている。その一方で，ステロイド剤と聞いて，薬害を心配する患者さんもいる。ステロイド剤は作用する力が強いだけに副作用もあり，その弊害がマスコミでも大きく取り上げられ，「ステロイド剤を中耳腔へ注入する」との説明を受けると不安になるのかもしれない。

しかし，中耳腔注入療法で使用するステロイド剤は全身投与の1/10にすぎない。中耳腔注入療法ではターゲットをしぼって投与するため，全身投与に比べて200倍もの薬が患部に届く。そのためごく少量の使用ですむ。

また，注射器を使用するが，これは鼓膜の先の中耳腔にステロイド剤を流し込むためであり，薬剤の使用法としては外用にあたる。つまり，直接体内に入れるわけではないため，薬害の心配はないのが実際のところである。

特にメニエール病に対する水性ステロイド剤中耳腔注入療法の効果

1990年，私たちは180人のめまいの患者さんに対して水性ステロイド剤中耳腔注入療法を行い，そのデータを集計している。

このうち，61人がメニエール病である。メニエール病のめまいの場合，著効は57％，有効は25％であり，82％もの人が改善している。一方，メニエール病以外の内耳性のめまいの場合，55％が著効，23％が有効で，合計すると78％が快方に向かっている。いずれの場合も，8割前後の患者さんに効いたことがわかる。しかも，耳鳴りや耳がふさがった感じが同時に改善しているケースがほとんどであった。

なお，耳鳴りの治療の場合，難治性の高いものに関して麻酔剤を注入することがあるが，めまいの場合は，水性ステロイド剤でほぼ改善する。

5. 急性期の治療

急性期のめまいの治療としては，心身の安静が第一である。光や音の刺激をできるだけ避け，頭を動かさないようにして，楽な姿勢で十分休息をとらせることである。一般に**内耳や前庭神経の疾患**では，抗ヒスタミン剤，フエノチアジン系薬物，スコポラミンや嘔気どめが有効である。7％の重曹水の静注もよく効く。鎮静剤や催眠剤は安静を保つために効果がある。そして何よりも大切なことは「生命に別条はない」ことをよく説明して患者を安心させることである。

中枢性のめまい，特に血栓症や塞栓症など脳梗塞症では低分子デキストランにウロキナーゼを加えた線溶療法が効果がある。脳出血の場合，止血剤や鎮痙剤を用いる。重症例では5％炭酸ガスを混ぜた酸素吸入も必要になろう。脳幹網様体賦活のためCDPコリンや塩酸メクロフエノキサート製剤の静注も有効である。また，異常血圧では降圧剤や昇圧剤も必要になるが，これを用いるには慎重な診断が肝要である。

6. 慢性期の治療

　慢性期の治療や，あるいは，めまいの再発予防のためには，心身医学的治療，薬物療法，物理療法，手術的療法，社会復帰のための治療，生活指導などがある。
　職業上，あるいは家庭内でのトラブルによる心身の疲れがめまいの誘因になることは少なくない。このようなストレスからまったく解放されることは複雑な現代の社会生活にあっては不可能である。これは社会復帰にもつながる問題であり，心身医学的，精神医学的助言が必要である。
　内耳性のめまいは次第に回復してゆくが，反復して再発するため，患者は発作再発への不安感に悩まされる。患者の不安をとりのぞくための努力が必要であるが，そのためにも両者間の信頼関係が重要である。
　血管拡張剤，血流促進剤，精神神経安定剤，自律神経調整剤，昇圧剤などによるカクテル療法は末梢性めまいでも中枢性のめまいでも有効である。特に，一過性脳虚血発作などでは**少量のアスピリン**を混ぜて血液凝固性を少し下げることは再発作予防の意味で重要である。
　動脈硬化がいちじるしい場合，血管抵抗を弱らせ血管壁を補強する薬物が必要となる。高血圧の場合，降圧剤を用いることもあるが，ここで注意すべきは血圧の低い人でもめまい発作のあとは数日間反応性に血圧が上昇している。めまい患者を往診して，ただ1～2回の血圧測定で高いからといって，血圧降下剤を投与したという例をしばしば耳にするが，これには注意が肝要である（表28，29）。
　中耳や内耳の急性炎症には抗生物質を用いるが，ウイルス性神経炎にはステロイド剤ないしは非ステロイド消炎剤を用いる。
　脳波に異常のある場合，抗痙攣剤の使用は重要である。
　ストマイなど薬物中毒の場合には，コンドロイチン硫酸，神経代謝改善剤も使用する。
　頭頸部外傷後遺症によるめまいには薬剤のほかに，1日10分，漸増法による（7kg→14kg）10日連続1クールの垂直けん引療法がよく効くことがある（図68）。
　脳梗塞例では，非器質化血栓の溶解，新たな血栓発育の阻止，側副血行の改善，再発予防，微小循環の改善のために線溶療法を行うと慢性期のものでも予想される発作の抑制をみることがある。
　薬物療法，特に内服薬は一時しのぎではなく，末梢性めまいでは予想される発作の日を無事すぎて3ヵ月，中枢性めまいでは6ヵ月間続ける必要があるというのが私の貧しい臨床経験から得た結論である（表30）。

7. 特に，先天性眼振の治療

　先天性眼振は特殊な自発眼振の一種で，前庭性眼振とはいろいろな点で異なった性質を有するものである[66)～71)]。眼振のうち方にもいろいろあり，振り子のように動くSinusないしはPendelnystagmus，正面固視ですでに方向性があり，その他固視位を変えてもその方向性を失わないjerking typeのもの，また正面固視では振子様に近いが，側方固視では衝動性のものとなるpendular-jerking typeのものもある。さらに，正面固視時にみられる衝動性の眼振が，まったく自発性に，しかも規則的に方向が変

表 28　末梢前庭性めまい治療の一例

病期 \ 治療		経口薬処方例	注射薬など	その他
発作期	Rp.	Nauzelin 3 Tab. Isomenyl 3 Cap. 　auf 3 α n.d.E.	重曹水100ml静注 ないし250ml点滴 制吐剤筋注	安静 患側上位にした臥床
再発作回避ならびに予防	Rp1.	クロールアゼポキサイド トフィソファム イブジラスト コランチル 　auf 3 α n.d.E. 　tägl. z.n.	メイロン100ml静注 （連続7日間） 註：腎機能不全ないし 腎疾患の既往ある場合禁	4％キシロカイン中耳腔注入による 　内耳ブロック療法 ステロイド剤鼓室内注入療法 抗アレルギー療法 垂直牽引療法（漸増にて10日連続） 説得療法 運動療法
	Rp2.	アメゾニウム 　auf 1 α v.d.S. 　tägl. z.n.		

註1：内耳炎など炎症の場合はそれぞれ適切な抗炎症療法
註2：各段階での外科的療法

表 29　中枢前庭性めまい治療の一例

病期 \ 治療		経口薬処方例	注射薬など	その他
発作期	Rp.	Nauzelin 3 Tab. 塩酸イソプロテノール　45mg ロラゼパム　15mg Kolantyl　3.0g 　auf 3 α n.d.E.	低分子デキストラン500ml＋ウロキナーゼ 240,000 I.U 点滴（血栓溶解） シチコリン500mgないし塩酸メクロフエノ キセート750mg静注（脳幹網様体賦活） マンニトール300mg（血管拡張，脳圧降下） 塩パパ200mg（鎮静） フェノバール（けいれん防止） アドナ2A（止血）	安静 5％CO_2＋95％ 　O_2間歇吸入
再発作回避ならびに予防	Rp1.	クロールアゼポキサイド γ—オリザノール クロナゼパム イブジラスト コランチル 　auf 3 α n.d.E. 　tägl. z.n.	低分子デキストラン500ml＋ウロキナーゼ シチコリン500mgないし塩酸メクロフエノ キセート750mg静注　10〜14日	トロンボテスト 垂直牽引療法 　（漸増，10日連続）
	Rp2.	イミプラミン アスピリン 　auf 1 α v.d.E. 　tägl. z.n.		

註：降圧剤は朝食後1回が原則

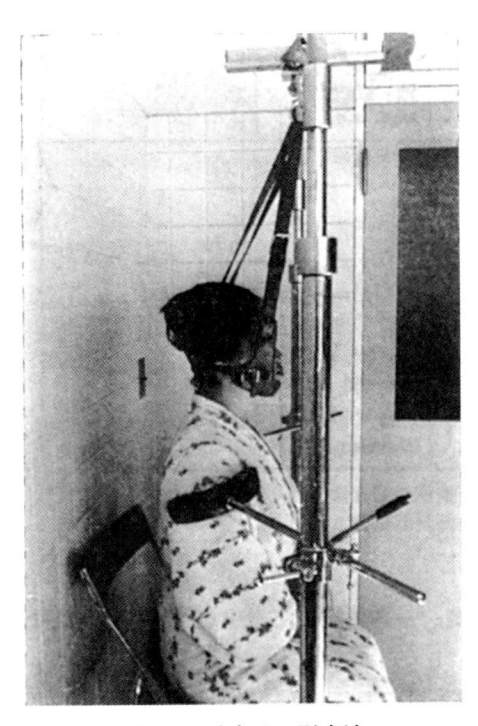

図 68 垂直けん引療法
1日10〜15分，7kgより1kg毎日漸増，上限は13〜14kg
として10日連続を1クールとする。
垂直といっても後方に約30度でけん引するのがよい。

わり，crescendoとdecrescendoを繰り返すN. alternans，片眼の視覚を遮断し，一眼だけ固視させると，固視眼の方向に向かう水平性の衝動性眼振が現れるN. latensなどがある。

このような眼振の存在によって，患者はいろいろの障害を強いられることになるが，その主なものは，何よりも視力障害である。間断なく続く異常眼運動のため，たとえ視知覚系に異常はなくとも視覚の高度の低下をきたすのがふつうである。さらに，衝動性のものでは，中和点で注視するため斜視を引き起こしたり，斜頸，さらに脊椎の側彎症をも招来する。

そのために，今日まで試みられてきた治療に関する努力は，すべて眼振の停止に注がれてきた。

したがって，衝動性の眼振について，その中和点を正面にもたらすことにより眼振の振幅を減少させ，あるいは停止させることにより，視力を回復させ，同時にこれによって惹き起こされていた斜視や斜頸の矯正のため眼科的Andersonまたは逆Anderson手術を行う。Myocerolなどの筋弛緩剤を投与して同じ効果を期待する試みもある。また，この眼球の平衡失調には，上丘の緊張性の左右差が深く関与するという考えから，過緊張側の上丘を定位脳手術的に電気凝固し，眼振の消失をはじめ随伴症状の改善に役立たせようとする興味ある着想もある。また，眼振と同期して両耳に音を聴かせ，そのリズムを乱しやがては消失に至らしめようとするbiofeedback的治療も試みられている。

われわれは最近，2％キシロカイン2mlに20％糖液20mlを加えた溶液を静脈内に注入することに

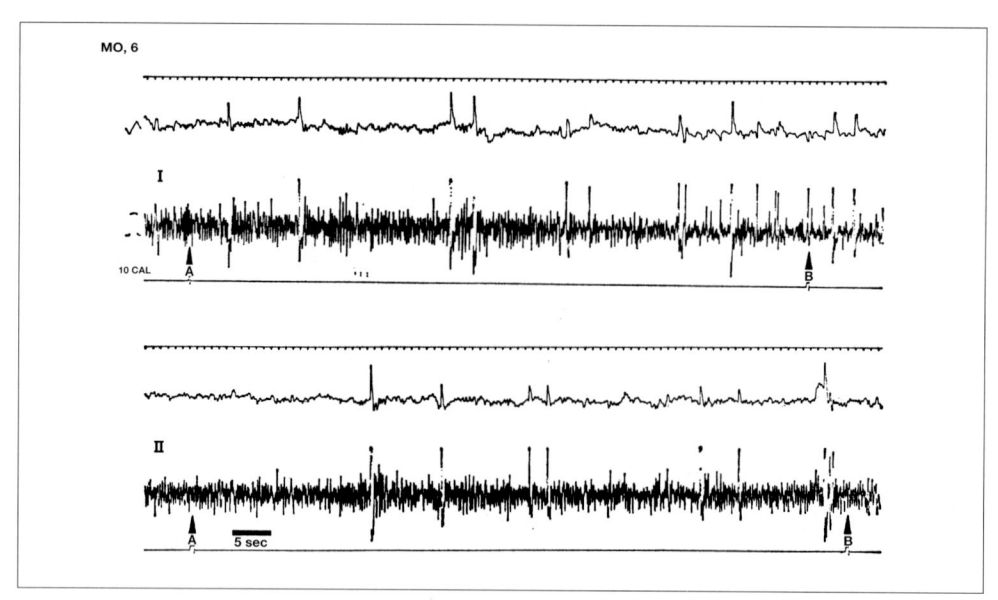

図69 先天性自発眼振症例の治療への試み

上列は2%キシロカイン2ml＋20%ブドウ糖20ml静注。静注開始（A）から約60秒で眼振はいちじるしく抑制されている。静注終了（B）ではほとんど眼振はみられない。

下列はブドウ糖20ml静注（単独）の対照で眼振の抑制効果はまったくみられない。

表30 治療効果と治癒の判定

末梢性障害
1. 過去の病歴から予想されるめまい発作の時期を通り越して，なおかつ3ヵ月以上，経過観察でも自覚症状と他覚的所見をみないもの。
2. 耳鳴り・難聴など内耳の不可逆的器質的病変が安定し，自発眼振も消失またはごく軽度になったもので，眩暈発作が半年以上もみられないものを臨床的治癒とする。
   ＊Erholungsnystagmus（Stenger, 1959）

中枢性障害
1. めまいと中枢性随伴症状（振戦，複視，言語障害，嚥下障害，知覚障害……）が消失し，予想されるめまい発作の時期を通り越し，さらに半年以上の経過観察でも他覚的所見をみないもの。
2. 不可逆的器質的病変としての神経症状が残存固定し，注視眼振や固定した頭位性眼振をみるが狭義の自発眼振はなく，OKANに左右差の減少〜著明な改善があれば臨床的治癒とする。

より，一部の症例において眼振を一過性に抑制効果がみられるのみならず，これを一定間隔をもって反復することにより，永続効果とともに視力の改善も期待できることを知った。今後の治療法発展の突破口となり得ることが望まれている[72]（図69, 70）。

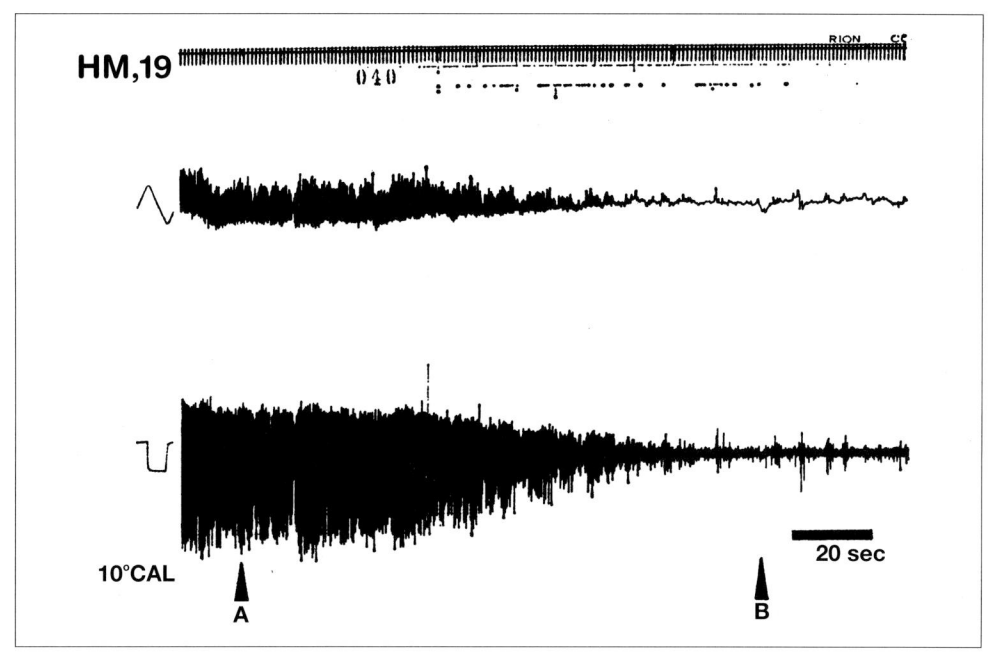

図70 先天性自発眼振症例の治療への試み
2％キシロカイン2ml＋20％ブドウ糖20mlの静注。Aは注入開始。紙送り速度を遅くすると注入効果はより明らかに理解される。注入終了時（B）は眼振はみとめられない。

ひと口メモ6

　耳鳴りは，中耳炎の後遺症，つまりメニエール病や突発性難聴，脳梗塞や脳腫瘍など多くのめまい疾患の後遺症，いわゆる「環境ホルモン」類似物質など，さまざまな原因で引き起こされる。

　したがって，そのもとになる病気のいろいろな症状に覆われて，さほど耳鳴りを苦痛に感じない場合もある。ほとんどは一過性であることが多く，気にならない場合も多い。しかし，これがいったん主訴になると，患者は睡眠を妨げられてノイローゼに陥るほどの苦痛になることも多い。

　一方，耳鳴りの治療となると，さじを投げてしまう医師がほとんどである。

　多くの治療が試みられているが決め手はない。われわれを訪れる患者の大部分は「もう治らない」と宣告され，「命にかかわるものではないから仲良く付き合って」とか，「老人だから仕方ない」と，よく追い返されている。医師にとっても耳鳴りはやっかいなのである。

　さて，高齢者の場合，同じ程度の耳鳴りであっても，いろいろな理由から若い人に比べてその苦痛は大きい。寂しさや孤独，失意，その他の心理状態にあるとき，苦痛は倍増する。

　江戸時代末期の俳人，小林一茶は，江戸から北信濃の故郷に戻って結婚したのが52歳のときであったという。次々にもうけた二男一女は，みな2年と生きず，間もなく妻も病死した。このような寂しい境遇にあった独り身の彼は，厳しい信濃の冬と耳鳴りはことのほか苦痛であったろう。

「夜の霜　耳はしんしん蟬（せみ）の声」

同病者には身に染みる句であろう。

F. よりよい生活習慣を心がけて

1. めまいを防ぐ一日の過ごし方

1) 治療と予防のための心構え

　40年ほど前, 私はドイツ政府の奨学生としてドイツに留学し, 耳鼻咽喉科と神経内科の研究を行っていたことがある。このとき, 日本とドイツの文化のさまざまな違いを目の当たりにした。もちろん, どちらの文化にも一長一短はある。ただし,「自分の健康は自分で守る」という当然の自助意識に関しては, 日本とドイツの差は大きく, わが国の意識の低さを思って愕然としたものである。

　ドイツでは, たとえば糖尿病の患者には禁酒・禁煙を求め,「これを守る」と記した書面にサインをさせる。そして, もし患者がこの約束を破れば, 医師は治療を中止する。これは, 心臓病の患者に対してでも同様である。つまり, 治療を始めるにあたって, 患者にも「病気を治すために, 自分も最善の努力をする」という覚悟を求めるわけである。

　一方, 日本では「病気は医師が治すもの」という考えが根底にあるように思えてならない。この意識の低さは, 40年が過ぎたいまも, さほど変わっていないように感ずる。私のクリニックにも「めまいを治してほしい」と訴えながら, 私の示す日常生活の注意点を守らない患者や,「もうよくなったから」といって薬の服用を勝手に中止してしまう患者がいる。

　しかし治療は, 医師や医療スタッフの技術と患者の努力が相互に作用して, 初めて実を結ぶものである。最適な治療を受けても, 患者自身が医師の提示する注意点を守らなければ, 治療の効果はあがらない。しかも, めまいの治療は, 効きめが現れるまでに, ある程度の時間がかかる。患者はまず, このことを肝に銘じる必要がある。

2) ライフスタイルを見直そう

　治療を開始する前に, 私は患者に一日の注意点を説明するようにしている。

　めまいを改善し, 再発を予防するためには, ライフスタイルを見直すことが重要になるからである。そこで, めまいを予防するためのポイントを朝・昼・晩に分けて例示してみた。いずれもほんの少しの工夫と注意で実践できるものばかりである。めまいを克服するために, ぜひ取り組んでみてほしいものである。

【朝】
- ラジオ体操を行う。そのあとに20～30分間, 速足で散歩をする。
- 海洋深層水（深海から採取した水）や牛乳を飲む。朝食には納豆や果物を食べるとよい。
- 快食・快便を心がける。便秘薬の服用は慎む。
- 降圧剤（血圧を下げる薬）を服用している人は, 忘れずに飲む。
- 電車やバスの乗車中は, なるべく立っているようにする。吊り革を軽く握り, 事実上一人で立って

急停止に備えることが、手軽にできる平衡訓練になり、何よりのリハビリテーション（機能回復訓練）になる。

【昼】
- 昼食は腹八分めに。
- 間食は午後3時までにする。果物のとりすぎには注意する。
- できれば、もう一度散歩に出かけるとよい。
- 禁煙を心がける
- ひじ枕でのうたた寝やテレビ鑑賞は、頸椎（背骨の首の部分）や椎骨動脈に負担をかけるため厳禁。

【夜】
- 熱い風呂・長風呂は死の門を開く。コップ一杯の水を飲んでから入浴する。
- 塩分、油、肉類は控えめにし、青魚や野菜を多く食べる。
- 夕食は腹七分めにし、食事の時間が遅くならないようにする。
- アルコールは控える。
- 血液抗凝固剤を服用している人は、寝る前に忘れずに飲む。
- 寝る前にコップ1～2杯の水を必ず飲む。
- 寝る前と夜中の排尿前後に、数分間ふくらはぎをマッサージする。

2. 朝の過ごし方のポイント

1）散歩は心臓の働きを助ける

あらためて説明するまでもなく、心臓は私たちの生命を維持する重要な臓器である。ところが、心臓の大きさは、人の握りこぶしぐらいしかない。人が二本足で生活するようになってからというもの、心臓の負担はずいぶんと重くなった。足の先に流れる血液を心臓まで戻し、酸素やエネルギー源を豊富に含んだ血液を頭の先まで送り込むという重力に逆らった働きは、この小さな臓器にとって相当の労働であるはずである。

ただし、ある程度の年齢までは、心臓はもって生まれた強さのみで問題なく働く。しかし、一定以上の年数が過ぎると、心臓の働きが徐々に低下しはじめる。その原因となるのは、高血圧症や低血圧症、動脈硬化など、めまいの発作とも深くかかわっている病気である。

そこで、心臓の働きを助けるために、1日1～2回、散歩に出かけよう。1回の散歩には20～30分間かけ、速足で歩くのである。そうすると、しだいに息がはずみ、全身に運ばれる血液量がふえて、よい効果が得られる。また散歩には、血液中の中性脂肪やコレステロールの増加を防ぎ、悪玉コレステロールを善玉に変える効果もある。散歩と後述するふくらはぎマッサージの効果は、別名「第二の心臓」ともいわれる。

また，朝の早い時間に散歩に出かけると，生活のリズムを整えるのにも役立つ。心臓や全身の血管など，多くの内臓の働きは，自律神経によってコントロールされている。自律神経には，交感神経と副交感神経がある。日中は，体を活発に動かすための交感神経が働き，夜間になると，体をゆっくり休ませるための副交感神経に切り替わっている。このため，朝，外の新鮮な空気を体内に取り入れることは，自律神経の働きを促し，心と体を活性化させることにもつながるのである。

なお，夏の散歩は，日光の直射をさけるよう工夫したい。冬は，帽子や手袋を着用するなど防寒に気を配り，太陽が昇ってから出かけよう。また，散歩の前にはラジオ体操などを行い，体を十分に温めてから歩き出すことも大切である。

2) 快便を心がけ便秘薬の常用は慎む

毎朝，私は海洋深層水をコップ一杯飲んでいる。人は海にルーツをもつ。太陽の光が届かない深海からくみ上げた水には，人の体に重要でありながら現代人に不足しがちなマグネシウムや亜鉛，銅，セレン，マンガンなどの微量ミネラルが含まれており，まさに栄養の宝庫といえよう。

また，私が起き抜けに海洋深層水を飲むのは，腸の働きを促して，便秘を予防するためでもある。なお，便秘予防の目的で飲むのであれば，普通のミネラルウォーターや牛乳でもよいであろう。

便秘はめまいの大敵でもある。特に便秘薬の乱用は慎むべきである。私たちは便秘薬を常用している患者に対して，服用を中止してから2週間が過ぎるまで，耳鼻科の手術を行わないようにしていた。これらの手術は，頭やおなかの手術とは異なり，血管の出血部を糸で結ぶことのできない理由があって，止血には薬の力を借りる。このため，退院してから思わぬ出血をする例もめずらしくない。特に，便秘薬，カゼ薬，鎮痛剤を常用している人にこの例が当てはまるのである。

なお，便秘の予防には，野菜に含まれる食物繊維を多くとることも大切である。このとき，食物繊維の豊富なものを選び，他の食材とのバランスを考えながら，効果的に食すよう心がけてほしい。たとえば，レタス一皿分とグリンピース5個の食物繊維の量は，だいたい同じくらいである。また，納豆やワカメ，コンブ，オクラ，ナメコなど，ネバネバ，ヌルヌルする食材も便秘解消の有用な副食になる。

3) 電車やバスでできる平衡訓練

電車やバスの中では座席につかず，立っているようにしよう。こうすることにより，加速度や振動に耐え，身体のバランスを保つ訓練ができるからである。平衡感覚を鍛えることが，めまいの予防にたいへん重要なのはいうまでもない。

3. 昼の過ごし方のポイント

禁煙を心がける

ストレスの度合いとタバコの本数は，比例する。職場や家庭でストレスを感じると，ついタバコに手が伸びてしまうのは，タバコが覚醒作用やリラックス作用を急速に得られる手軽な中枢神経の刺激

剤であるためである。

　ただし，喫煙はめまいを確実に悪化させる。タバコに含まれているニコチンは，全身の血管を収縮させ，血液の循環を阻害する作用が強い。特に，脳幹や内耳などに血液を送り込んでいる細い血管ほど，ニコチンによる影響が大きくなる。また，タバコの煙には，赤血球と酸素の結合を阻害する一酸化炭素が含まれている。つまり，タバコを吸い続けることは，脳や内耳への酸素の供給量をへらし，めまいの生じやすい環境を自ら整えることにつながるのである。

　このため，めまいを治すためには，禁煙を実行するべきである。しかしながら，タバコは非常に依存性の高い薬物で，禁煙に成功するのは10人に1人ともいわれている。ヘビースモーカーの人が喫煙を突然やめると，集中力が低下したり，便秘になったり，口さびしさから食欲が旺盛になって肥満になったりなどの症状が現れることもある。

4. 夜の過ごし方のポイント

1）熱い湯・長湯はめまいの悪化や脳血管障害の原因になる

　「しっかり温まらないと，寝冷えをするわよ」
　風呂に入っていると，母や祖母に強く注意された少年時代の冬を思い出す。日本人は，世界でも類をみないほど，風呂好きの多い民族である。これは，湿度の高さや，風通しのよい住居など，風土や生活環境に大いに関係している。特に冬は，熱い湯にザブンとつかって冷え切った体を一気に温めたり，あるいは長湯を楽しんだりする人も多いことであろう。ただし，熱い湯や長湯は，心臓に障害のある人や脳血管障害予備軍，お年寄りには厳禁である。また，神経を高ぶらせる効果があるため，めまいを増長させる。

　入浴の温度として最適なのは，38～40℃である。体温よりやや高めのお湯で，半身浴（下半身だけを湯ぶねにつける入浴法）をするとよい。ぬるめのお湯にゆったりとつかっていると，しだいに血管が拡張され，血液の循環が活発になる。また，副交感神経の働きが促され，気分がリラックスしてくる。反対に熱い湯は，体温との温度差が大きいために血圧を急変させ，事故のもとになる。

　なお，入浴前には，脱衣所と浴室をしっかり温めるとよい。よく風呂場で脳血管障害を起こす人がいるが，この原因は，温かいお湯と，脱衣所や浴室の冷たい空気との温度差にある。温泉に出かけたときにも注意が必要である。冬場や早朝など，露天風呂から上がったとたんに脳血管障害で倒れる人は，意外と多いものである。

　さらに，入浴前にはコップ1～2杯の水を飲み，血液をサラサラにしておくことが大切であろう。

2）食事に気を配りアルコールは控える

　食材に含まれている栄養素には，それぞれ薬効がある。多くの食材をバランスをよく食すことが，健康の基本である。なお，1日の摂取エネルギーを100％とした場合，タンパク質を15％，脂質を25％，糖質（炭水化物）を60％程度のバランスで食べるとよいといわれている。

　なお，夕食は腹七分めを心がけ，食事の時間は遅くならないように気をつけてほしい。寝る前にお

なかいっぱい食べれば，当然肥満になる。肥満は，高血圧や心血管系の病気，動脈硬化など循環器系の病気，糖尿病，高脂血症など，さまざまな病気を発症させる原因になる。これらの病気は，いずれもめまいの発作と深くかかわっている。

3）寝る前と夜間にトイレに起きたときの注意点

体内の水分が減少すると，血液の粘りけが増して，血栓ができやすくなる。このため，就寝前には必ず水をコップ1～2杯飲んでほしい。血液がサラサラになり，就寝中の血栓の生成を予防できる。

さらに，5～10分間，両足のふくらはぎを軽くもみほぐしてから，寝るようにするとよい。こうすると，静脈の血流の滞りを解消でき，血栓の生成も防げる。

夜間，トイレに起きるときにも注意が必要である。急に起き上がったり，すぐにトイレに向かって歩き出したりすると，突然めまいの発作に襲われることがある。そのため，起き上がる前に数分間ふくらはぎをマッサージし，立ち上がってからも1～2分間，体を慣らしてからトイレに向かってほしい。なお，トイレから戻ったあとも，再度ふくらはぎのマッサージをしてから寝るとよいであろう。

なお，高齢になるほど，夜間，トイレに起きる人が多くなる。加齢とともに，平衡神経は老化していくため，めまいのない人であっても，寝床から急に立ち上がるのは危険である。厚生労働省の人口動態統計（2001年）によると，家庭内の不慮の事故によって死亡したお年寄りの数は，1年間で8,425人にのぼる。この数は，交通事故で死亡したお年寄りの数4,861人をはるかに上回る。このうちの何割かは夜間の事故と考えられるから，トイレには，体をある程度目覚めさせてから向かうことが大切である。

G. 臨床医，特に耳科医の陥りやすいピット・ホール[116]

われわれは過去40年以上の間，めまい・平衡障害・耳鳴り症状を訴える患者について，自らの専門領域のひとつと自負して診療にたずさわってきた。

周知のごとくこれらの症状は広く，内科，神経内科，脳神経外科，眼科，耳鼻科をはじめ広く全臨床科目にわたる疾患のひとつとして訴えられるものである。

したがってその治療についても自らの標榜科目に偏った診断や治療が行われることがまれではなく，時にはそれが思わぬ副作用をもたらす源となりうることがある。

われわれは今回過去の経験を振り返り，自らへの反省と戒めを込めて，耳科医が陥りやすい「ピット・ホール」について逐条的にとりあげて述べておきたい。

1）問診の貧困

比較的若い医師は近時，疑うべき疾患を想定し，確認すべき検査法を取捨選択するに必要な「的を射た精緻な問診」を軽視する傾向がいちじるしい。この点，日本の臨床医学のレベルの低下を考えると憂慮にたえない。現今の医学教育の現状が，ともすれば国家試験対策にあまりにも重きがおかれ，医師としての「Gedankengang」を訓練する臨床講義が軽視されているのも一因ではなかろうか。

その結果，形態的検査ではじめに著変がみられると，結果から逆算して症候学を引き出すというまったく逆の過程を辿っている。

そのため，めまい患者で，EKGやCT-SCAN，MRIに異常がみとめられないと，今度は安易にメニエール病とか，良性発作性頭位眩暈症とか，はたまた突発性難聴や老人性難聴とか適当に「吹きだまり」に逃避する。そのために治療も「内リンパ水腫」から眼が奪われ，ときに重大な治療上の誤りを引き起こしているように思われる。

容疑者を浮かびあがらせる熟練刑事の妙味ある問診を省略して，患者の主訴を聞くや，ただちにEKG，CT-SCAN，MRI，はたまたPET検査を予約する患者は日常茶飯事となっているやに思われる。まさに「mechanisierte Medizin 氾濫」である。

2）メニエールの呪縛

19世紀なかばのメニエールの論文以来，「めまいといえばメニエール病」「メニエールといえばめまい」の傾向が，全世界に拡大し，これが他のいろいろの疾患にみられるめまい症状の軽視や無視，そのために治療の方向が誤られ，ときには患者の生死をも左右しかねない現状は看過できない。しかもメニエール病は内耳のリンパ水腫が原因として疑われていることから，メニエール病以外の内耳疾患はもとより，中枢性疾患に起因するめまい症状に対しても「抗浮腫剤が投与される」という驚くべき傾向がみられている。

CTやMRIのような形態学的検査に異常所見がみとめられないと，安易に「メニエール病不全型」「半規管型メニエール病」また「蝸牛型メニエール病」など，など，耳科領域に逃避するという絶望的な傾向なしとしない。

3）良性発作性頭位眩暈症（BPPV）に世界は悪性感染

このことは，「良性発作性頭位眩暈症」においても同様である。この診断名は本来著者がはじめて本邦において紹介し，やがて全科の医師の注目を浴びるに至ったものである。しかし，この疾患に関心が深まるあまり，酷似する他のlebensdrohendな疾患をも「良性」として片付けて，しかも誤った治療法が蔓延しているやに思われる。

厳に警告するゆえんである。ましてや水平半規管型BPPVあるいは垂直半規管型BPPVという説は絶望的といわざるを得ない。

4）良性発作性頭位眩暈症（BPPV）についてさらに

○大きな誤りのないかぎり，オリジナリティを尊重
○他人のオリジナリティを尊重せぬ人にオリジナルな仕事はできない
○BPPVは静的な頭（体）位の変化で一過性に発症するめまい，純回旋性眼振
○生命の予後を脅かす脳梗塞，脳出血あるいは脳腫瘍などに対比して提唱されたひとつの疾患単位
○水平眼振や垂直性眼振が発現するものは，自ら他の各種の末梢ないし中枢前庭性疾患による。たとえば，メニエール病の間歇期，無症状の小脳梗塞など，など
○治療も根本的に異なる

5）高年者に Isosorbide の内服処方，Glyceol の静注治療は危険

　高年者には後根の変性もあり，常にその訴えは多彩となる。すなわち，めまい，耳鳴り，頭鳴，頭痛，肩こり，首筋こり，腰痛などの不定愁訴である。しかし，高年者には不定愁訴はあっても「不定愁訴症候群」はない。その訴えの裏には必ず器質疾患がひそんでいる，というのがわれわれの日常臨床から得た結論である。

　これらのことから，高年者の診察時，特に注意すべき事項を列記すると，次のとおりである。
①他にいくつかの疾患を同時に有する
②若い人と同じ病気になっても典型的症状は現れにくい
③考えられないような症状が現れやすい
④日頃，多かれ少なかれ死を意識しているため恐怖心が強く，訴えは多彩となる
⑤加齢とともに脳萎縮が現れ，たとえば脳占拠性病変があっても脳圧亢進症状が現れにくい
⑥脳梗塞の場合は特に，めまいは予想外に軽く一過性であるので，細心の注意を要する。このことは脳出血の場合も例外ではない

　高年者と若年者を比較するとまず第一に気づくことは，前者は脂肪が多く，細胞内水分が著明に少ないことである。つまり常に脱水の危機をはらんでおり，ショックに陥りやすい。

　高年者のめまいを安易に「メニエール病」による，とか「内リンパ水腫」として抗浮腫剤を長期内服投与することは，血液凝固性を増し，中枢血管障害をも招きやすい。

　高年者は「植木鉢に植えられた野菜状態」にあることをつねに心に留めておきたい。

6）めまい発作時（急性期）での Sodium bicarbonate, Meylon® の血管内注射

　急性期のめまい発作を対症的に軽減する目的を持って本剤を静脈内に注入する方法は，末梢前庭性めまいはもちろん，中枢前庭性のめまいに対しても臨床的に有効であることは諸家の等しく経験するところである。その作用機序については古く激しい論争がみられたが，その大方の結論は，「耳石器溶解説」ではなく，「自律神経中枢作用説」ないし「中枢循環促進説」が有力である。

　再発作抑制のため，1～2週間 100ml～250ml の点滴静注を行うことが腎疾患の既往歴を有するもの，ましてや現在も腎機能不全を有する患者に対しては禁止である。この当然のことが見逃されている事例がまた少なくない。

7）抗浮腫剤の経静脈注射，たとえば Furosemide と蛋白製剤との混合は針状結晶が出現し，人血清と混合すると集合体となる

　これらのことは，多発性肺動脈塞栓が発生する危険性なしとせず，また内耳血管などの閉塞をきたすための聴力のさらなる低下をもたらすことも考えられる。このような疑いのある症例もなきにしもあらずであり注意を要する。

　両者はあらかじめ混合せず，別ルートより投与するか，側管から投与する，など意を用いる必要がある。

(A)　(B)

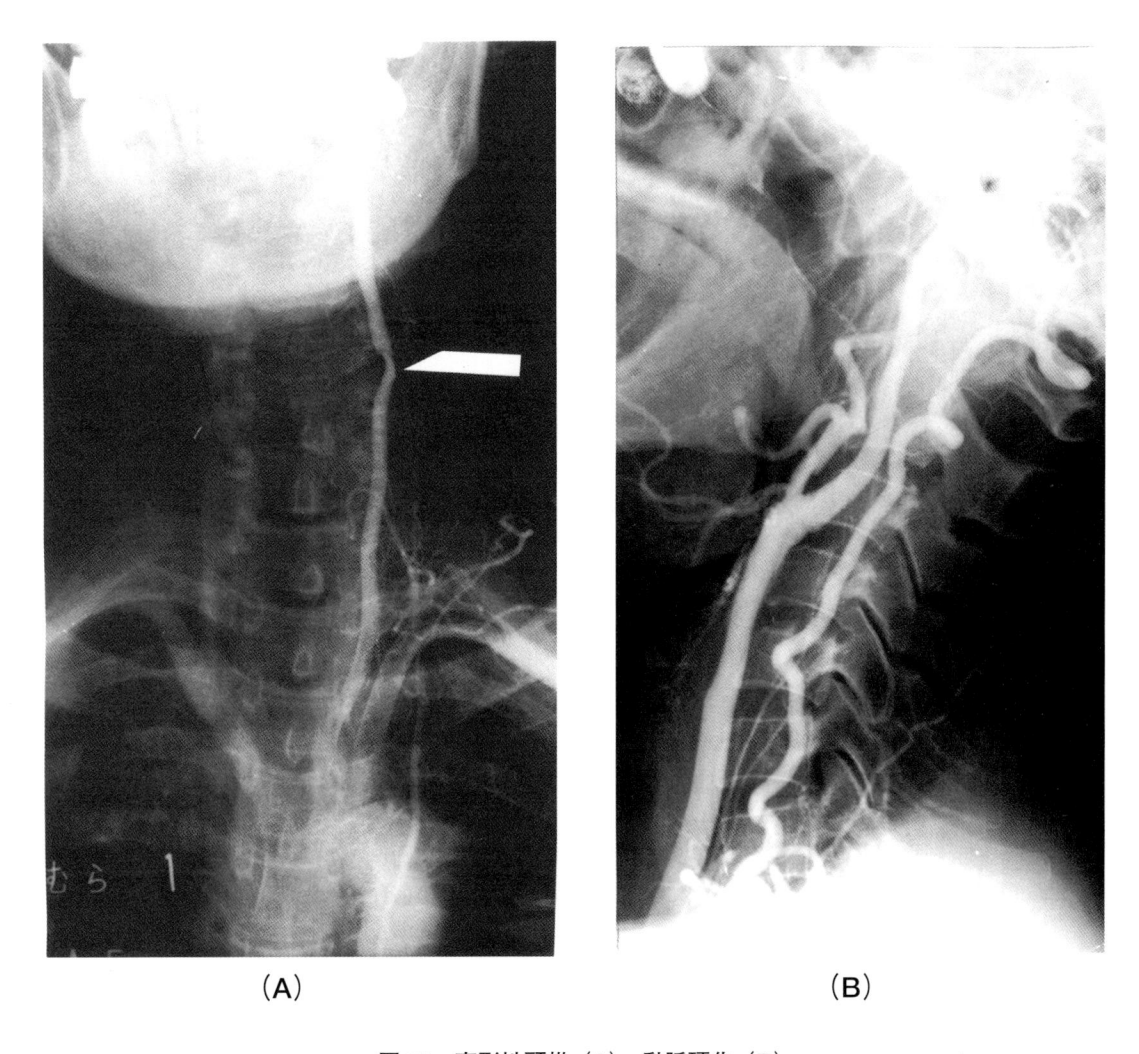

図71　変形性頸椎（A），動脈硬化（B）

8）高年者に「浮遊耳石置換法」を行う愚と危険

変形性頸椎（A）や動脈硬化（B）（図71）があるため「shower embolism」誘発の恐れが少なくない。

9）画家リヒターは風景や静物はまったく描かず，もっぱら人生の喜びや苦しみのみを画に託した

ただ1回の回転性めまい（1917）とその後，歩行時＞坐位＞仰臥位でも持続性・浮動性のめまいに悩んでいた。医師も家族も「心因性めまい」と嘲笑さえしていた。

めまい患者のなかで少なからざる患者が慢性期に現れる，この「仮性ダンディ症候（Sakata, 1985[113],[115]）」に苦しんでいる。また，内服治療でいちじるしく軽快する望みが多い（図72）。

104 I. めまい

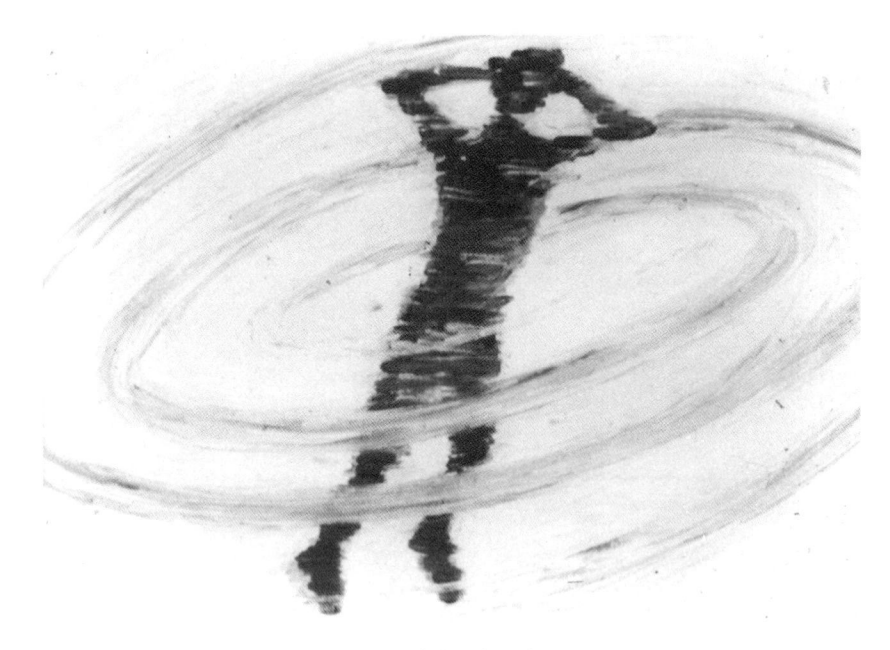

A：回転性（1917）

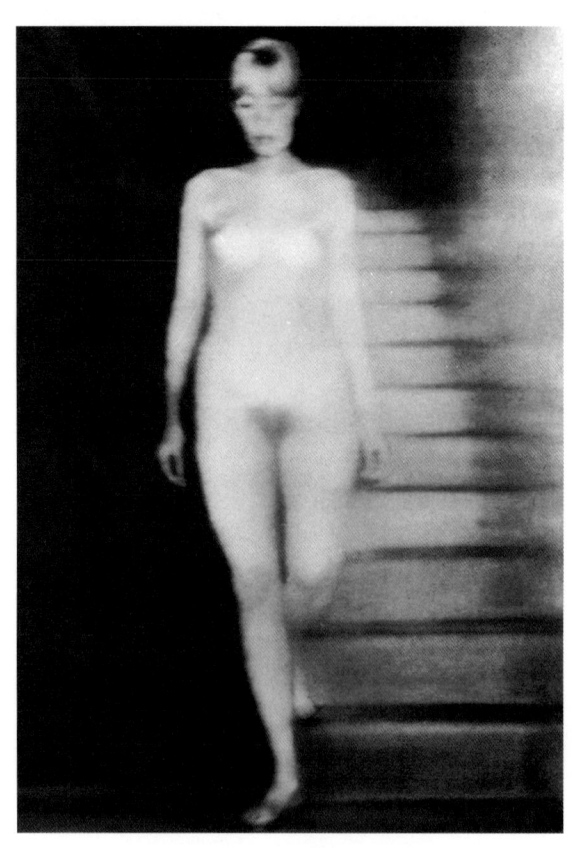

B：持続性・浮動性（1924）
図72 リヒターのめまい

10) めまい診療上つねに注目すべき生活習慣（病）

耳科医がともすれば軽視しがちな「生活習慣」をつねに念頭に置き，適切な忠告を心がけなければならないことはまた大切である．

○異常血圧
○高血糖
○高脂血症
○甲状腺機能亢進
○心臓・血管疾患
○高尿酸値
○環境ホルモン阻害因子
○嗜好品

H. 患者の手記

K. S.（77歳）
●ある日突然，部屋中がグルグル回りだした

　私は70歳を過ぎたころから，耳鳴りが始まりました．72歳で退職するまで，たいへん忙しい毎日を送っており，何十年もの間，ストレスをため込み続けていたのが，耳鳴りを起こすきっかけになったのだと思います．

　耳鳴りは，「シャー，シャー」とまるでセミが鳴くような音で，わずらわしいほどに耳の中で響きました．会議前で緊張しているときや，疲れているとき，低気圧が近づくときなどは，特に音を大きく感じます．

　この頃，坂田英治先生という，耳鳴りの治療で有名な先生がおられることを知人から聞いてはいましたが，仕事の忙しさを考えると，とても病院に通う気など起こりませんでした．いま考えると，もしもこのときに，坂田先生の治療を受けていれば，そのあとで，めまいで苦しむことはなかったでしょう．

　さて，平成13年5月の夕方のことです．食後にテレビを観ていると，急に気分が悪くなりました．そして，自室に戻って横になったとたん，部屋中がグルグルと回っているような感覚に襲われたのです．初めての経験であったためにわけがわからず，めまいが消えるのをひたすら待つことしかできませんでした．めまいはおよそ20分間も続き，起き上がれるようになるまでに，1時間もかかりました．

　その日以降，激しいめまいに苦しむ毎日が続きました．特に騒々しい場所にいると症状はひどくなり，テレビを観るのもつらいほどです．トイレに行くのも体がふらつくために怖く，街に出かけるときには妻に付き添ってもらうといった状態でした．もともと旅行が好きで，海外にもたびたび出かけ

ていましたが、それからは乗り物に揺られると気分が悪くなるのではないかと心配で、飛行機に乗る気力などまったくわかなくなりました。

● **痛みもなく15分で普通に帰れる**

その後、何軒かの病院を訪ね歩きましたが、結果は同じでした。日ばかりが過ぎ、めまいや耳鳴りはいっこうに軽くなりません。初めてのめまいの発作から1年半がたったころ、埼玉医大におられた坂田先生が、東京の新宿にあるクリニックで診療をされていると耳にしました。そこで、平成13年の12月、坂田先生のクリニックの戸をたたいたのです。

めまいと耳鳴りの原因は、左後下小脳動脈症候群という病気であり、この後遺症として仮性ダンディ症候が現れていると、坂田先生は教えてくれました。また、アルコール性小脳萎縮、左蝸牛性耳鳴りも発症しているといいます。その背景には、左耳の中耳炎が慢性化していることや、アルコールの飲みすぎなどがあるそうです。

中耳炎は子供のころに患ったものです。戦時中きちんと治せなかったために慢性化し、坂田先生によると、いまでは左耳の鼓膜が半分ほどなくなっているとのことでした。また、アルコールはめまいを発症してから控えていましたが、会社勤めの50年間はつきあいもあり、毎晩のように飲み歩いていました。こうしたことが、めまいの誘因となったようでした。

治療は、注射器でステロイド剤（副腎皮質ホルモン剤）を鼓室内に流し込むという中耳腔注入療法を受けることになりました。痛みは特になく、治療後は15分ほど横になっていれば、あとは普通に帰れます。ステロイド剤を使用するということで、この療法に抵抗を感じる人がいると聞きましたが、私は坂田先生を信頼し、早くよくなりたい一心で、2週間に1回、クリニックを訪ねました。

また、自宅では1日3回、先生が調合してくれた2種類の薬を飲みました。さらに、先生に教えていただいた半身浴（下半身だけを湯ぶねにつける入浴法）も実行し、禁酒も続けました。

これらを2ヵ月間実践した結果、めまいがまったく起こらなくなりました。あんなに苦しんでいたのが、まるでウソのようです。雨の降る前日や疲れているときなどには、まだ少し耳鳴りが聞こえることはありますが、それも気にならない程度です。

めまいから解放されて何よりもうれしいのは、一人でも安心して外に出られるようになったことです。平成14年の1月には、妻と鹿児島まで旅行をしてきましたが、飛行機に乗っても何の問題もありませんでした。心配してくれていた妻は、すっかり元気になった私を見て、「よかったね」と心から喜んでくれています。

現在、めまいや耳鳴りに悩む人は、おおぜいいることでしょう。一日も早くよい治療を受け、再発しないようがんばってほしいと、心から願います。私も「もう治らないのでは」と心配したこともありますが、坂田先生と出会えたことで、めまいから解放され、楽しみの多い生活を取り戻すことができました。

また、私の経験ではありますが、めまい・耳鳴りはストレスがいちばんよくないと実感しています。「ストレスがたまっているな」と思ったら、好きなことをして、できるだけ気を紛らわせることが肝心ではないでしょうか。意識すればするほど、めまいはひどく、耳鳴りは大きく感じられるのですから。

K. N.（52歳）

●私のめまいは本当にメニエール病なの？

平成14年の2月に夫が急性心筋梗塞で倒れ，手術後の約1ヵ月間，入院生活を送っていました。私が初めてめまいを感じたのは，夫が退院したすぐあとのことです。食事のしたくをしていると，右耳の中がポワーンポワーンと鳴り出し，フワフワと体が宙に浮くように感じました。そのときの感覚をなんと表現したらよいのでしょう。とにかく胸がムカムカして気持ちが悪く，目がガンガンと回るようなのです。それから，めまいと耳鳴りは毎日のように現れました。15分でおさまることもありますが，一日中続くこともありました。

私はかかりつけの医師を訪ね，聴力の検査を受けました。そして，メニエール病と診断されたのです。しかし，メニエール病のめまいは，天井がグルグルと回るようなめまいのはずです。素人の私でもそれくらいは知っています。そのメニエール病のめまいと私のめまいでは，症状がまったく違うのです。

本当にメニエール病なのだろうか，という疑いが晴れず，次に大きな総合病院の耳鼻咽喉科の診察を受けました。そこでも同じ聴力検査を受け，診断名は「メニエール病」。納得できず，さらに違う総合病院の耳鼻咽喉科に行ったものの，やはり同じ検査しかしてもらえず，「メニエール病」と診断されたのです。しかも，処方された薬は3軒とも同じ精神安定剤でした。それでも，めまいが消えればよいのですが，いくら薬を飲んでもよくなる気配はありませんでした。

夫もよほど心配してくれたのだと思います。最初の発作から3ヵ月が過ぎたころ，「妻が僕のせいでメニエール病になってしまった」と，心臓の手術を担当してくれた医師に相談したそうです。すると，医師が「新宿によい先生がいる」と教えてくれました。それが坂田英治先生でした。

●原因が明らかになり心に余裕ができた

坂田先生の診察では，いろいろなことを聞かれました。驚いたのは，症状をお話ししただけで，「Nさんのめまいはメニエール病ではない」といわれたことです。きちんと話を聞いてくれる医師にやっと出会えた，と思うと，本当に安心しました。

その後，1時間もかけてさまざまな検査を受け，結果，中脳水道周辺症候群と仮性ダンディ症候という病気が，私のめまいの原因と診断されました。先生の説明では，中脳に異変が起こると体が宙に浮くようなめまいが現れるということです。また，低血圧にも問題があるそうです。私は若いころから血圧が低く，低血圧のために体調が悪いと思ったことはないのですが，「52歳にもなって，血圧があんまり低いのも体によくないんだよ」と先生にいわれました。

そこでまず，低血圧を改善するために，血液の流れをよくする薬を処方されました。また，心を安らげるために，精神状態を整える薬を1日3回飲むことになりました。

さらに，運動をよくするよう先生にいわれました。私は低血圧に加えて，体質的に中性脂肪が少ないため，血液の循環が悪くなりやすいそうです。めまいを防ぐには，体を適度に動かして血液のめぐりをよくし，新陳代謝を活性化させることが大切とのことでした。

私はもともと運動が大好きです。一日おきにスポーツジムに行き，ウォーキングやストレッチ，プールなどで約1時間30分，汗を流すのを日課としていたため，運動することに苦はありません。

ただし，このころは，めまいのせいか体が疲れやすく，以前の1/3もできずに終えていました。それが坂田先生の診察を受けるようになってからは，その安心感から，少しずつ運動時間を延ばせるようになったのです。一方，心に余裕が出てきたおかげで，無理をしない，自分のペースを守ろうと考えられるようにもなりました。

また，台所には必要以上いないようにも注意されました。台所には，電子レンジや冷蔵庫，電気ポットなど，電気器具がたくさん置かれています。それらが出す電磁波や陽イオンも，めまいや耳鳴りを悪化させる要因になるそうです。

症状がおさまっていることを実感したのは，初診から5ヵ月後です。めまいがすると，気分の悪さからイライラを抑えきれなくなり，夫に話しかけられても，「うるさい！だまっててよ！」と怒鳴ってしまうことが何度もあったのですが，ある日，「最近，お前，イライラしなくなったなあ」と夫にいわれたのです。そういえば，ポワーンポワーンという耳鳴りが消え，体がフワフワする感覚もしません。あんなにつらかった状態を思うと，うれしくてしかたありませんでした。

すぐに坂田先生に報告したところ，「Nさんのめまいは，油断するともとに戻ることがある。完全によくなるまで私にまかせなさい」とのこと。その心強い励ましのおかげで，めまいの不安に脅えることなく，本当に安心して毎日を過ごすことができています。いまでは，めまいを感じることはほとんどなくなりました。先生のお話では，もう80％もよくなっているそうです。

K. K.（55歳）
●激しいめまいに入退院をくり返す

めまいを初めて経験した日のことは，忘れもしません。平成10年11月5日，会社の支店長を勤めていた私は，ひどく忙しい毎日を送っており，その日は土曜日ながら会社で仕事をしていました。すると突然，自分のまわりの景色が遠のいたように思え，次の瞬間，部屋がグルグルと回りだしたように感じたのです。同時にキーンという高い金属音が，耳の中に響き渡りました。「疲れているせいかな。休んでいれば治るだろう」。そう考えた私は，約2時間，会社のソファーに横になったあと，いまだフラフラする体を押すようにして帰宅し，週末はゆっくりと休養しました。

週明けの月曜日，いつものように朝6時に起きると，再び激しいめまいと耳鳴りに襲われました。急患で病院に運び込まれ，耳の聞こえの検査を受けたのち，医師から「メニエール病の疑いがある」と診断されました。

それから1〜2週間は，仕事を続けながら，約2時間の点滴を受けるため，病院に通う毎日です。しかし，めまいも耳鳴りもやみません。満足に働くこともできず，しばらく休暇をとって治療に専念することにしました。しかし，病状は好転せず，その後は，2ヵ月のうちに2回も入退院をくり返していました。

「埼玉医大によい医者がいるらしい。Kさんも行ってみたらどうですか」

見舞いに来てくれた知人が，そう教えてくれたのは，病気が治るのか不安でいっぱいだった2回目の入院中のことです。

翌年の2月半ば，再び発作が起こりました。これを期に，知人から聞いた坂田英治先生に診察をお願いしようと，わが家のある新潟から埼玉まで，妻の運転で向かったのです。ところが車中では，周

囲の景色が後ろに流れ続けます。そのため、めまいがひどくなり、いままでにない症状の強さに悩まされました。やっとの思いで埼玉医大に着きましたが、すでに坂田先生は定年退職され、東京の新宿のクリニックに勤務されているとのこと。結局、3週間ほど埼玉医大に入院して、新潟まで帰ってきました。

●顔が生き生きとしてきて仕事にも復帰

それからも何度か発作をくり返したため、5月半ばに、今度こそ坂田先生の診察を受けようと意を決し、めまいに耐えながらも妻とともに電車を乗り継ぎ、東京に向かいました。坂田先生の診察でもっとも印象的だったのは、首のレントゲンを撮ったことです。「耳の病気なのに、なぜ首の写真がいるのだろう」と不思議でした。ところが、「以前、首をぶつけたり、頭から落ちたりしたことはないですか」

と、その写真を見て、先生がたずねるのです。聞けば、頸椎（背骨の首の部分）が変形しているといいます。私自身、忘れていたことですが、30年前に、崖から車ごと落ちる事故を経験しています。幸いにもケガは切り傷程度でしたが、このときの衝撃で首をひねっていたのかもしれません。先生の話では、頸椎が変形しているため、首の神経が圧迫され、血液の流れも悪くなっているとのことでした。そのために、頭に血液が十分に届かず、小脳や脳幹の働きが鈍り、耳の神経をおかして、強烈なめまいを起こしているそうです。

治療は、中耳腔注入療法を中心に受けることになりました。中耳腔注入療法とは坂田先生が考案された治療法で、鼓膜に注射針を刺して、耳の奥にステロイド剤（副腎皮質ホルモン剤）を流し込むという方法です。そうすると、耳の奥にある内耳に薬液が届き、神経の異常な興奮を鎮め、めまいと耳鳴りを抑えてくれるというのです。なお、内耳機能の回復を目的として、ステロイド剤を内服することもあるようですが、中耳腔注入療法ならば、内服に比べて200倍も効率よく内耳に薬液が浸透すると、坂田先生は説明してくださいました。

実は、埼玉医大でも中耳腔注入療法を4回ほど受けていましたが、初めてこの療法を知ったときには、恐怖感を覚えたものです。注射針を刺して鼓膜が破れでもしたら、耳が聞こえなくなってしまうと思ったのです。

しかし、鼓膜の穴は自然とふさがり、破れる心配はないそうです。また、注射針を刺した瞬間はチクッとしますが、あとの痛みはありません。薬液が流し込まれると、耳の中が温かく感じ、10～30秒ほど軽いめまいがするものの、看護師さんが「目を開けてください」というころには、これもおさまっています。その後は、イスに座ってひたすら15分間、じっと上を見続けます。この療法でつらいことといえば、「首が疲れたなあ」などと思いながら、じっとしているこの時間くらいでしょうか。

通常、中耳腔注入療法は2週間に1回、計4回が1クールになるそうで、私は計2クール受けました。また、ふだんは、血の流れをよくする2種類の薬を1日3回服用し、寝る前は睡眠薬を1錠飲みます。

坂田先生の治療を受けるようになり、3ヵ月が過ぎた8月31日、自宅で再びめまいに襲われました。これが私の最後のめまいです。これ以降、めまいはピタリと消えました。電車に乗ってもめまいは起こりません。耳鳴りも、ほとんど気にならない程度まで改善しています。

仕事に復帰するまでには、まる1年かかりました。当初、「幽霊のように生気のない顔をして、復

帰は無理ではないか」と同僚たちは心配していたといいます。実際，自分でも退職を考えていたほどです。それが，「2～3ヵ月たつうちに顔が生き生きとしてきて安心した」といってくれます。ここまでこれたのは，妻と家族，会社の同僚や，治療にかかわってくださった方々，そして坂田先生の支えがあったからこそです。坂田先生の治療を受けられたことを感謝しています。

T. I.（72歳）
●見る物すべてが猛スピードで回転

めまいが起こっても，「貧血かな」と軽く見る人は多いことでしょう。しかし，めまいは恐ろしい病気につながることがあります。あなどってはいけません。私は，自分の経験から，それをお話しすることができます。

10年ほど前，私は激しい回転性のめまいに襲われました。朝，起きようとしたときに，急に周囲がグルグルと回り出したのです。貧血などではありません。まるで渦巻きの中にいるようで，見る物すべてが右に左に，猛スピードで飛び回っていました。

なんとか起き上がらなければと，いままでに経験のない感覚にあわてた私は，無理に立とうとしました。そのとたん，体がくずれるように倒れたのです。その音に驚き，息子が部屋にかけ込んできました。尋常でない私の様子をみた息子は，車まで私をおぶさり，近くの総合病院に運び込んでくれました。

ところが，待合室で横になっている間に，めまいがおさまったのです。聴力検査や目の検査，片方の足で立つ検査など，ひととおりの検査を受けましたが，診断は「異常なし」。精神的なものか，軽い貧血だろうといわれ，そのまま帰されました。

しかし，4～5日後の朝，再び同じようなめまいが現れました。今度はめまいが鎮まってから，有名な大学病院を訪ねました。そして，前回と似たような検査を受け，診断も同じ。「あんなにひどいめまいがして，異常がないわけがないだろう」と自分では思っても，医師からそう診断されれば，どうしようもありません。

友人に相談したところ，「海外でも賞を取っている有名な医者がいるらしいよ。がんこだが，よく診てくれるって評判だ」と教えてくれました。私はすぐに連絡をとり，強引にもその先生を電話口に出してもらえるようたのみ込みました。これが坂田英治先生との出会いです。坂田先生に担当医の診断を伝え，「本当に心配はないのだろうか」とたずねると，「めまいを甘く見てはいけない」との返事。私は坂田先生に診察を願い出ました。

●一過性の脳底動脈循環不全症

問診では，めまいの様子や発作の状況だけでなく，日ごろの節制，不摂生，親兄弟の既往歴まで聞かれました。非常に長くていねいで，「いままでの病院とは違うなあ」と好印象を持ったことを覚えています。

その次は検査です。私の白目を撮影しモニターに映し出すという検査や，眼底検査をして，坂田先生が「動脈硬化が進行しているなあ。血液もドロドロか」とひとこと。普通の人ならば，白目の血管を見ると，血液がスムーズに流れているそうです。ところが，私の血流はとぎれとぎれとのこと。さらに首のレントゲン写真を見ながら，「Iさんのめまいは，一過性の脳底動脈循環不全症が原因だな」

といわれました。

初めて聞く病名に，それは驚きました。どのような病気のかたずねると，首の骨を流れる血管が細くなり，しかも動脈硬化によって血のめぐりが悪くなっているせいで，脳に送られる血液がとぎれやすくなっているそうです。目が回るようなめまいは，脳への血流がとぎれたときに生じるとのことでした。

「このまま放置すれば，次に来るのは脳梗塞（脳の血管がつまって起こる病気）か心筋梗塞（心臓の血管がつまって起こる病気）ですよ」

坂田先生は，病名を書いたメモを渡しながら，そう忠告してくれました。しかし，まさか自分がそんな大病にかかるとは，想像もできません。「たかがめまいなのに，先生は脅かしやがる」と，このときは深刻に受け止めなかったのです。

その後は，脳循環を改善する薬など4〜5剤を毎日飲むよう指導され，風呂はぬるま湯，風呂の前後と寝る前には必ず水を一杯飲むこと，就寝前にふくらはぎを5分間もむこと，脂身の多い肉は控えることなど，日常生活の注意点を教えてもらいました。

私は5年間，まじめに坂田先生のもとに通い，薬も飲み続けていました。日常生活の注意点も守っていたつもりです。しかし，元来，トンカツなど脂っこいものが大好きで，タバコも1日に2〜3箱は吸う愛煙家です。これらは，やめられませんでした。

5年後，自宅から坂田先生の病院まで月に2回通うのを難儀に感じ，先生に相談して，近所で同じ薬を処方してくれる病院を紹介してもらいました。そのころから薬を飲んだり飲まなかったりと，治療に対する私の姿勢が中途半端になったと思います。

そして，坂田先生と出会って8年後。先生の予言が現実のものとなりました。心筋梗塞で倒れたのです。体の真ん中がキューッと締めつけられるように苦しくなり，15分後，意識を失いました。10時間におよぶ長い手術を受け，幸いにも意識が戻ったとき，「たかがめまい」と坂田先生の指示を守らなかった自分を，ひどく後悔したものです。

現在は，食事にも気をつかうようになり，タバコも控えています。寒さの厳しい朝晩は，胸が痛むこともありますが，ほぼ健康な生活を取り戻すことができた喜びをかみしめています。

I. Q&A

メニエール病は不治の病だから退職しては，といわれるが

Q 52歳の会社事務員兼主婦です。2年半来，13回もめまい発作が起こり，その都度会社を休んでいます。いつも早朝ぐるぐる回り，立ち上がろうとするとむかむかと吐き気がします。発作は2〜3時間続き，このごろではめまいの時ばかりでなく，左の耳に耳鳴りが一日中あり，聴こえもかなり悪くなりました。医師は生命にかかわらない病気だから仲良くつきあって，会社を辞め主婦業に戻っては，といいます。何か良い方法はないでしょうか。

A 確かにメニエール病ではないかと思います。この病気はⅠ期にはじまりⅤ期まで進むことが多いのです。常時左の耳鳴りと難聴があり，発作時にはこれが強くなるようですからⅢ期あたりに来て

いるのではないでしょうか。病気のある左内耳にあるリンパ液がふえ，中の圧力がふえると発作が起こるものと考えられています。薬の内服療法の試みはすでに出つくしているでしょう。また，めまい発作時の静脈への注射や注射療法も受けているものと思われます。私たちはこのような例では，中耳に微量のステロイド剤を注入する方法をとっております。これでめまい発作が起こらなくなり，耳鳴りが軽快する例が少なくありません。1週ないし2週おきに注射します。計4回を1クールとしています。外来で日帰りできますので，この方法は欧米でも盛んに行われるようになってきました。半年以上発作が起こらなければ快方に向かったと考えてよいと思います。入院して手術を行う方法もいろいろありますが，それは最後の手段で，まだ早いと思います。文明国ほど患者が多く，几帳面な性格の人に多いようです。

メニエール症候群だろうか

Q 61歳の男性。2年前の春，入浴後，突然まわりがぐるぐる回りました。めまいは30分くらいでおさまりましたが，両方の手の先や足の先，それに口の周りがしびれ，両耳がふさがった感じがしました。

その後，同じようなめまいが早朝3回あり，医師はメニエール症候群だといいます。血圧も高く，血液の脂肪が高いそうです。このままでよいでしょうか。

A 典型的な一過性脳虚血発作（TIA）です。これが頸動脈で起こるときは，このようなぐるぐる回るめまいは生じません。脳のもう一つの動脈で頸の骨の中を通る椎骨動脈の先の脳底動脈に，TIAが起こったのです。つまり「椎骨脳底動脈循環不全症」といわれるもので，メニエール病ではありません。生命維持への黄色信号です。TIAのうちに適切な再発作予防措置を講じないと，何週間も後遺症をのこすRINDや本格的な脳梗塞へと発展することがあります。

血圧も高く，血液の脂肪も多いようですから，信頼に足る専門医を訪ね，一定期間薬を飲むことが肝要です。

長風呂や熱風呂は感心しません。入浴の前コップ一杯水を飲んでください。あまりにも頻回の紅茶やコーヒーは，少しうす目にして回数を減らしましょう。めまい再発を恐れるあまり安静を保ちすぎるよりは，適度の仕事は歓迎です。頸すじや肩のこり，頭の重い感じがあると思います。マッサージをするのはよいでしょうが，急激に頸をねじってはいけません。ときに脳塞栓や脳梗塞を誘発することがあります。

早寝，早起きが肝心です。そして就寝前にもコップ一杯水を飲むのを忘れないで下さい。

ある朝寝返りをうったとたん強烈なめまい

Q 72歳の主人のことでご相談下さい。2ヵ月前の午前4時ころ，部屋がぐるぐる回ると大声を出しました。右下に寝返りをうったときらしいのです。しかし，20秒くらいで快くなったというのですが，その後毎朝のように起こります。若いころ結核で療養したことがあり，最近は血糖も高く，コレステロールも高めです。血圧はしかし低いようです。医師は「発作性頭位眩暈症」だから生命に別条はないとして投薬してくれていますが心配です。

A この病名は日本では私が初めて名付けたものです。良性発作性頭位眩暈症といって内耳にある

耳石器というのが変性したために起こります。

　めまい回転は右耳が悪いときは時計の針が回る方向に，左耳のときはその逆方向へ激しく回ります。ただし，メニエール病のように難聴や耳鳴りは伴わないが，前々からあった難聴や耳鳴りがめまい発作と同時に急に強くなります。発症年齢もメニエール病が若い年齢でも起こるのに，発作性頭位眩暈症は40，50，60代と加齢とともに増えていくのです。

　老化現象のほかには，①交通事故で頭部を強打した，②騒音や爆発音にさらされた，③中耳炎にかかった，④抗生物質のストマイやカナマイを使った，⑤低血圧，頸椎に変形がある——などの場合に発症しやすい傾向があります。

　耳だけが悪いのをはじめに述べたように良性（軽症型）といいます。

　これに対し脳，特に小脳というところに自覚症状のない脳梗塞があったり，アルコールや有機溶剤などで変性していたものが，ある日突然めまいが誘発された仮性良性（遷延型ともいって原因となる病気の根本治療を要するもの）や，悪性といって発症のかげに脳腫瘍とか生命を危うくしかねないものもありますので十分注意が必要です。ご主人の場合，低血圧や結核（おそらくストマイ使用）の既往があり良性の可能性も否定できませんが，反面，高血糖，高脂血症もありますので仮性良性のものも否定できません。ぜひ一度専門医を訪ねるべきです。

脳梗塞といわれているが再発が心配

　Q　私の父は62歳の農夫です。血圧は少ししか高くはないのですが，コレステロール値が高く，昨年12月上旬ひどいめまいがして脳梗塞で入院しました。現在は舌が少しもつれ，ふらつきが残っていますが，1月退院後，自宅で少しずつ働きはじめています。しかし，再発が心配です。どのようにしたらよいでしょうか。

　A　脳梗塞は脳の動脈に血栓がつまっておこる病気です。血圧，年齢，糖尿病の有無，コレステロールを含む高脂血症，血液の濃さなどいくつもの因子が絡んでいます。また，心臓や脳以外の血管にある血栓がはがれて脳に飛び，脳動脈を塞ぐ場合もあります。

　善玉コレステロール（HDL）が低いと心筋梗塞になりやすいことは知られています。脳梗塞の場合は，悪玉コレステロール（LDL）が高いのではないでしょうか。お父さまの場合，症状から推して小脳梗塞かと思います。血圧は昼は高めで夜は低めです。医師のところへはふつう昼に行くのですから，その時の血圧を基準にして薬を飲むと夜には血圧が下がり過ぎとなります。血圧を下げ過ぎると血栓ができやすくなります。個性にあった血圧コントロールが必要です。

　予防として動脈硬化の進行を抑えようという薬を飲んでいただいたり，血液が固まりにくくなるような薬を少量飲んでいただきます。心臓を元気づけ，コレステロールを調整する薬を飲んでいただくこともあります。激しいめまいがあったのですから，近い将来もっと大きな発作を起こす可能性もあります。便通を整え（下剤の服用は感心しません），刺激物をさけます。野菜，特にグリンピースを多く食べることなど好ましいことです。農作業で疲れたといって，熱風呂，長風呂は禁物です。水分の補給と1日30分の散歩，就寝前のふくらはぎのあんまは心臓の疲れを治します。

子供のころからのめまいが治らない

Q 43歳のOLです．物心がついたころから年に3～4回，道を歩いていても急に周囲が地震のように揺れはじめ，左右に身体がふらつくことがあります．長くても4～5分で治まります．最近はそのはじめに後頭部をなぐられたような感じがして，そのあと左偏りに肩こり，首すじこり，頭重感を2～3日のこします．方々の病院を訪ねましたが，「自律神経失調症だ」「神経症だ」「気持がたるんでいるからだ」，そして最後にはいつも「こんな年まで独身でいるせいだ」として突き放されます．私のような例はないのでしょうか．

A めまいというとすぐ回転性のものを頭にえがいて，あなたの述べておられるようなものを「不定愁訴」と片付けて軽視する傾向が確かに一部にみられます．

しかも最近は，詳しい問診はおろか，基本的な検査もそこそこにして，すぐCTスキャンやMRIをとり，これで大きな異常が見つからないと「病気ではない」と決めてしまう傾向もあり，日ごろ私も苦々しく思っています．

あなたのような，自発性でごく短時間の動揺性めまい，まして後頭部を何か鈍器でなぐられたような気がするもの，そのあとに肩こりや頭重感をのこすもの，このような例は，日常臨床を行っていると，珍しくはありません．まれな原因としては後頭蓋窩（頭の後ろの部分で小脳や脳幹など）に血管の異常があったり，皮様嚢腫という良性腫瘍があることもあります．若い女性に多い星状神経膠腫も考えます．髄膜腫も頭に入れておく必要があります．

しかしながら，何といっても私の考えでは，あなたのめまいは子供のころから起こって今日に至っていること，最近少し重くなってきていることを考え合わせると，心臓に異常があって，そのためのめまいではないかと疑いたくなります．心原性のめまいとしては，心房細動をはじめとして虚血性心疾患，リウマチ性心疾患，その他いろいろのものがあります．心腔内に血栓を生じやすい疾患をもっていますと，長ずるに及んで血栓がときどき頭にとんで，小塞栓を起こし一過性・自発性にあなたのような症状を起こします．おっしゃるような訴えにもとづいて検査をすすめて，心疾患が見つかった例をたびたび経験しています．

ぜひ一度循環器の専門医を訪ねて相談して下さい．その際，めまいの症状はもちろん，過去の生活歴，家族歴などを詳細かつ要領よくまとめて行って下さい．納得できる診断，そして正しい治療を受けることができると信じます．

交通事故で入院，激しいめまいの対策は

Q 57歳の家内が2ヵ月前の交通事故で入院しています．脳挫傷，頭蓋底骨折，肋骨骨折，手根骨骨折，それに骨盤骨折があります．病院の先生も看護婦さんも親切で「床ずれを起こしては自分たちの恥だ」といって毎日体を清拭してくれます．ところが，頭や体を少しでも右下や左下に傾けると天地がぐるぐる回るめまいがして，そのうえ，吐き気や嘔吐を繰り返し，途端に1日中食欲がなくなります．先生は，このようなめまいは1年間はあるだろうといわれます．何かよい対策なり治療はないものでしょうか．

A お手紙によりますと奥さまは脳外科か整形外科に入院されているものと考えます．一般に患者

さんが長い間ベッドで安静を保っていると，少しでも体位を変えると激しいめまいが起こることはたびたびあります。その上奥さまは，①頭蓋底骨折で内耳が損傷しているか，②脳挫傷で平衡に関係が深い脳が損傷されているか，③あるいは外傷性の症候性てんかんを予防するため抗痙攣の服用をしているか，と存じます。

　事故のあと耳からの出血はなかったでしょうか。脳はどの辺に出血がみられたのでしょうか。いずれにしましても，今までに述べたような理由のひとつ，ないしは複数重なって「発作性頭位眩暈」を起こしているのです。めまい，頭痛，吐き気が誘発されているとき眼をみると「眼振」といって，眼が激しく規則的に動いているはずです。一度眼を見て下さい。シンナリジン，マイナートランキライザー，γ-オリザノールなどを少々服用すると，たちどころに治るはずです。副作用はありません。一度ぜひ受け持ちの先生に相談してみて下さい。

乗物酔いを防ぐには

　Q　34歳の主婦，小学1年と4年の娘が乗物酔いでドライブにも行けません。何とか克服する方法はないでしょうか。

　A　乗物酔いを防ぐには，加速度刺激と視運動刺激をうまくかわすのがコツです。大人の場合は，少量のアルコールは前庭小脳の過度な抑制を和らげる効果があるので，ビールなどを軽く飲んでおくと乗物酔いの予防になります。

　子供の場合はそうはいかないので，揺れやすい後部座席を避け，乗物の中央に座るか，前部に座って前方の景色を見るようにするとよいでしょう。読書やゲームなど目を使うことは避け，車内の換気や通風に気を配ることも肝心です。

　おしゃべりや歌を歌うなど，楽しい雰囲気をつくるのも効果的です。ただし，しゃべりながらあちこち顔を動かしていると視覚に刺激を与えて酔いやすくなります。

　もう一つ，乗物酔いには自己暗示の要素も大きいのです。母親が「大丈夫なの」と何度も声を掛けたり，ビニール袋などを用意しておくと，意識が乗物酔いに向いて，少しの刺激でも酔いやすくなります。「絶対に酔わない」という自己暗示を掛けて自信を持つことです。

　市販の酔い止めの薬も効き目があります。われわれは，内耳だけではなく，前庭小脳などにも働き掛ける薬を調合して出しています。

　急場には間に合わないのですが，子供の場合はふだんから加速度刺激に慣れる訓練をしておくとよいと思います。ブランコや縄跳び，マット運動など刺激の弱いものから徐々に慣らしていくと，長時間の加速度刺激にも耐えられるようになります。

上手な医師の選びかた

　Q　病気になると，患者にとって一番の悩みは医師のえらびかたです。特にがんとか脳梗塞とか怖い病気を心配するときはなおさらです。「どの医師が」で考えなさいとよくいわれますが，ついつい大病院やいわゆる「有名病院」を訪ねてあとでがっかりすることが少なくありません。何かこつはないでしょうか。

　A　名医かどうか，一般の人にとって，医師の腕のレベルを判断するのは難しいことです。でも，

こういうところに注意してお医者さんを見たら，という，誰にもわかるポイントがあります。

「どうしましたか」という言葉からはじまり，問診に時間をかける医師にはすぐれた医師が多いといえます。

現在の医学では確かに高度な医療検査機器が発達していますが，それでもていねいな問診を超える検査機器は作りだせないでしょう。

医者との対話の中で，あなたの体の具合の悪い点はどういうところか，それはいかにしていつから始まったか，また，これまでに同じようなことがあったか，と要領よく明らかになっていくようなら，すぐれた問診です。

これまでかかった病気や事故のことを尋ねるだけでなく，あなたの職業や日常の生活状況を聞いて，それらと病状との関連を判断する医者なら，かなり信頼できます。これまでに飲んだ薬で具合が悪くなったり，アレルギー症状のようなものが出たことがないか，などを確かめる慎重さも，問診で必要なことです。

こういった問診中，すぐれた医師はあなたの顔の様子・表情をしっかり観察しています。

ですから，いくら忙しいといっても，カルテや検査結果・処方箋ばかり見て，顔も上げない医者は三流といってよいでしょう。

また，これは患者の側の心がまえになりますが，病気の経過が複雑な場合など，前もって簡潔なメモを作り，それを渡して説明すると，医師にとっても診察を進める上で助かります。

医療は患者であるあなたと専門家である医師との協同関係の上に成立します。

かしこい患者が名医を作るのです。

医師からみた悪い患者

Q 患者側からみた医師や病院への批判は山ほど耳にしたり，読んだりしますが，医師からみた意見はあまり聞く機会がありません。受診のため病院を訪ねるときは，「病歴をまとめていくように」とか「あまり執拗になんどもなんども確かめないように」とかいわれます。医師からみた患者に対する忌憚のないご批判を教えて下さいませんか。

A 「入院する必要はありませんが，しばらく通院なさることをお勧めします」

「通院距離が遠いんで，入院させていただきたいのですが」

診察室で，このような会話が始まることがあります。

「保険で入院できるのは，医学的な理由で入院が必要なときだけでして，これは国の規則によることです。ここへの通院が遠すぎるのでしたら，紹介状を書きますから，お近くの医院に通院なさいよ」

「私は先生の治療を受けたいからお願いするんですよ」

「自費入院でよいのでしたらご希望にそいましょう」

「投薬，注射や検査などは保険扱いで，入院料だけが自費になるんですね」

「いや，自費扱いと保険扱いを混ぜることも国の規則で禁止されています」

「でも，患者の希望で上級室に入院の時は自費のお部屋代と保険扱いの医療を混ぜてますでしょう」

「その場合と金歯などの入れ歯のときに特別に許されているだけで，それ以外は禁止されているのです」

説明されても，しつこく要求して診察室を出ない人がいます。これは，診察の順番待ちをする他の患者さんたちにとっても迷惑なことです。法令違反を医師に要求する権利は誰にもないはずです。

お訪ねのように自分の苦痛の要点，その経過，生まれてから今までの病歴，家族関係など頭の中でよくまとめてこられる方は有難いです。このごろはそれを要領よくワープロに記録してこられる患者さんも多くなりました。

しかし何といっても日本人の薬好きは格別です。この程度では節制が第一で，薬を飲用する必要はないことを説明すると「保険金を払っているのに」とか「出るとこに出てやる」とか怒鳴り散らす人は決して珍しくありません。そんな患者に限って糖尿病があっても節制どころか飲酒，喫煙はやり放題です。

「日本人の甘え」はきわまれりです。自国の防衛をアメリカに頼っているツケが今出ています。

II. 耳鳴り・難聴

A. 難聴

1. 聴覚系と平衡系

　もともと系統発生的にみれば両者はその発生を同じくし，ともに内耳の機能であって，受容器は同一の器官の部分の差に過ぎない。したがって受容細胞もともに有毛細胞であり，人間でも受容細胞については魚といちじるしい差はない。しかしながら両者は，機能としては人間では著明な差が現れ，これが古くは同一の器官の働きであったとはまったく考えられないものである。このような差は上位中枢神経系における順位や，局在性にもとづくものである。

　このようにして，めまい・平衡障害の診断に際し，聴覚障害の有無を確かめることはきわめて重要である。聴覚障害については，①めまい症例では聴覚障害を有する症例と聴覚障害のない症例とがある。②聴覚障害は，軽度の場合自覚されないことがある。③中枢聴覚路の障害では聴覚障害は聴力損失の型として表れず，特殊な検査によってはじめて明らかにされる。などの点を考慮する必要がある。さらに内耳では蝸牛と前庭とは連続していることからも，めまいと難聴の関連は重要であることは容易に理解される。

　別の見方をすると，たとえば内耳に起因するめまい・平衡障害例で難聴も認められる場合，その疾患が難聴を主とする疾患か，めまいを主とする疾患かは議論のあるところである。めまいは治療によって治まるが，難聴は初期には回復するが，めまいを反復するうちに次第に聴力は回復し得なくなり，コミュニケーションに障害をきたす例が少なくない。

2. 聴覚系の解剖と機能

　聴覚とは人間においては空気中を伝わってくる音波が外耳より入り，脳の聴覚領に刺激が伝わって意味のある音として知覚される能力をいう。

　聴覚経路はおおよそ図73のように図示される[74]。

　音響の伝達としては，音源より鼓膜までは音響物理学的な伝達（空気中を音波が伝わる方法）による。鼓膜から蝸牛内リンパ液までは機械的音響伝達と流体力学的波動の運動による。内耳毛細胞付近ではCM（蝸牛電位）とAP（活動電位）の発生による電気生理学的伝達が行われる。また，らせん神経節から大脳皮質（聴覚中枢）に至るあいだは，シナプスを通るたびにcoding, decodingが起こり，だんだん信号が整理されて上位中枢へと伝わっていき皮質で解読される。この過程では下行性の刺激がnegative feedbackとして働くと考えられる。

　これをもう少し平易に述べてみよう[7], [73]〜[75]。

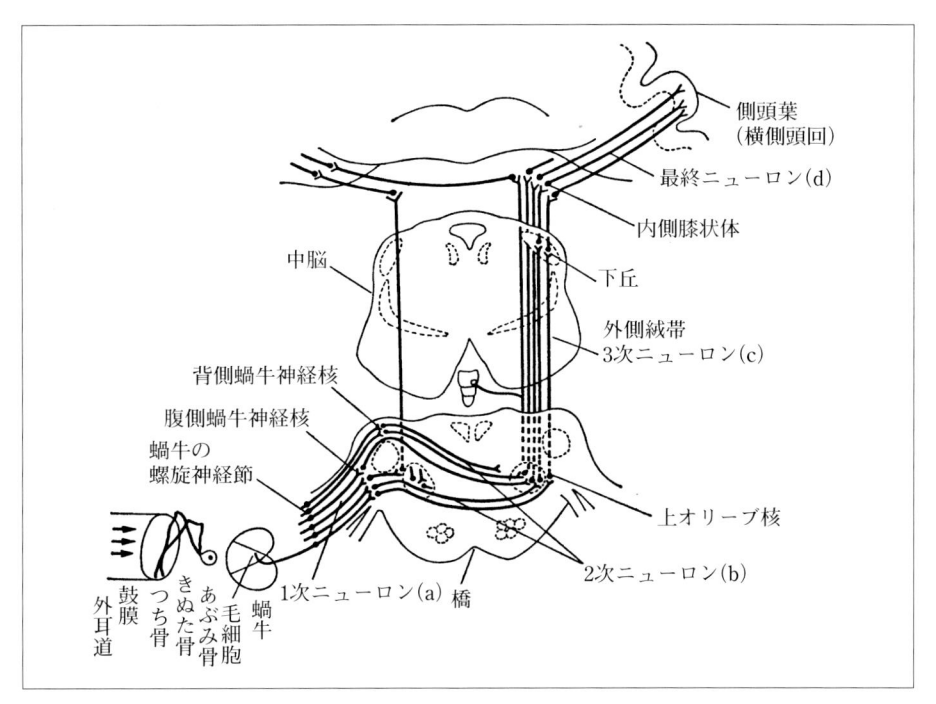

(1) 上行性聴覚経路

a) 聴覚の1次ニューロンは蝸牛 cochlea の螺旋神経細胞に始まり，橋にある蝸牛神経核に終わる。
b) 聴覚の2次ニューロンは蝸牛神経核に始まり，対側および同側の上オリーブ核に終わる。
c) 聴覚の3次ニューロンは外側絨帯とよばれ，上オリーブ核に始まり，一部は下丘に，一部は内側膝状体に終わる。
d) 聴覚の最終ニューロンは下丘，内側膝状体に始まり，同側の側頭葉に終わる。

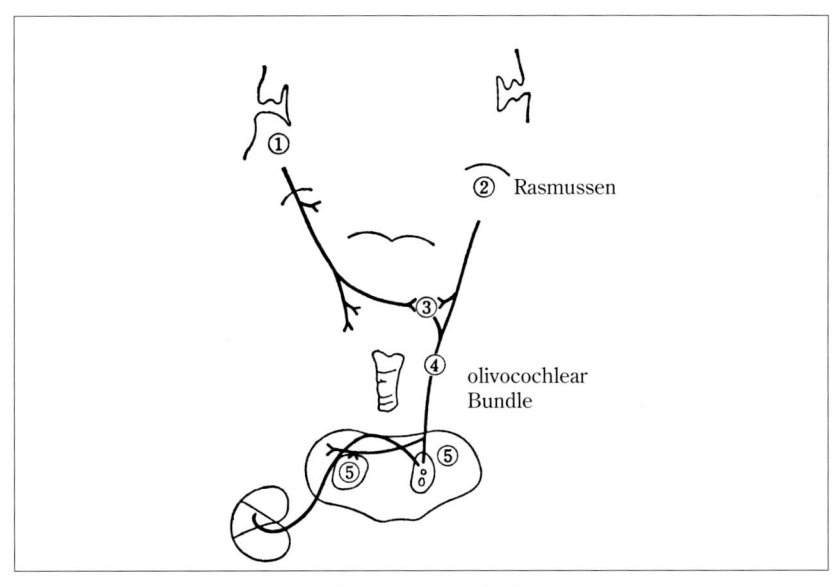

(2) 下行性聴覚経路

図73 聴覚経路

音は耳介から入り，外耳道をへて鼓膜へゆく。さらに，3つの耳小骨を伝わって内耳へ達する。つまり，気体の振動（外耳道）から固体の振動（耳小骨）となり，やがて液体の振動（内耳）へと変わるのである。ここから聴神経を通って脳幹へ，続いて大脳へ到達するわけである（図74）。

耳介には集音機能があるがそれはわずかなものであり，むしろ音がどこから聞こえてくるか，その方向感に関係している。

外耳道は成人では35mmの長さがあり，音の通路であるとともに，約10dBの増幅作用があるといわれている。鼓膜は1/10mmくらいの厚さで緊張部では3層からなっている。その奥にある耳小骨は人体を形成する骨としては最小のものであり，ツチ骨，キヌタ骨，アブミ骨の3つから成り立っている。

耳介をマイクロホンにたとえれば，鼓膜と耳小骨は増幅器と考えることができよう。耳介から入った音は，ここで1,000倍くらいの音に増幅される。耳小骨ではdBにすると27.5dBになるといわれている。

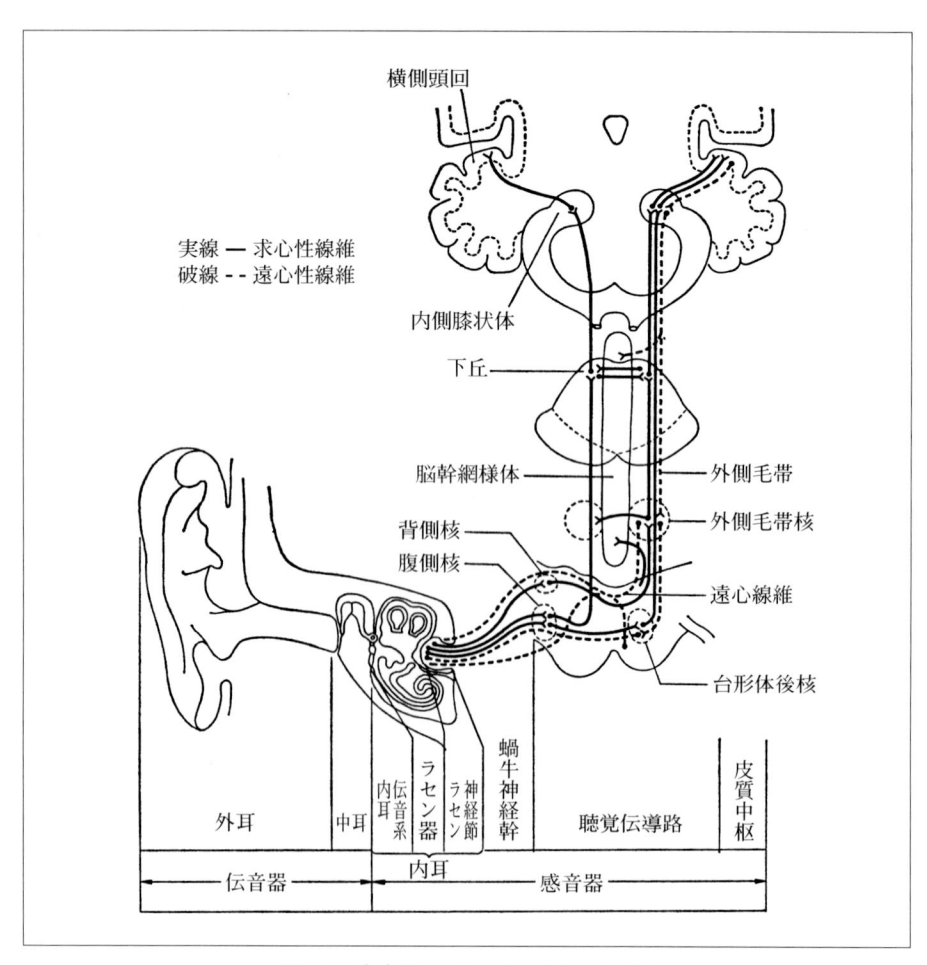

図74　臨床的にみた聴器各部の分類

音はさらに，内耳から聴神経，脳幹を経て大脳に達し，その音はどこからのものか，どのような種類のものか分析され，われわれの会話にも深く関係する。

著者は学生講義の際に，このように話をすることを常としている。つまり，孤島に漂流した人間が，当分救出の望みを絶たれ，この島に生きて行くことを強制されたとする。そこに3槽の水があったとしよう。初めの1杯は当面の生命を支えるべき飲料や炊飯の水として使うであろう。つぎの1杯は，今後の食糧を生み出すべき食糧生産のために用いるであろう。最後の1杯は，孤島での生活をより人間らしく豊かにするために，住み家や草花へのうち水に用いるであろう。人間としてこの3杯目の水の有無によって生活の潤いが大きく変わるであろう。

人間の感覚も同様で，視覚や平衡感覚は生命を支えるために重要である。しかし聴覚はまさに3杯目の水ではあるが，このあるなしによってその情緒生活は天と地の差があろうというのである。

難聴は大きく分けて，耳介から耳小骨までの障害によるものを伝音性難聴，内耳から脳に至る障害によるものを感音系難聴，さらには混合性難聴になる。

3. 聴力・聴覚検査

聴力検査にはいろいろあるが，現在一般に行われているものを中心に大別すると表31のようになる。

1）古典的なもの

(1) もっとも簡単な方法は時計音検査でだいたい4,000Hz以上の高音域聴力検査の簡便法であり，精工舎製15型50cm，20型2mくらいが正常聴取距離と考えておけばよい。

(2) 囁語検査：囁語の普通の呼気のあと，なお肺の中に残っているreserve airを用いて声帯を振動させずに発音する。距離は6mまたは18feetが正常，近づくにしたがって難聴の度が高くなりmまたはfeetで示される。検査しない耳は指で塞ぐ。

(3) 音叉による検査：質的検査にはBezold—Edelmann連続音叉を用い上音界，下音界の決定をす

表31　聴力検査

A. 古典的聴力検査
　　時計音。囁語。音叉
B. オージオメータによる聴力検査
　　気導。骨導。補充現象（ABLB，DL，自記，SISI）。語音明瞭度。両耳聴（方向感，両耳合成，分離能）
C. 他覚的聴力検査
　　驚愕。のぞき。遊戯。EEG（SVR）。ABR。Echo G。
D. 特殊聴力検査
　　自記オージオメトリ。インピーダンスオージオメトリー。負荷。聴覚疲労。他覚的耳鳴り。詐病。補聴器適応テスト

る。

　量的検査には Lucae 音叉または Hartmann 音叉を用い，聴取時間を測定し健耳の平均聴取時間との百分比を持って聴力起伏図を表す。
　この他 Weber 法，Rinne 法，Schwabach 法がある。
　Weber 法：振動させた音叉を頭蓋の正中線上に当て，左右のいずれかに音が偏して聞こえるかを検査する。一側耳難聴のあるとき，伝音性なら患側耳へ，感音性なら健康耳に偏して聞こえる。
　Rinne 法：骨導計測後同一音叉で気導を検査する。
　Schwabach 法：骨導聴取時間を健耳と比較して，その延長，短縮を判定する。

2) オージオメータによる検査

　オージオメータが完成普及するまでは音叉による聴力検査が主力であったが，音叉の減衰率の相違，錆の発生による発生純音の変化などのため，現在は診療室でのチェック程度に用いられるだけである。
　オージオメータの構成は発振器，増幅減衰器，レシーバーよりなり 125Hz，250Hz，500Hz，800Hz，1,000Hz，1,500Hz，2,000Hz，3,000Hz，4,000Hz，6,000Hz，8,000Hz 程度の純音が－10dB から 90dB くらいまで 5dB ステップで音の強さを変えられるようにしてあるのが普通で，気導音および骨導音検査ができるようになっている。
　Hz：以前は CPS または C/S（サイクル・パー・セコンド）と記したが，現在は電気領域の CPS と区別するため Hz（ヘルツ）を用いている。
　dB：電話の発明者として有名な Graham Bell を記念してつけた Bell の 1/10 を dB という。
　一般に刺激と感覚のあいだには対数関係があるという Weber-Fechner の法則があり，聴覚にもほぼ適応できるので音の対数尺度として用いられるのがこの dB である。
　オージオメータの 0 レベル：正常の聴力の耳に"聴こえ"の感覚を起こす最小の音の強さを基準にして日本工業規格で決められている。したがってオージオメータでは同一の dB でも周波数によって音の物理的な強さが異なる。
　Fletcher-Munson の曲線として有名な等大な曲線（equal loudness curve）では 0 レベル $P_0=10^{-16}$ $W/cm^2=0.000204 dyn/cm^2$ にとっており，73.8dB が $1dyn/cm^2$ に相当する（T=20℃の場合）。
　測定値の記載：オージオメータで測定した最小可聴閾値は横軸が周波数，縦軸が dB で目盛られた用紙に書きこまれる。検査周波数ごとに測定された最小可聴閾値を結んだ曲線をオージオグラム（聴力図）という。気導音の右耳は○，左耳は×，骨導音の右耳は⊏，左耳は⊐の記号で記載される。

a) 純音による可聴閾値の測定

　可聴閾値の測定は気導および骨導などで行う。気導とはレシーバーから空気中に出た音が中耳を通って内耳にいたる経路により聞こえる場合で，通常他人の話や外界より伝わってくる物音を人が聞く場合の音の伝達方法である。
　骨導とは振動端子（骨導受話器）のような振動板を耳介のうしろにある乳様突起部または額に当てて，頭蓋骨を振動させ，したがって内耳を直接に刺激振動させる方法である。
　この二法による検査を行えば中耳の障害か，中耳より中枢側の障害による疾患か鑑別することがで

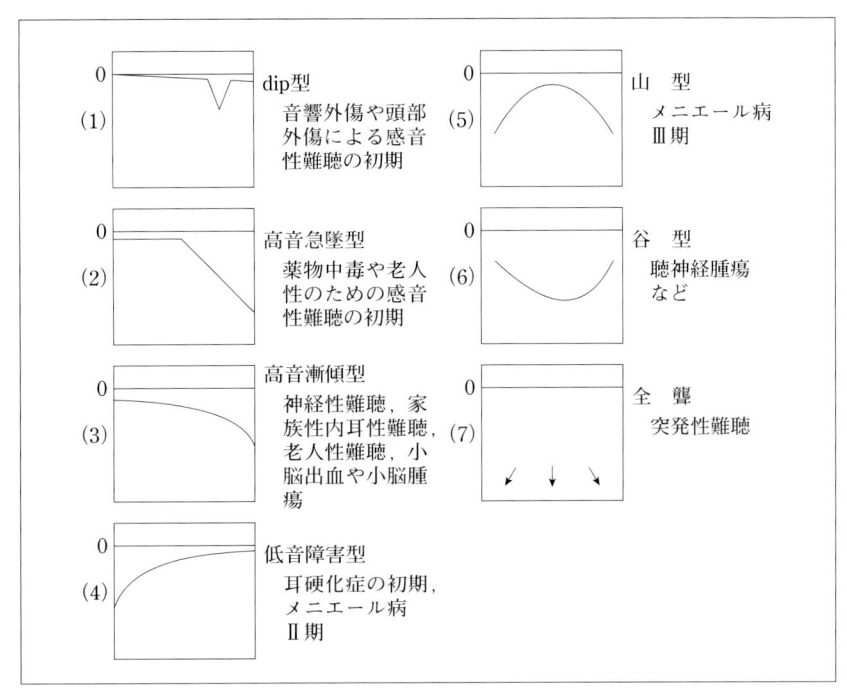

図75 聴力型の分類

(1) dip型　音響外傷や頭部外傷による感音性難聴の初期
(2) 高音急墜型　薬物中毒や老人性のための感音性難聴の初期
(3) 高音漸傾型　神経性難聴，家族性内耳性難聴，老人性難聴，小脳出血や小脳腫瘍
(4) 低音障害型　耳硬化症の初期，メニエール病Ⅱ期
(5) 山型　メニエール病Ⅲ期
(6) 谷型　聴神経腫瘍など
(7) 全聾　突発性難聴

きる。

代表的疾患にみられる聴力型を簡記すると図75のようになる。また，聴力図の代表的なものとしては図76をあげることができる[75]。

b）補充現象 recruitment

累加現象とも Fowler 現象ともよばれることがある。この現象は感音性難聴のうち内耳の有毛細胞，この細胞の中で音に鋭敏だと考えられている外有毛細胞が損傷されたときに起こるとされている。実際には小さな音は聞こえないが，強い音になると損傷のない内有毛細胞が働き出すので，正常と同じかかえってやかましく感じられるものである。

図77のごとく考えると外有毛細胞が傷害されたときの感覚の増大がわかりやすい。

しかしながらこの現象はもっと中枢にも原因があるとする説もあり，完全にみとめられているわけではなく，大多数の学者が支持しているというにすぎない。

この現象の検査には ABLB test（alternate binaural loudness balance test）または両耳バランステスト，DL test（difference limen test），自記オージオメータによる test などがある。

ABLB test：一側耳が正常，他側耳が難聴である場合，周波数を定め，両耳に交互に種々の強さの音を与え，両耳が同じ大きさに応じる音の強さを比較すれば，右30dB―左40dB，右40dB―左50dB，右50dB―60dBのように左右差が強さにより変化しないものは recruitment（－），右30dB―左40dB，右40dB―左45dB，右50dB―左50dB のようになると recruitment（＋）と判定される。

DL test：最小可聴閾値を測定し，聴力損失ダイアルを，DLを測ろうとする閾値上のレベルで脈音

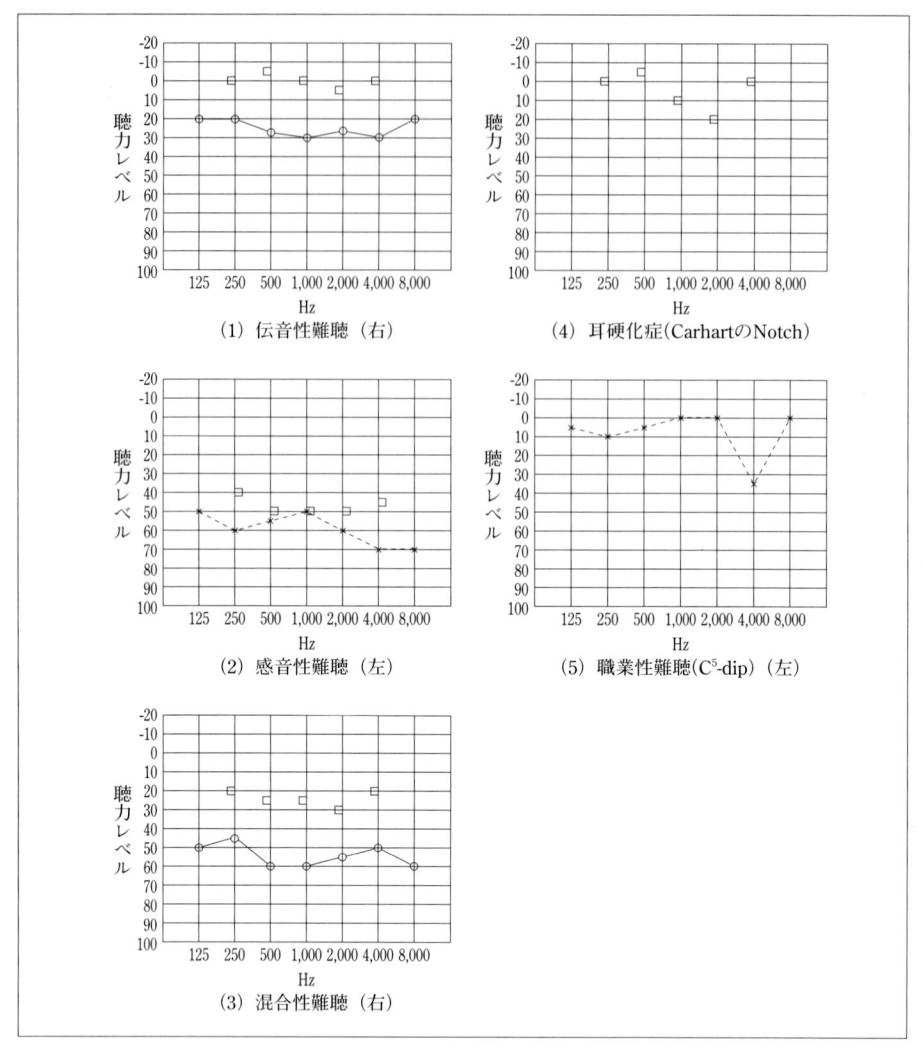

図76 代表的聴力図

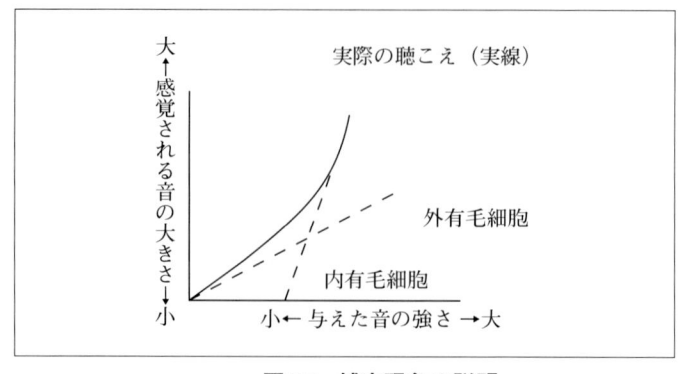

(1) 伝音性難聴（右）
(2) 感音性難聴（左）
(3) 混合性難聴（右）
(4) 耳硬化症（CarhartのNotch）
(5) 職業性難聴（C^5-dip）（左）

図77 補充現象の説明

(DL) ダイアルを適当な位置に置いて，連続音と脈音とを交互にきかせ音の感じの変化する点を求める。脈音には正弦変調と短形波変調とが用いられる。強さの弁明閾値が，正常より小さい場合 recruitment の存在が示される。

　自記オージオメータによる test：振幅の縮小が 5dB 以下で recruitment が疑われ，3dB 以下ならば存在が確実と判定される。

c）語音明瞭度検査 articulation test

　これはスピーチオージオメトリ Speech audiometry ともいわれ，閾値および語音弁別能検査の二つに分けられる。ここに使用されるのは数字と 1 音節語が用いられるのがふつうである。純音を使用せずに一般社会生活に用いられる言葉であり，持続音でなく減衰音であることに意味がある。

　使用される言葉は一定の持続純音でレベルを合わせ，三代くらい前の祖先まで調査した標準語を話す女子を依頼し，音の大きさを揃えて録音した LP 盤または録音テープを用い再生し聴取させる。

　正常耳では音を一定以上に大きくすれば 100％ の正答率を得る。伝音障害耳では障害分の増幅を行えば，やはり正常人と同じ正答率を得ることができる。しかし感音障害のある耳では，聴力損失が大きくなると音を大きくしても正常人と同様な正答率は得られなくなってくる。

　この正答率を縦軸に音の強さを横軸においたグラフに，各 dB における正答率を記載し曲線で結んだものが語音明瞭度曲線であり，この図で 50％ 明瞭度レベルの dB を求め，これが語音聴力閾値検査の閾値として記載される。

　また，最高明瞭度を求めて，その値と 100％ とのあいだの値が語音弁別損失値である。

d）歪語音明瞭度検査

　語音明瞭度検査に準じた検査法であるが，もとの単音節が沪波器にこもり一部欠損したり，電子スイッチによって切断されたりしているので周波数的に不完全だったり，時間的に不十分だったりして聴取しにくくなっている。正常の耳では少しくらい不完全でも聞き取りは正しく行われるが異常があると聞き違いが増大してはっきり現れる。この理由として正常耳では冗長度 redundancy が多く，異常耳ではこれがよくないからといわれている。

e）両耳聴検査 [73)～75)]

　ステレオ装置でオーケストラを聞いたとき，両耳が働くのでどの方向の楽器が鳴っているかわかる。道路でどの方向からなにが来るかわかるのも両耳聴力のおかげである。

　両耳があり働いていれば音源の方向がわかり，片耳よりわずかだが聴力が鋭敏になる。

　聴覚の機構の図からもわかるように，内耳から中枢まで向かう神経は上オリーブ核の高さで反対側とも連絡している。この関連から両耳聴が生ずるものと考えられる。この部を境として，上下の部分の障害が区別できると思われている。

　両耳聴には方向感覚，両耳合成能，両耳分離の三つの検査法がある。

　（1）方向感覚：両耳に入る音の時間差と強度差の二つが関係する。強度差は 5dB 以上が異常と考えられるが，あまり異常例には遭遇しない。時間差の方は正常の耳では 0.06msec 以内で後迷路性難聴の場合はもっと長い時間差が必要とされる。

　（2）両耳合成能：2 種のフィルターを通して二つの成分に分割したもの，または電子スイッチなどを通して交互に音を分けて左右の耳に入れ，後迷路特に上オリーブ核より中枢側で原音を合成させ

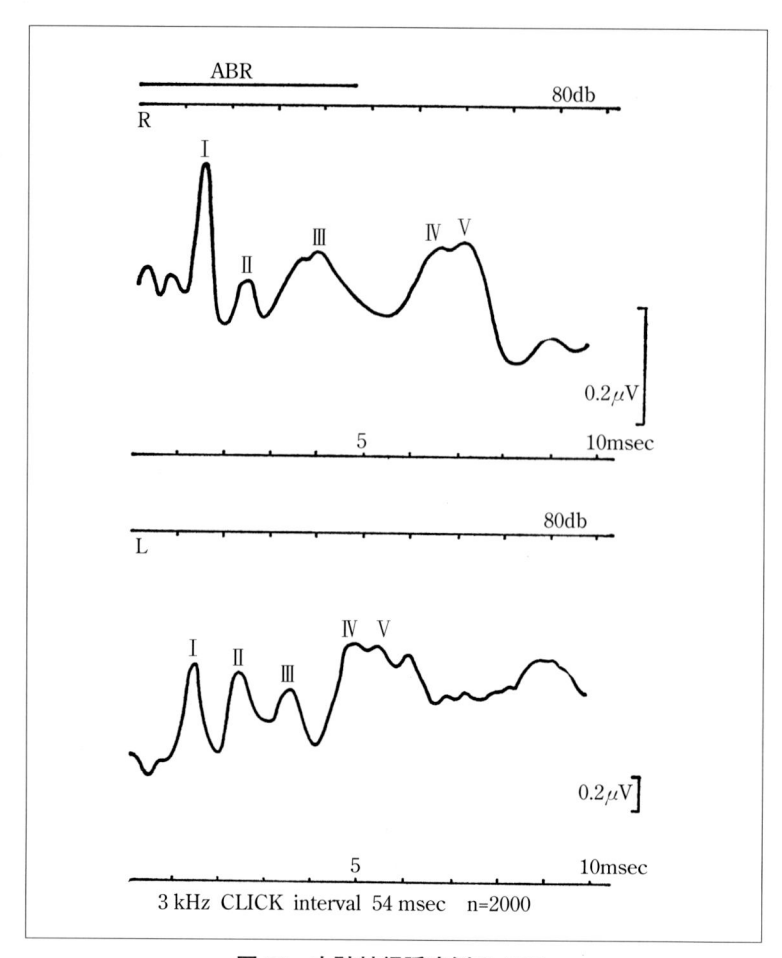

図78　右聴神経腫瘍例のABR
Ⅰ～Ⅴ波間の延長が患側でみられる。

ようとするもの。上オリーブ核より中枢側で障害が起こるとこの機能は低下する。

　(3) 両耳分離能：左右別々の耳に互いに異なった単語を同時に与えると，正常人では二つの単語を認知することができるが，後迷路性障害では片方を認知できず，この傾向は一定している。語音認識にもからんでくる問題である。

　図78は，純音聴力検査では，聴力レベルにほとんど閾値上昇のみられない大きな右聴神経鞘腫例の検査成績である。通常語音明瞭度，時間歪語音とも患側で障害され，ABRもⅠ～Ⅴ波間の延長がみられる。さらに方向感，両耳合成能も低下している。

3) 他覚的聴力検査

　(1) 新生児（生後1週間以後）から幼児までは，ふつうの聴力検査に協力してくれるかどうか不明であるので，脳波，G.S.R.，peepshow test，無条件反射などを用い，音に対する反応を見て聴力の有無や閾値を決定する。

表32 聴覚検査

A.T. 40 ♀		
	R	L
語音明瞭度	60%（40dB）	95%（40dB）
方向感	9/21（40dB）	
時間歪語音	15%（40dB）	40%（40dB）
両耳合成能	55%（40dB）	
両耳分離能	80〜95%（40dB）	
A B R	I〜V波間延長	正常波形

　(2) 最近行われるようになったコンピュータを用いた他覚的聴力検査は，年をおって盛んになりつつある。特にABRは聴神経腫瘍の早期診断に際して，温度眼振反応や，Air-CTの検査とともに大きな貢献をもたらしつつある[76]。

　従来主としてなされてきた聴覚検査法は，聴覚心理学的方法がとられ被検者の協力を必要とする。この場合，協力がなければ聴覚閾値決定ができない。

　①したがって，乳幼児においては難聴を早期に診断し，早期より対策をたてねばならない。②また成人においても，裁判や補償について難聴を客観的に知る必要がある場合も起こる。③さらに中枢疾患の病巣局在は眼振の方が診断上はるかにまさるが，意識レベルの低下した例では眼振は発現しない。このような場合本法のような聴覚検査が一つの補助診断となる。

　そこで音に対する生体電位をコンピュータで加算平均記録することにより，真の他覚的聴力検査法が研究されている。

　第1次聴神経を含む蝸牛の反応：蝸電図法 electrocochleography, ecoch Gはヒトの蝸牛から音刺激により誘発される。

　　AP（whole nerve action potentials of the cochlear nerve）→第8神経由来

　　CM（cochlear microphonics）→有毛細胞由来

　　SP（summating potential）→有毛細胞由来

を外耳道や鼓室内から導出記録するものである。

　聴性脳幹反応, auditory brain stem response, ABR：は蝸牛神経核から内側膝状体に至る聴覚中継核からの音刺激誘発電位を指標とする。

　大脳皮質よりの頭頂部緩反応, slow vertex response, SVR：といわれ覚醒時と睡眠時に差がある（表33）。このうちecohh GとABRは睡眠深度に影響をうけず，検出容易，反応閾値低く，波形の恒常性，再現性の点で優れている。特にASRは音刺激により潜時10msec以内に第1波〜第7波の陽性波群が頭頂部から導出記録される。その反応潜時から第1波は聴神経のAP，第2波以下は脳幹部反応であろうと考えられる。とりわけ第5波は反応閾値がもっとも低く，かつ振幅も大きく，主として第5波を指標として他覚的聴力検査に利用している。

表33 聴性誘発反応の分類

	名　　　称	潜　時 (msec)	起　源
蝸電図	蝸牛マイクロホン電位（CM）	0	内有毛細胞
	Summating Potential（SP）	0	内耳
	複合活動電位（AP）	1～4	蝸牛神経
Vertex Potentials	1．速反応（fast response）		
	a．聴性脳幹反応（ABR）	2～12	AP＋脳幹中継核
	b．周波数対応反応（FFR）		脳幹中継核（下丘）
	2．中間反応（middle response）		
	a．中間潜時反応（MLC）	12～50	内側膝状体～聴皮質
	b．筋原性反応	12～25	耳介・側頭筋
	3．緩反応（slow response）		
	a．頭頂部緩反応	50～800	第2次聴皮質
	4．後反応（late response）		
	a．P_{300}	250～600	大脳皮質連合野
	b．CNV	DC shift	

　一般に，頭頂部に銀Ⅲ電極をおき，不関電極を検耳側の耳垂におく．乳幼児と成人では潜時が異なり，成人では短縮する．ASRはレシーバーによる気導・骨導反応も行われている．BSRは脳幹聴覚伝導路の蝸牛神経核，上オリーブ核，外側毛帯核，下丘などの中継核からの反応と考えられている．

4）聴性誘発反応 Auditory Brain Stem Response（ABR）の検査[77]

　通常ABRでは，10msecの分析時間内に7つのピークからなる連続波形が得られる．

　7つの波形のピークを反応潜時の速い順にWaveⅠ～WaveⅦと名付けると，WaveⅠ～WaveⅤは脳幹に起源をもつと考えられている．各波の起源はWaveⅠ：第8神経（同側），WaveⅡ：蝸牛神経核（同側），WaveⅢ：上オリーブ核（対側），WaveⅣ：外側毛帯核（両側），WaveⅤ：下丘（対側）に由来するといわれている．Ⅵ，Ⅶ波については不明である．

　WaveⅠ，Ⅲ，Ⅴは比較的安定しており，Ⅱ，Ⅳは不安定である．また，WaveⅤはその中でももっとも安定しており閾値も低い．したがってABRをみるとき，WaveⅤが一つのMerkmalとなる．

　またABRの特徴としては，ⅰ）睡眠深度の変化に影響を受けないが，深い麻酔には影響を受け，潜時が軽度延長する．ⅱ）新生児・乳児では，成人に比し各波の潜時は延長し波形の分離が悪いが発達とともに短縮し，約2歳で成人と同等の反応が得られるようになる．

　臨床的には，ABRは以上の特徴を生かし，主にオージオロジー的立場から，乳幼児，詐聴，ヒステリー性難聴などの他覚的聴力検査として使われている．

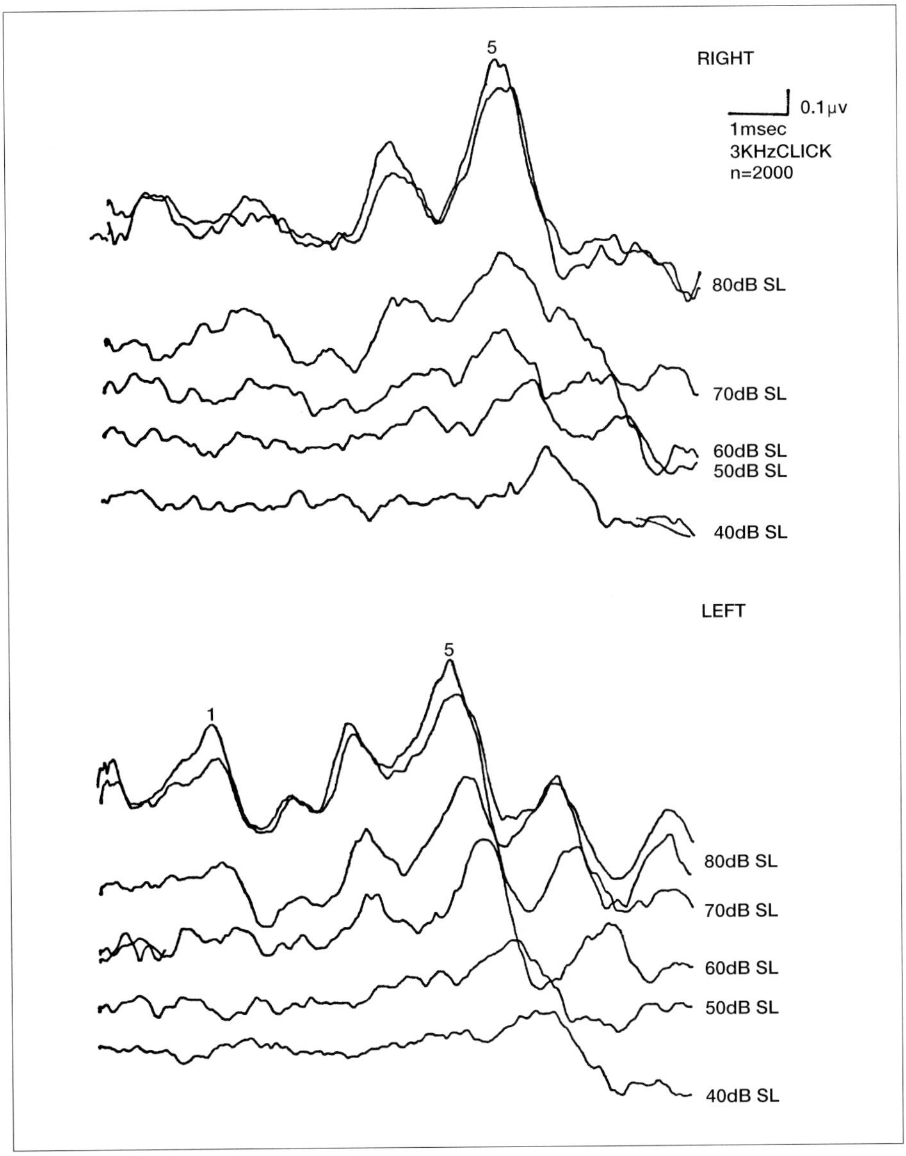

図79 右早期聴神経腫瘍の ABR
患側の右でⅠ〜Ⅲ波が不明瞭で，Ⅴ波の延長がみられる。

しかし最近では，神経疾患，特に脳幹障害の診断にも応用されている。

ABRの神経疾患への応用については，Stockardは，1）脳幹の変性部位の局在診断，2）腫瘍や血管障害による聴神経路の病巣を，末梢，延髄，橋，中脳，視床レベルに分けての局在診断，3）脳幹腫瘍，挫傷，変性，炎症の進行や治療のモニター，4）昏睡状態の時に，代謝性か器質的変化によるものか鑑別が可能と指摘している（図78, 79）。

5) 乳幼児の聴力検査[76]

乳幼児の聴力は，言語習得のうえで重要な問題である。そのため難聴をできる限り早期に発見し，事後の対策を講ずることが重要になる。難聴の診断は1歳半くらいまでの間に行い，適切な補聴器を使って言語訓練を行うことが望ましい。しかし，乳幼児では成人に対して一般に行われるような純音聴力検査などの，いわゆる心理的検査を行うことはできない。

従来，純音やさまざまな音を聞かせて，その反応を検者が観察するという方法がとられていたが，検査に時間がかかること，判定に経験が必要なこと，知能や情緒にも問題がある乳幼児では検査自体が困難であるなどの問題があった。これに対し，聴性脳幹反応検査は実施も容易で，客観的な検査法であり，診断精度も高い。

6) 特殊聴力検査

a) 自記オージオメータ (Bèkésy Type Audiometer) 検査

この器械は周波数と音の強さを連続的に変化させることができ，そのうえその変化が自動的に記されるようになっており，心電計のごとく記録紙が動いていく。患者に十分説明しておいてセットし作動させれば，自動的に100～10,000Hz，-20～90dBまでの範囲のオージオグラムが連続的に表記される。この器械を使用するとこのようなオージオグラムのほか，固定周波数での変化もとることができる（図80）。

この検査法の優れている点は，

（1）検者の主観が入らず客観的に結果が得られ，検者の手数が省かれる。

（2）リクルートメント現象，TTS（temporary threshold shift）などにより感音系難聴の鑑別診断に役立つ。

（3）純音マスキングの測定にも役立つ。

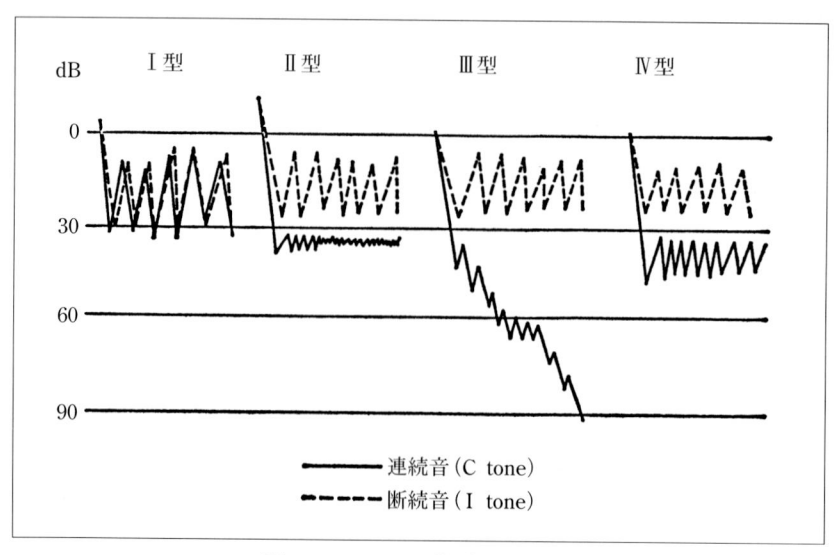

図80　Jergerの難聴型の分類

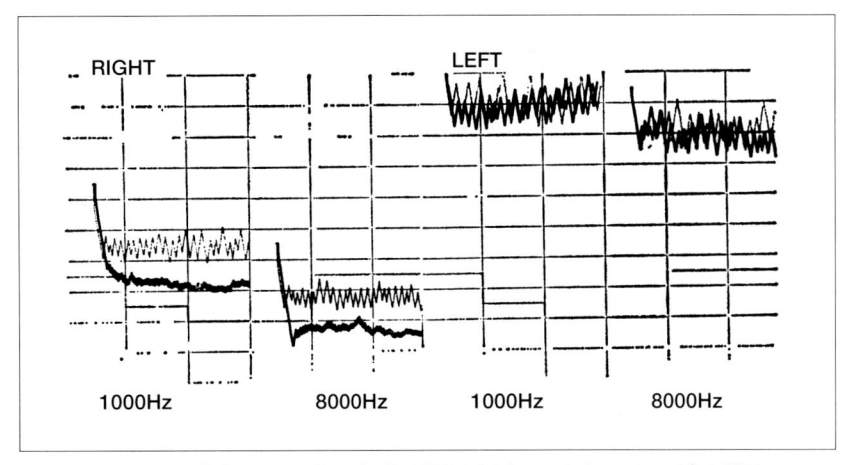

図81　内耳道内に限局する右聴神経腫瘍例のベケシーオージオグラム
Jerger II型がみられる。

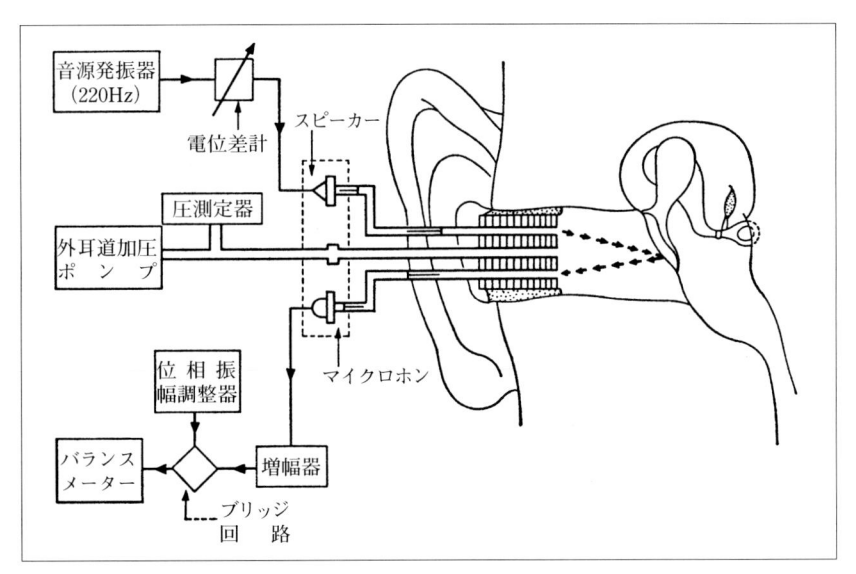

図82　インピーダンスオージオメトリに用いる装置
(electroacoustic impedance bridge) の模式図 (Jerger, J.)

　Jergerの分類：
　＜I型＞　連続音，断続音それぞれのtracingのinterwaving, overlapにより特徴づけられ，振幅は3dB以上，20dB以下（平均10dB）である。
　正常者または低音系難聴者にみられる。
　＜II型＞　中，高周波数にて連続音描記が断続音描記より下に，すなわちC-I gapが生ずるがgapは20dBを越えず，かつ最初の1分以内に出現する。そして連続音描記の振幅が高周波数では2.5dB以下すなわちリクルートメント現象陽性となる。

内耳性難聴耳（例：Méniére disease）にみられる。

＜Ⅲ型＞　急速な連続音の閾値の上昇がみられる。これをTTS陽性という。1分以内に40〜50dBの閾値の上昇が認められ，また装置の限界すなわちscale outになる場合もある。

内耳神経（第Ⅷ脳神経）の障害の際に著明に出現する。

＜Ⅳ型＞　Ⅱ型とよく類似するが，500Hz以下の低周波数で連続曲線が断続（音）曲線の下に常に一貫して落ち込む。振幅は大きいことも小さいこともある。またscale outのないことでⅢ型と異なる。

内耳神経（第Ⅷ脳神経）の障害の際に出現することがある。

＜Ⅴ型＞　断続音が連続音描記より下へ落ち込む。振幅は異常がない。

非器質性聴力障害（心因性，ヒステリー性）にみとめられる。

ちなみに，図81は内耳道内に限局する右聴神経腫瘍例のベケシーオージオグラムで，内耳の血流

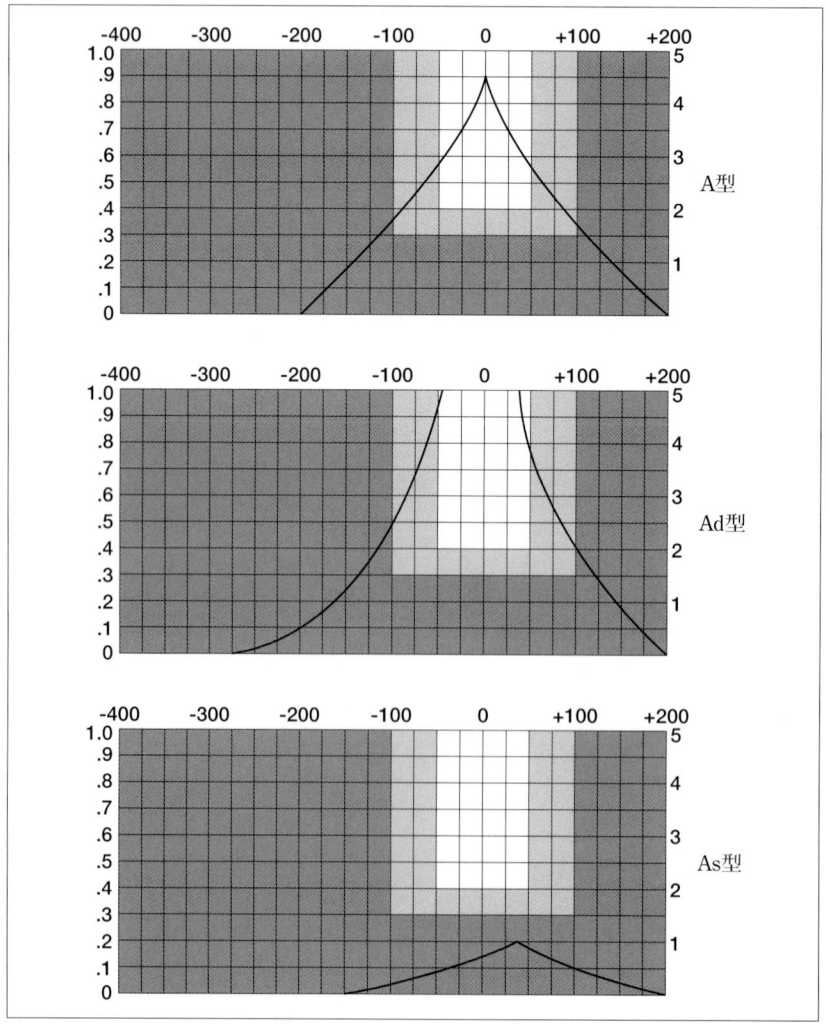

図83　ティンパノグラム

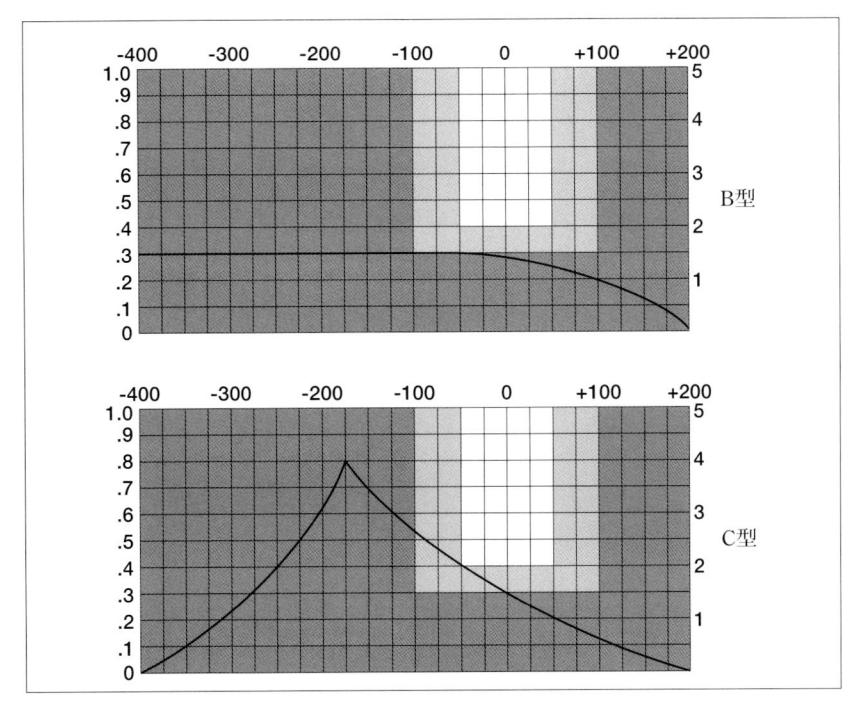

図83 ティンパノグラム
A型：正常型
Ad型：耳小骨脱臼などで，耳小骨の動き過大
As型：鼓膜可動性少し
B型：鼓膜可動性少し
C型：陰圧で滲出液の貯溜などが疑われる。耳管機能不全も。

障害に起因すると思われるJerger II型がみられる。

b) インピーダンスオージオメトリー[78),79)

この検査は，Tympanometrie，中耳コンプライアンス（容積）検査，耳小骨筋反射の検査がある。

インピーダンスオージオメータ検査では，耳に栓をして密閉状態に保つことが必要である。この耳栓には音信号入力用，外耳道内圧調整（マノメータ）用，外耳道内の音圧変化をとらえる圧センサー用の3本の管が接続している。ティンパノメトリーは，＋200mmH₂Oから－200mmH₂Oの範囲で密閉された外耳道内に圧を加えたり，減じたりして，音に対する鼓膜の動きを圧センサーでとらえる方法で，音は通常226Hz（機種によっては660Hz）の周波数を使う（図82）。

健常者または感音難聴者では，外耳道が大気圧と同じときに鼓膜がもっともよく振動する。このとき記録される波形は外耳道圧が0付近にピークができるが，これがA型のティンパノグラムである。中耳腔に貯留があったりすると圧に関係なく鼓膜の動きは悪いので，波形はほとんどピークのないB型となる。さらに，耳管機能の障害で中耳が陰圧になっている患者では，外耳道圧と中耳腔の圧が均衡したときに鼓膜の動きがもっともよくなるので，ピークは陰圧側へ寄ったC型となる。

耳小骨連鎖がはずれていると波形はA型を示すが，正常のものよりピークがずっと高いAd型を示

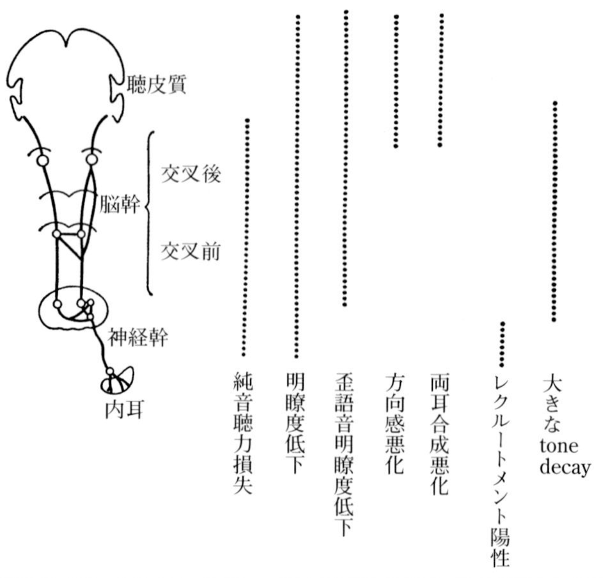
聴皮質
交叉後
脳幹
交叉前
神経幹
内耳
純音聴力損失
明瞭度低下
歪語音明瞭度低下
方向感悪化
両耳合成悪化
レクルートメント陽性
大きな tone decay

図84　難聴の鑑別診断（切替）

す。逆に耳小骨連鎖がくっついていると，ピークの低いAs型となる。以上のように，ティンパノグラムによって伝音難聴が細かく分類できる（図83）。

中耳コンプライアンス検査で，中耳コンプライアンスが小さいということは，鼓膜の動きがほとんどないことを意味し，中耳腔の貯留などの存在が疑われる。逆に大きいときは耳小骨連鎖が外れている可能性がある。

耳小骨筋反射の検査は，一種の補充現象検査で，障害が第8神経にあるか，内耳にあるかを判別する他覚的方法。この反射の存在が確認されれば，まず障害は内耳性と考えてよい。逆に伝音障害を伴わず，60dB以下の感音難聴者で，この反射が確認されなければ聴神経腫瘍を疑う。

c）負荷聴力検査

鼓膜に液体の負荷を与えて，与えなかったときと両方の気導閾値より難聴を鑑別する。

d）聴覚疲労検査

強い刺激音（80dB以上）と比較的弱い音（40～50dB）を何分か検査する耳に負荷し，負荷前の状態に戻るまで何分を要したか何回も測定する法。

強い音で5分以上，弱い音で3分以上回復しないようなら異常と考える。

難聴の鑑別診断と分類について切替，設楽らによって記載するとそれぞれ表34，図84のようになる[75)]。

表34 難聴の分類（切替）

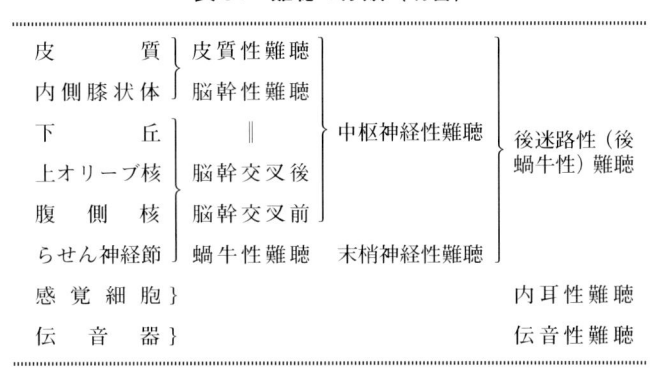

部位	分類		
皮　　　質	皮質性難聴	中枢神経性難聴	後迷路性（後蝸牛性）難聴
内側膝状体	脳幹性難聴		
下　　　丘	〃		
上オリーブ核	脳幹交叉後		
腹　側　核	脳幹交叉前		
らせん神経節	蝸牛性難聴	末梢神経性難聴	
感　覚　細　胞			内耳性難聴
伝　音　器			伝音性難聴

4. 耳鳴り・難聴をきたす疾患

　伝音系の障害としては，鼓膜の欠損，耳小骨連鎖の離断，あるいは固着，中耳液の貯留など種々のケースが考えられる。特に真珠腫性中耳炎は多くの合併症を起こす危険があり，手術を行っても再発することがあるので十分注意を要する疾患である。

　主なものとしては，外耳道癤，耳垢塞栓，急性中耳炎，慢性中耳炎，先にあげた真珠腫性中耳炎，耳管狭窄，耳硬化症などがあげられる。

　感音難聴は，障害が内耳にあるものと，第8神経にあるもの，あるいは脳幹や大脳にあるものなどさまざまである。聴神経腫瘍のごく初期には，内耳性難聴の所見を示すことが多いので注意を要する。

　内耳性難聴の代表的なものは，カナマイシンなどのアミノ配糖体系抗生物質によるものや，ウイルス性・細菌性内耳炎，老人性難聴などがある。さらに，めまいをきたす疾患で述べたように，メニエール病や突発性難聴，内耳振盪症などは当然含まれる。ヘッドホーン難聴は特に最近注目される。

　感音難聴をきたす第8神経障害としては，聴神経腫瘍（神経鞘腫）を代表とする小脳橋角部（内耳道と脳の間の）腫瘍がある。これらの多様な難聴の鑑別診断に使用されるのが，今まで述べたABRや，いわゆる「中枢難聴」の検査である。

5. 難聴の治療と予防

　難聴の治療となると，第一歩からあきらめてしまう医師も少なくない。確かに難聴の治療は，めまいの治療に比べて困難な場合が少なくないが，治療を絶望視するのは早計である。

　伝音性難聴の治療の最近の進歩はいちじるしい。中耳炎によるものであれば，抗生物質の局所的あるいは全身的投与によって回復するものも少なくない。滲出性中耳炎などでは，アデノイドの除去，滲出液の持続排出（チューブの挿入）などがある。中耳腔へのステロイド剤注入により，滲出性中耳炎や癒着性中耳炎による難聴や耳鳴りの改善にいちじるしい効果がみられることを著者は少なからず体験している。穿孔性中耳炎などに対する鼓室成形手術はあまりにも有名である。また，補聴器の装

用はこの種の難聴には有用なことが多い。その適応には，語音明瞭度の検査が肝要である。

これに反し，感音系難聴の治療には，確かに困惑させられることも少なくない。

しかし，感音系難聴は，めまい・耳鳴りと深い関係がある。たとえば，メニエール病の場合である。めまいの部で述べたような薬物療法が有効なこともある。われわれは，メニエール病や突発性難聴，あるいは梅毒性内耳炎に対して，中耳腔内にステロイド剤や粘膜麻酔剤を注入して，めまいや耳鳴りにとどまらず，聴力の改善をみた症例を少なからず経験しているが，その実例は次の第Ⅲ部で報告する。

血管閉塞に起因する突発性難聴や梅毒性内耳炎に対して，このほか，血栓溶解酵素剤の投与によって著明な聴力の改善をみることも少なくない[80]。

治療により改善が望み得ない場合，補聴器を使用することもあるが，伝音性難聴の場合ほどには有効ではない。その適応には十分な配慮と検査とが必要である。

また，リハビリテーションには，難聴学級での学習，手話法，読唇術などがある。

最近は，一部に人工耳の埋め込み手術を試みる場合がある。

内耳に電極を埋没し，回線は耳後部に取り付けた差し込みを経て，ベルトに装着したマイクロプロセッサーにつながっている。耳に装着した小型マイクが音波をとらえると，音はマイクロプロセッサーにより電子信号に転換され，この信号が内耳の電極部で内耳有毛細胞を刺激し，中枢に伝達する。

これにより，かなりの語音明瞭度が得られるとされているが，人工耳による音の理解のためには学習を要する。

このようにして，難聴，特に感音系難聴の治療はいまなお多くの困難がある。したがって何よりもその予防が大切である。

中耳炎にせよ，内耳炎にせよ，またメニエール病や突発性難聴にしても早期に専門医の治療を受けることが大切である。

騒音下での労働者は耳栓の使用が不可欠であり，またヘッドホーンなどの使用には十分な注意が何よりも大切である。有害な薬剤，特にストマイやカナマイ，ある種の染髪剤などの使用は注意の上にも注意を要する。

B. 耳鳴り

1. 耳鳴りについて

日常臨床においてもっともしばしば遭遇し，かつその症候の把握・診断・治療に困惑させられるものの一つは耳鳴りである。

耳鳴りは他の症候に随伴していることが多く，しかも他の症候に被われてそれ自体さほどの苦痛にならない場合もある。しかしながらひとたびこれが主訴となると，患者は睡眠を妨げられてノイローゼに陥るほどの苦痛を訴えることも少なくない。

しかも一方，耳鳴りの治療というと匙を投げてしまう臨床医も少なくないようである．われわれを訪れる耳鳴り患者の大多数がもう治らないと宣告される一方で，生命にかかわるものではないからあまり気にしないようにと説得されて，姑息的に耳管通気療法や薬物療法を受けたという例が少なくない．

上に述べた現状にかんがみ，耳鳴りの臨床をいささかなりとも高めるためにわれわれの耳鳴りに対する認識を整理し，あわせて現在われわれが積極的に取り組んでいる治療法を紹介しておきたい．

耳鳴りとは，外界からの正常な音の刺激がないのにもかかわらず，耳内あるいは頭内に感じられる音感をいう．

英語ではTinnitus，独語ではOhrgeräusch（一般的に）・Ohrensausen（低音性のもの）・Ohrklingen（高音性のもの）などといわれる．

2. 耳鳴りの分類

耳鳴りは主に表35のようにいろいろに分類されている．

このように分類法は各種各様であるが，どれをとっても一つの分類法で十分なものはなく，広い観点から耳鳴りの成因や病態を分析する必要があるといえよう．しかし，聴力像から分けた永浜らの分類は診断や治療の観点からすると注目されてよい[81]．耳鳴りの性質・起こり方，どのような原疾患に随伴したか，頭部外傷や騒音による外傷はなかったか・薬物の影響はどうか，などすべてを参考にしなければならない．十分な耳鳴りの検査法がない現時点においてはなおさらである．

表35　耳鳴りの分類

A．患者の訴えにもとづく分類
　1．自覚的な聴部によるもの
　　(1) 耳周囲性，(2) 耳内性，(3) 頭鳴り
　2．耳鳴りのきこえる耳数によるもの
　　(1) 一側性，(2) 両側性
　3．耳鳴りの音色によるもの
　　(1) 高音性，(2) 低音性
　4．耳鳴りのきこえる時間によるもの
　　(1) 常在性，(2) 間歇性
　5．audible tinnitus（Fowler）
B．検者の診察所見による分類
　1．他覚的耳鳴りと自覚的耳鳴り
　2．耳性耳鳴りと全身性耳鳴り
　　(1) 外耳性，(2) 中耳性，(3) 耳管性，
　　(4) 内耳性，(5) 蝸牛性，(6) 中枢性
　3．聴力像を基準としたもの
　　(1) 無難聴性，(2) 伝音性，(3) 混合性，
　　(4) 感音性
C．耳鳴りの成因による分類

3. 耳鳴りの症候と病態

　耳鳴りの病態は今日なお明らかでない。一般に"ガー"とか"ザー"という耳鳴りは伝音系の障害によるものといわれる。これに比して"キーン"とか"ヂー"という耳鳴りは感音系のものであり，また"コトコト"とか"カタカタ"という特殊なものは耳小骨脱臼に多いものといわれているが必ずしも一致しない。このようにして，耳鳴りの性質から障害部位や原因を診断することは難しく，その治療法も対症的になり，消極的になりがちである。

　耳鳴りの研究がめまいの研究に比べて非常に少なく，また進歩も遅れていることは，その実験的研究の困難さ，他覚的研究の難しさにあるからであろう。

　もっとも耳鳴りといっても非常に静かな場所に入ると，通常耳鳴りのない健常者でも耳鳴りに似た音感がある。無響室性耳鳴りといわれるもので，その原因を Heller は蝸牛毛細管を流れる血流を知覚したもの，あるいは内耳液 Brown 分子運動を認知したものといっているが，耳鳴りの病態を考えるうえで重要な説である。

　「雪がしんしんと降る」というたとえは，静かな所できこえる健常者の耳鳴りから表現されるのであろう。

　Lempert は，耳鳴りの成因として鼓室神経叢刺激説を唱えている[82]。Plexus tympanicus には多くの ganglion cell があり，ganglionitis で刺激が内耳に伝わってコルチ器がこれを音として感ずるというのである。

　さらに Rosen や Trownbridge は，鼓室神経叢は舌咽神経・交感神経・三叉神経からなり，前庭枝と蝸牛枝を介して正円窓や卵円窓から内耳に連絡しており，耳鳴りはやはり Plexus tympanicus を介して起こると述べている[83]。

　このように考えると，外耳性耳鳴り・中耳性耳鳴り・耳管性耳鳴り・あるいはまた内耳性耳鳴りなども一応理解されるよう思われる。後に述べるように，われわれは独自の治療法を行った経験から，この鼓室神経叢刺激説や内耳毛細胞異常興奮説は耳鳴りの発現に重要な役割を果たしているものと思われる。

　また Spoendlin らは，内耳の交感神経線維の分布は頸部交感神経に由来し，その分布の様式には二つの経路があると述べている。その一つは，下部交感神経節から発した線維が椎骨動脈神経叢を経て椎骨動脈とともに上行し，脳底動脈・前下小脳動脈・内耳動脈の周囲に分布する perivascular system である。いま一つは上頸部交感神経節から発して迷走神経の auricular branch を経て顔面神経と合流し，内耳道内で第8脳神経と合流する。頸性耳鳴りの説明にも役立つ説であり，米山らの主張する大後頭神経症候群にみられる耳鳴りの説明も可能である[84]。つまり，大後頭神経刺激状態が頸部や項部の筋痙縮を招き，頸部交感神経刺激状態をきたすため，すでに述べたような経路を経て耳鳴りを引き起こすのである。

　中枢性耳鳴りは，血管性・薬物性・代謝性・内分泌性・その他いろいろのものがある。

　左右両側同時に発症する耳鳴りは，われわれの経験では多くは中枢性である。たとえば，脳底動脈系の障害，また上小脳動脈や前下小脳動脈の障害ではまれではない。歯状核近くに多い小脳出血や小

表 36　耳鳴りの成因

1. 血管雑音の音源説
2. 鼓室神経叢刺激説
3. 鼓索神経刺激説
4. 内耳圧説
5. 内耳毛細胞異常興奮説
6. 耳管説
7. 内耳神経放電説
8. 内耳液性状変化説
9. 薬物中毒説

脳腫瘍でも珍しくはない。

ここに参考までに耳鳴りの病態に関する従来の諸説を紹介しておきたい（表36）。

4. 耳鳴りの検査法

耳鳴りの検査法としては，音叉を用いる方法，雑音を用いる方法，オージオメータを用いる方法などがある。問診法，pitch match 法，耳鳴り遮蔽法 masking method と，耳鳴りの周波数や大きさを比べる loudness balance method がある。

これによって耳鳴りの大きさや周波数，さらに病態を推定し治療効果の判定に役立たせようとするものである。

しかし，純粋な他覚的判定は不可能であり患者の応答に頼るものである。実際にはその判定は容易ではない。耳鳴りは多くの場合，5dB以下のものであり，また純音ではなく雑音であることから純音を聴かせて判定する方法にはいろいろの困難がある。今後はシンセサイザーなどを用いて，少しでも実態に近い音を合成し，検索に役立たせるようになるであろう。われわれは当面，耳鳴りの治療効果の判定には，神経学において知覚の検査などにおいて用いている10分法によっている。すなわち，従来の耳鳴りを10として，それが10分のいくつになったかを問うて記載する方法である。

5. 耳鳴りの治療法

耳鳴りの治療ほど，耳科医はもちろん内科医や神経科医を悩ませるものも少ない。それほどに，有効な治療法はまったくないといっても言い過ぎではない。

現在考えられている耳鳴りの治療法を整理してみると，表37のようになる。

表37 耳鳴りの治療法

A. 局所的治療法
 1. 聴器に対するもの
  耳垢除去。鼓膜閉鎖。耳管通気。鼓膜マッサージ。鼓膜穿刺。鼓索神経切断。中耳手術。鼓室神経叢掻爬。内耳神経切断。
 2. 聴器以外に対するもの
B. 全身的治療法
  内服。注射
  (代謝改善。血流促進。血圧降下血管拡張。精神神経安定)
C. 最近の治療法
 1. キシロカイン静注法[85)~87)]
 2. マスカーによるもの[88) 89)]
 3. 精神神経学的アプローチ[90)]
 4. キシロカインないしステロイド剤鼓室内注入法[91)~103)]

C. 耳鳴りに対するわれわれの治療法

1. 4％キシロカイン1ml中耳腔注入による内耳麻酔（内耳ブロック）療法（埼玉医大時代の入院治療によるもの）

　われわれはふとした着想から，治療上もっとも困難な命題である内耳障害に起因する耳鳴りに対して新しい治療法を試みた。その結果は，われわれ自身の予想をはるかに上まわる成績をあげ得るようになった。この治療法を創始して30年になるが，永続性副作用はまったくなく，再発も少なく満足すべきものである。この成果は，昭和49年以来4回にわたり逐次学会誌に発表してきた。

　その後症例を重ねた結果，421例530耳に試みることができた。ここに特にご参考に供したい。

1）対象

　ここでは，われわれが埼玉医大において扱った168例220耳に限定してまとめてみる。中枢性耳鳴りや後内耳性耳鳴りを除外したものである。つまり，病歴や聴力像から内耳障害がつよく疑われるもの，あるいは各種の中耳や内耳疾患に併発したものである。

　その内訳は，慢性中耳炎残胎症25例35耳，メニエール病で発作を繰り返すうちに耳鳴りを常在させるに至ったもの9例10耳（1例は両側メニエール病），内耳梅毒13例19耳，突発性難聴43例43耳，音響外傷32例52耳，頭部外傷13例15耳，ストマイ中毒6例10耳，その他聴力検査や温度刺激検査などから主病変は内耳に求められるが，診断を断定できないもの28例36耳である。

表38　内耳麻酔の手技と経過

1. 朝食どめ
2. 制吐剤の内服…………2時間前
3. 重曹水の静脈注射……1時間前
4. 4％キシロカイン1ml中耳腔注入
　　―10秒～1分間めまいと注入側向き眼振―
5. 非注入側下位として臥床
　　―20分後～30分後からめまいと非注入側向き眼振，数時間つづく―

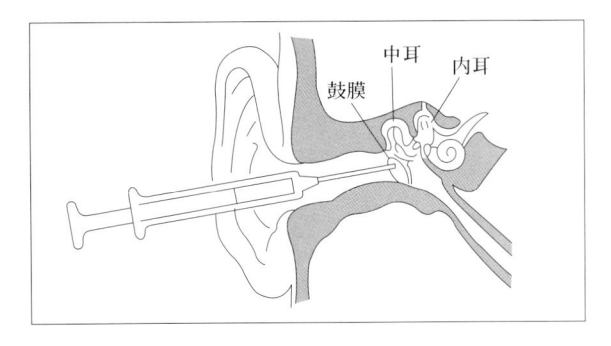

図85　中耳腔への薬液注入

ひと口メモ7

アメリカのジョージ・ブッシュ元大統領の数分のめまい，不整脈にもとづく心原性微細塞栓症か
（東北地方で昔いわれた「いっとき中気」も）

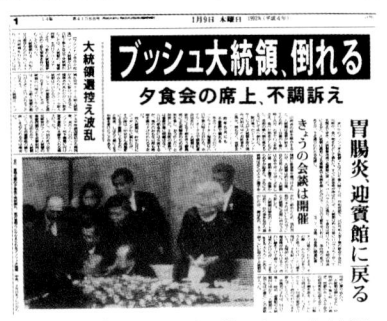

晩さん会で倒れたブッシュ大統領
『毎日新聞』（1992年1月9日朝刊）より

　訪日中のブッシュ元米大統領が，東京・永田町の首相官邸で開かれた歓迎晩さん会の席上倒れた。1992年1月8日夜のあの異変は，繰り返し放映されたので覚えている人も多いと思う。大統領報道官は「インフルエンザによる胃腸炎」と発表したのだが……。
　私はあのニュース映像を見て，大統領は「一過性脳虚血発作」を起こしたのではないかと直感した。大統領の表情から激しいめまいを起こしていることが推定できたからである。
　ブッシュ元大統領の異変を再現し，検証してみよう。当時大統領は67歳。
　晩さん会が始まって30分ほどたったとき，大統領は突然両目を閉じて，頭をふらつかせはじめた。激しいめまいにつられるかのように。
　その直後，気を失って左側の宮沢首相の方に倒れかかって，嘔吐。バーバラ夫人が駆け寄って宮沢首相とともに介助しようとするが，大統領は椅子からくずれ落ち，警護官が床に寝かせた。
　しかし5分ほどすると自力でいきなり立ち上がり，心配する周囲をしり目に「君たちの気を引こうと思ってやったんだ」とジョークを飛ばし，笑みをたたえながら宮沢首相と握手した。そのあと周囲に勧められ退席したものの，自分で歩いてホールを出，「大丈夫だよ」と救急車も断って宿舎の迎賓館へ。
　当時67歳のブッシュ元大統領は選挙を控えており，症状は重大なものではないと強調されたが，私の目には平衡中枢の小脳や脳幹領域に起きた典型的な「一過性脳虚血発作」に見えた。
　東北地方でいう，あの「いっとき中気」である。元大統領はあの日確かに風邪をひいていたそうで，日本で万一のことがあってはいけないと羽田から覆面救急車があとをつけていたし，某病院では不測の事態を予想して「大統領の救急入院」の演習までしていた。果たせるかなあのさわぎである。

2）内耳麻酔の手技

表38にみるように，患者に麻酔液の中耳腔注入直後1分前後の間と，注入20～30分後から2～3時間めまいや嘔気の起こることをよく説明して安心させる。朝食は禁食として約2時間前に制吐剤を内服させる。1時間前に重曹水の静脈注射を行う。鼓膜穿刺の方法にならって長針を連結した注射器により，4％キシロカイン1mlを鼓室内にゆっくり注入する（図85）。薬液が耳管を経て上咽頭に流入するのを少しでも遅くするため，呼吸を止め，頬をふくらませ鼻先を上にして約1分間そのままの位置をとらせる。それでも余分の薬液は上咽頭に流出するが，残りは鼓室を充たした窓を覆うはずである。その後非注入側を下にした位置（両側麻酔例では仰臥位）で臥床させる。4～5日ごとに計3～4回行うことを原則とする。

麻酔液注入直後一過性に注入側に向かう水平・回旋混合性眼振とともにめまいが現れる。これは麻酔液による温度刺激反応とは考えられず（眼振は注入側に向かう），また窓の圧迫症状とも（生食水注入では発現しない）思われない。したがって，この一過性めまいや眼振の発現には鼓室神経叢の関与がもっとも疑わしく思われる。

麻酔液注入20～30分後から激しいめまいや嘔気とともに2～3時間非注入側に向かう水平・回旋混合性眼振が発現する。麻酔液が内耳に浸透し一過性に内耳機能低下をきたすためであろう。麻酔液にアイソトープを混ぜて中耳腔注入を行った動物実験で，麻酔液は内耳に貯留すること，注射後1～2日間Bèkésyオージオメトリーでレクリュートメント現象がみとめられるに至ることがあること，また逆に元来レクリュートメント現象がみられた例で麻酔後耳鳴りの軽快とともにレクリュートメント現象が消失する例があること，同じく2～3日間純音オージオメトリーで低音域での閾値上昇がみられることなどからもうなずかれる。

3）効果の判定

退院時点で最終的に耳鳴りが治療前の10に対して何割残っているかを患者に尋ねることにした。耳鳴りの効果のある例では，評価の際一番強いものを採用した。

耳鳴りの他覚的検査として遮蔽法，バランス法などがあることはすでに述べたが，この方法によって耳鳴りの軽減を知ることは現時点ではむしろ困難といえよう。そこで神経学的に知覚障害の際，10に対していくつという尋ね方をするにならって10分法を用いた。

0，すなわち完全消失から2割残存（8割改善）したものを著効，3～6割残存（7～4割改善）したものを有効，7割～不変（3割以下改善ないしは不変）のものを無効とした。

4）治療成績

これは表39に示すようになる。著効群では中耳炎残胎症16耳46％，メニエール病7耳70％，突発性難聴14耳33％，内耳梅毒4耳21％，音響外傷18耳35％，頭部外傷4耳27％，ストマイ中毒2耳20％，その他11耳30％であり，したがって著効群は220耳中76耳35％である。

また，有効群は中耳炎残胎症37％，メニエール病30％，突発性難聴42％，内耳梅毒74％，音響外傷52％，頭部外傷53％，ストマイ中毒60％，その他50％で有効群は220耳中109耳50％である。

表39 4％キシロカイン1ml 中耳腔注入による内耳麻酔法の耳鳴り治療効果
(168例220耳)

表40 内耳麻酔の副作用

Ⅰ．一過性
1. 急性内耳機能低下（機能的）……めまい，嘔吐など
2. 低音部聴力障害……10dB 以内，2～3日で回復
3. まれに急性化膿性中耳炎……3/168例
4. 補充現象の発生……2～3日で消失
Ⅱ．恒久性
3年間の経過観察でも特記すべき障害はない

　一方，無効群は220耳中35耳15％である。そのため，85％以上の耳鳴りが内耳麻酔によって治療効果があったものといい得る。
　耳鳴りの罹患期間と治療成績との関係は，1ヵ月未満から20年以上にわたる耳鳴りについて追跡してみた。20年以上経過した耳鳴りの完全消失がある一方で，1年以内のもので無効のものもあって一定しない。

5) 副作用
　一過性のものとして，(1) 急性内耳機能低下としてのめまいや嘔気があるが2～3時間で軽快する。(2) 168例中3例に急性中耳炎の誘発をみせたがまれといえる。(3) 純音閾値測定で低音域での閾値

上昇をみる例があるが10dB内外であり数日間で回復する。

恒久性な副作用は今日までの経験ではまったくみとめられていない（表40）。

6）再発ないしは元に戻った例

今日まで，突発性難聴5例，内耳梅毒3例，音響外傷2例の計10例で予想外に少ない。一方，退院時よりもさらに軽減するものもある。

7）作用機序

推論の域を出ないが手技の項で言及したように，麻酔液の中耳腔注入によって一過性のめまいや嘔気・あるいは注入側への眼振をみることは鼓室神経叢の関与が十分に疑われる。また，注入後20～30分後から2～3時間つづくめまいや嘔気・あるいは非注入側向きの眼振は麻酔液の内耳への浸透による急性一過性内耳機能低下と考える根拠もすでに述べた。

したがって，鼓室神経叢や内耳の異常興奮の除去や悪循環の改善があずかって力があるのではなかろうか。

三叉神経痛や舌咽神経痛が，これら神経の異常放電として知られている。鼓室神経叢はまさに三叉ならびに舌咽神経と交感神経からなり，前庭枝と蝸牛枝をもって内耳と連携している。

したがって，鼓索神経叢や内耳からの異常放電が蝸牛神経に現れると耳鳴りとして感ずるのであるかもしれない。キシロカインは，これを鎮めるのではなかろうか。

治療前にみとめられたRecruitment現象やTTSが治療後消退する例が少なくない事実は，多くを物語るものであろう。

効果の予想外の永続性についても，麻酔液の浸潤が，単に数時間の作用にとどまらず多少なりとも器質的変化を残すものであるかもしれない。家兎中耳腔への麻酔液注入により永続性にCM低下をみるという実験がある。星状神経節ブロック例では，その操作の反復に比例して椎骨動脈周囲組織の変化がいちじるしいことも知られているし，先のレクリュートメント現象やTTSの消失もその一つの根拠となろう。

内耳麻酔時のめまいや嘔気は，患者にとって大きな苦痛であることに変わりはない。しかしながら，耳鳴りが軽快してゆくにつれて患者はこの治療の繰り返しを熱望するようになることをみても，耳鳴りの苦しみは，われわれ健常者の想像にあまるものであろう。

患者を通じての経験に励まされ，予想外の永続効果を勇気を増して行っている。

あらゆる薬物療法ないしは姑息療法に抵抗する耳鳴りに対して試みるべきものと考えている。

2. 水性ステロイド剤中耳腔注入療法

先にあげたわれわれ独自の内耳麻酔法をしているうちに，内耳麻酔法によってもなお残存する耳鳴りに対して，デカドロン1ml（4mg）を鼓室内に注入する方法を思いつき，30年来実施している。

これは，すでにその前から慢性滲出性中耳炎に起因する耳鳴りや難聴に対してこの方法を行ってその有効性を確かめていたことに端を発している。

手技は先の内耳麻酔法とまったく同じであるが，なんといっても注入後のめまいはごく一過性のもので，患者の苦痛もなく，何よりも外来において気楽に実施できるのが利点である。

対象：

埼玉医大の平衡神経科において1987年1月から1988年12月に至る2年間に耳鳴り治療のためにデキサメサゾン中耳腔内注入法を1クール（2mg/0.5ml，2週に1回，計4～5回）を施行し，遠隔成績の追跡ができた1,142症例1,623耳である。問診をはじめ，各種の聴力・聴覚検査，前庭・平衡機能検査によって後内耳性耳鳴りや中枢性耳鳴りを極力排除したものである。その疾患別内訳は次の成績の章に明記されている。

手技：

メニエール病や耳鳴りに対する粘膜麻酔剤注入と同じである。今日までの報告[7]～[18]で詳報してきたのでごく簡記するにとどめる。鼓膜穿刺の方法にならって鼓膜針を連結した注射筒により鼓室内にゆっくり注入する。薬液が耳管を経て上咽頭に流出するのを少しでも遅らせ，薬液が内耳窓を覆う時間を長くするため，発語を禁じ，嚥下運動をなるべくさけさせ，下顎を挙上させる。これが治療成績を左右させるもっとも重要な点である。薬液注入直後一過性のめまい感を訴えるが，すぐに治まる。

効果の判定：

耳鳴りの他覚的検査法を用いて効果の判定も行っているが，この方法によって耳鳴りの軽減の程度を知ることは現時点では困難な点が少なくない。そこで，ここに報告する成績は，神経学的に知覚障害判定の際用うる10分法を採用した。

0，すなわち完全消失から3割残存したものを著効，4～7割残存を有効，8～10割残存を無効とした。

成績：

常在してきた原因疾患別治療有効率は表41に示すとおりである。成績の良好順にみると，慢性中耳炎後遺症，内耳梅毒，メニエール病などの順となり，内耳水腫などによるものには比較的良い成績が期待される。

表42では，罹患期間の長短と治療成績との間にどのような関係があるかを検討した結果である。罹病期間が長いほど治療成績はやや低下する傾向がうかがい知らされるが，20年以上にも及ぶものでも60％の治療効果が得られている。

平均聴力レベルと治療効果との関係について検討すると，閾値上昇の程度が軽いほど有効率が高いことが表43で知られ，大いにうなずきうるところである。

副作用としては，注射後ただちに現れる数秒ないし数十秒間のめまいの他にみるべきものはない。恒久的副作用は今日までの経験ではまったくみとめられていない。

上記の成績は，1クール終了後2週間のものであるが，2年後の追跡によっても再発ないしは増悪例は意外に少なく，逆に効果判定時よりもさらに軽快に向かっている例も珍しくはない。

表41 疾患別治療有効率（デキサメサゾン）

		男(耳)	女(耳)	総数(%)	有効率
メニエール病	著効	10	11	21 (54%)	77%
	有効	5	4	9 (23)	
	無効	3	6	9 (23)	
突発性難聴	著効	19	39	58 (27)	69%
	有効	48	41	89 (42)	
	無効	28	38	66 (31)	
慢性中耳炎	著効	26	56	82 (39)	81%
	有効	41	48	89 (42)	
	無効	16	24	40 (19)	
騒音性難聴	著効	61	12	73 (19)	67%
	有効	85	10	95 (38)	
	無効	73	11	84 (33)	
頭部外傷	著効	11	8	19 (22)	48%
	有効	19	3	22 (26)	
	無効	38	7	45 (52)	
内耳梅毒	著効	3	2	5 (26)	79%
	有効	7	3	10 (53)	
	無効	3	1	4 (21)	
ストマイ中毒	著効	5	1	6 (29)	72%
	有効	4	5	9 (43)	
	無効	3	3	6 (28)	
遺伝性難聴	著効	14	6	20 (38)	72%
	有効	9	9	18 (34)	
	無効	8	7	15 (28)	
内耳性眩暈症	著効	56	49	105 (44)	70%
	有効	30	32	62 (26)	
	無効	31	40	71 (30)	
その他	著効	73	78	151 (31)	66%
	有効	87	85	162 (35)	
	無効	88	80	168 (34)	
合計		904	718	1622	

考察：

　通常，突発性難聴などの症例にも内耳血行障害による細胞浮腫や代謝障害の改善を目的としてステロイド剤投与を行い，実際に効果が得られている。同様に内耳障害に起因する蝸牛性耳鳴りに対してもステロイドによる治療効果が期待できるわけである。そこで，ステロイド剤の内耳への移行度を考えた場合，全身投与よりは局所療法の方が優れており，その点われわれの Targeting 療法が意義をもつことになろう。ステロイド剤が鼓室内に投与されると蝸牛窓経由で内耳に移行することは，すでに内外の研究で証明されているところである。

　そこで治療にあたってはすでに述べたように内耳腔への注入の際の頭位が重要であり，薬液がなるべく長時間内耳窓に接しているように図らなければならない。

　効果の作用機序としては，内耳血行障害による細胞浮腫や代謝障害の改善のほか，ステロイドの鎮静作用，膜安定化作用なども，内耳の異常放電と考えられている蝸牛性耳鳴りの治療効果を期待させる。

表42 罹患期間別治療効果：外来患者デキサメサゾン中耳腔内注入法

	耳数（％）	治療効果		有効率
≦1ヵ月	74 （5%）	著効 37	（50%）	82%
		有効 24	（32 ）	
		無効 13	（18 ）	
≦3ヵ月	80 （6 ）	著効 39	（49 ）	80%
		有効 32	（40 ）	
		無効 9	（11 ）	
≦6ヵ月	82 （6 ）	著効 25	（30 ）	68%
		有効 31	（38 ）	
		無効 26	（32 ）	
≦1年	257 （17 ）	著効 104	（40 ）	74%
		有効 87	（34 ）	
		無効 66	（26 ）	
≦5年	474 （32 ）	著効 150	（32 ）	69%
		有効 176	（37 ）	
		無効 148	（31 ）	
≦10年	247 （17 ）	著効 73	（30 ）	64%
		有効 84	（34 ）	
		無効 90	（36 ）	
≦20年	158 （11 ）	著効 43	（27 ）	57%
		有効 48	（30 ）	
		無効 67	（42 ）	
20年＜	102 （7 ）	著効 24	（24 ）	60%
		有効 37	（36 ）	
		無効 41	（40 ）	
	1474	1474		

表43 平均聴力（6分法）別有効率：デキサメサゾン中耳腔内注入法

		男(耳)	女(耳)	総数(％)	有効率
0〜20dB	著効	84	99	183 （40%）	71%
	有効	76	61	137 （31 ）	
	無効	88	41	129 （29 ）	
21〜40dB	著効	103	101	204 （35 ）	70%
	有効	130	75	205 （35 ）	
	無効	107	65	172 （27 ）	
41〜60dB	著効	46	53	99 （29 ）	64%
	有効	65	55	120 （35 ）	
	無効	59	67	126 （36 ）	
61〜80dB	著効	27	17	44 （32 ）	66%
	有効	22	25	47 （34 ）	
	無効	29	19	48 （34 ）	
81〜	著効	5	14	19 （28 ）	64%
	有効	12	12	24 （36 ）	
	無効	6	18	24 （36 ）	
		859	722	1581	

D. 患者の手記

M. I.（59歳）
●キーンという金属音が気になって眠れない

　私が突然，耳鳴りや耳がふさがった感じに悩まされはじめたのは，いまから2～3年前のことでした。

　最初に出てきた症状は，偏頭痛でした。頭の一箇所が痛くて痛くてしかたないのです。こんな経験ははじめてのことでした。どうもおかしいな？と思っていると，次にめまいがしてきたのです。ちょうど立ちくらみのような感じです。体がふわっとしてまるで自分の体ではないようなのです。事故でも起こしたらたいへんです。このときは，車の運転をしないことにしました。いま思えば，これが前兆だったのです。

　それから少しして，今度は右の耳の奥で聞こえるはずもないキーンという金属音が，始終するようになったのです。耳鳴りです。うっとうしくてもうたまりません。特に夜，眠ろうと布団の中に入ったときなどは，気になってしかたがないのです。念のため，病院で神経を安定させる薬をもらい飲むことにしました。

　私は血糖値が少し高く，薬を飲んでいます。そのため，運動療法として毎日30分ほど近くを散歩するのを日課としています。しかし，これが原因とは考えられないのです。よく「体が弱ると，いちばん弱いところに症状が現れてくる」といいます。とすれば，もともと耳が弱かったのかと考えたりもしたのですが，これにも当てはまりません。

　しかし，一度始まった耳鳴りは簡単なことでは消えてくれませんでした。加えて，耳が詰まるような感じもしはじめたのです。さっそく，近所の耳鼻科に飛んで行きました。薬もずいぶん飲みましたが，いっこうに改善する気配はありません。

　ここがだめなら今度は新しいところに……といくつか耳鼻科を転々としました。それでも耳鳴りや耳の詰まりはなくなってくれません。しかも，耳鳴りはだんだんひどくなってくるのです。医師によれば，このままの状態が続けば，いずれは左耳にも同じような症状が出てくるということでした。一体どうしたらいいのかと，途方に暮れていたのです。

●めまいもなくなった

　「だったら，こんな治療をしているところがあるから行ってみたら」と知り合いから，坂田英治先生の行っている治療法を勧められたのは，そんなある日のことでした。

　聞くところによると，耳に注射をするというのです。鼓膜に注射針を刺して，その奥にステロイド剤（副腎皮質ホルモン）を注射するという方法でした。私に勧めてくれた人もかつて耳の詰まりに悩まされていて，この治療法で改善したとのことです。

　さっそく，治療を受けてみる気になりました。注射は座ったまま行うもので，考えていたより，痛くはありませんでした。これなら大丈夫と思ったのです。注射が終わったあとは少しめまいがするため，15分ほど休んでから帰りました。

治療は全部で4回，2週間おきに注射をする予定ですが，1回目の治療が終わってすぐ気がついたのは，耳が詰まった感じが解消されたということでした。めまいはまったくなくなりました。

　その後さらに2回目の注射を受けましたが，耳鳴りのしかたがずいぶん変わってきたのです。あれほどうるさかった耳の奥から聞こえる金属音が，次第次第に小さくなってきました。あれっ？という感じでした。

　耳鳴りはまだ完全に消えたとはいえないまでも，こうした効果が得られたのは，初めてのことでうれしくてたまりません。今後3回目と4回目の注射を受ける予定ですが，これですっかり耳鳴りから解放されるのではないか，と期待を膨らませているところです。

A．T．（72歳）
●耳の奥のほうからボンボンボンという音が聞こえる

　平成7年の終わりのことです。朝起きたとたんに右の耳の奥のほうから突然，ボーンという大きな音が聞こえたのです。その程度のことだったら，特に心配することもありません。そういうこともあるのかと思っていたのです。

　ところが，それから2，3日たって耳の奥のほうからボンボンボンボンという聞こえもしない音が連続して聞こえはじめたのです。耳鳴りは人によって違うといいます。セミの声や金属の音がよく聞こえるといいますが，私の場合はそれとはちょっと違うみたいなのです。

　人ごみの中に行くと，人の話し声が耳にどんどん入ってきて頭がガンガンするのです。人と話をするときも，耳鳴りのする右耳を押さえて，ようやく会話をするといったありさまだったのです。おかげで外出するのがすっかり嫌になってしまいました。夜寝るときなど，体を休めると耳鳴りはおさまってくるのですが，起きるとまたボンボンが始まるのです。

　さっそく病院に行ったところ，突発性難聴ということですぐに入院ということになりました。入院は2週間にも及びました。その間，点滴による治療を受けたのですが，治る気配すらないのです。

　退院後も半年間，通院したのですが，しまいには先生から「これだけ治療しても治らないのだから完治が難しい」と宣言されてしまいました。そういわれてしまえばしかたありません。病院通いをやめて，何とかいい方法がないかと探すことにしたのです。

　一つは漢方薬でした。これは2年近くも飲んだでしょう。ところが，効果がありません。だったら，と鍼灸治療をしてみたのですが，これもまったくだめでした……。それでも私はあきらめませんでした。

　インターネットで，これなら効果がありそうだ，という療法を探しては試してみたのです。しかし，いずれも効果がなかったばかりでなく，耳鳴りは体にも影響を与えるようになりました。左側の腰から下にヘルペス（帯状疱疹）ができ，痛くて痛くて体が動かせなくなってしまったのです。

　こうした状態は約2ヵ月も続きましたが，これを境にものすごく体がだるくなってきたのです。何をしても体がついてこないのです。耳鳴りもこれまでとは違ってきました。もちろん，ひどくなってきました。

●二回目の治療でボンボンという音が消えた

　こんなことが続いたら自分の体がだめになってしまう，と考えていたときに娘が教えてくれたのが

『壮快』という月刊誌に紹介されていた，坂田英治先生の治療法だったのです。そこで，さっそく東京まで出向くことにしました。当時，私の娘は東京に転勤していました。ここを拠点に治療してみようと考えたのです。

坂田先生の行っている治療法は，鼓膜からその中にステロイド剤（副腎皮質ホルモン）を注射するというものでした。話を聞いた限りではなんだか怖そうな気もしたのですが，この治療によってこれまで治らなかった耳鳴りがよくなった人が何人もいるといいます。ここは勇気を出して試してみるべきでしょう。

この治療法は2週間に一度行うというものでしたが，私の場合は週に一度注射を受けることにしました。注射は考えていたのとは違い，痛いということはありませんでした。ただし，注射を終えて帰ってくると，もう体がくたっとなってなにもしたくなくなるのです。いま考えれば，おそらくそれが神経と体を休めることにつながったのでしょう。

効果は，二回目の注射を受けた後にすぐ現れました。耳の奥であれほどしていたボンボンという音が聞こえなくなったではないですか。本当にびっくりしました。それに変わって今度は雑音が聞こえるようになったのですが，これは明らかに耳鳴りがなくなったから出てきた症状でもありました。

その雑音も最近ではほとんどしなくなってきたのです。いまでは，坂田先生のところからもらっている薬を飲んでいるだけです。考えてみれば本当にこれまで6年間よくしんぼうしたものだと，うれしくてうれしくてたまりません。これからは，耳鳴りによって崩した体調を整えていくつもりですが，それができるようになったのも，耳鳴りがなくなったからのことなのです。

K. K.（79歳）

● 230回の通気療法でも耳鳴りは治らなかった

私は戦時中，ソ満国境で通信兵として従軍していました。そのとき，近くで爆弾が炸裂して頸椎（首の骨）の後ろ側に大きな損傷を受け，動脈や神経も破壊されてしまったのです。後に脳底動脈の流動不全と診断されることになりました。このときに右耳の鼓膜が破れ，耳が聞こえにくくなり，いまでも右耳には補聴器をしているのです。

頼りになるのは左耳ですが，その肝心の左耳がおかしくなったのは3，4年前のことでした。もともと障害があることに加え，老化現象が重なったのでしょう。突然激しいめまいに襲われたのです。天井がそれこそグルグル回りはじめ，トイレすら一人で行くことができません。まるで乗り物酔いしたときのような吐き気も襲ってきました。救急車で病院に運ばれ，そのまま2，3日入院しました。

いったいどうしてこんなことになったのか？そのときは見当もつきませんでした。病院でも最初は脳腫瘍ではないかと疑ったといいます。しかし，その後の検査でこうした症状は耳からきていることがわかったのです。左の耳の奥のほうからセミが鳴くような耳鳴りが始まったのは，それからしばらくしてからのことでした。同時に耳がふさがったような感じも始まったのです。

幸い，めまいは間もなくなくなりましたが，問題は耳鳴りと耳が詰まった感じです。さっそく私の耳鼻科通いが始まりました。耳管狭窄症ということで，耳の管に空気を通す耳管通気療法も行いました。その回数は実に230回にも及びました。それでも，耳が詰まったような感じはいっこうになくなりません。人の話すことが聞き取りにくく，その間も耳鳴りはずっと続いていたのです。

● 8回3ヵ月間をおいて2クールの治療で耳鳴りが軽減しめまいも解消

こうして2年がたちました。しかし，これまでの症状はいつまでたっても改善しません。そんなときに知ったのが，坂田英治先生でした。当時，先生は埼玉医科大学に勤めていましたが，その後都内のクリニックに勤務したとのことで，さっそく診察を受けることにしたのです。

耳の病気というと，すぐ頭に浮かぶのは耳鼻科や脳関係のお医者さんです。誰でも飛んでいくのはこうした科でしょう。

しかし，耳に関係する症状は神経や内耳とも密接な関係があり，従来のこうした科ではなかなか治療が難しいのも事実だということもわかってきました。では，どこに行けばいいのだろう……。そんなことを思い知らされはじめていたときに，たまたま知り合いから聞いたのが坂田先生が行っている治療法だったのです。

診察の結果，蝸牛性の耳鳴りと診断された私は，さっそく耳の奥にステロイド剤（副腎皮質ホルモン）などの薬を注射するという，いままで聞いたこともなかった治療を受けることになりました。特に私の場合は重症だったので，中耳に針を刺す注射を，合わせて8回行いました。

耳の中に注射をするなどというと，なんだか怖い気もしますが，痛みはほとんどありません。これを一定の期間を開けてくり返したのです。効果は確かにありました。ひどかった耳鳴りがしだいに小さくなってきたのです。もちろん，めまいはそれ以降一回も起こっていません。

おそらく，従来の耳鼻科という枠の中だけの治療では，私のような症状は改善しなかったに違いありません。

そうした意味では，坂田先生の治療法はまさに私にとっては画期的なもので，こうした治療法に出会えたこと自体が幸運だったといえるでしょう。

E. Q&A

めまい　難聴　ひどい耳鳴りに悩む　不治の病か？

Q　私の主人は，5年前から，めまい，耳鳴り，難聴の発作が起こるようになり，2年前からは左の耳にたえられない耳鳴りがして夜も眠れないと申します。医師からは不治の病であるから会社も辞めて安静に暮らしてはと勧められています。本当にもうだめでしょうか。

A　お手紙の文面から察しますと，ご主人は左耳の「メニエール病」ではないでしょうか。はじめのうちは，めまい発作のときにだけ耳鳴りや難聴が現れていました。しかし病気が進行して，2年来はめまいのないときでも，常時左耳に耳鳴りや難聴があり，これが耐えられない。しかも，めまい発作のときは，この耳鳴りや難聴が一層強くなる，というのが現状であろうと思います。

似たような病気はメニエール病以外にもたくさんありますから断定的には申せませんが，ご主人の繰り返されるめまい発作を治すことはまず可能です。耳鳴りを静かにすることもおそらくできるでしょう。しかし中耳炎などで現れる伝音性難聴と異なって，メニエール病その他の内耳疾患で発生する

感音性難聴は回復する見込みはありません。残念ながらご主人の左耳の聴こえの回復は望めません。

同じようなご質問を日常各地から多く受けるたびに暗い気持ちにならざるを得ないのは、めまいや耳鳴りに関する考え方が患者さんはもちろん、医師の間でも悲観的に、しかも偏って考えられている現実を思うからです。

ご主人は会社を辞める必要はまったくないと思います。合理的に処方された内服療法でもいまなお繰り返されるめまい発作が治まらず、朝から晩まで常時ある耳鳴りに悩んでおられるのでしたら、一度専門医を訪ねて、左の中耳腔にステロイド剤を注入する治療を受けてみられてはいかがでしょうか。週1回、計4回の外来通院で可能です。もしもこの方法でも無理でしたら、入院した上で、粘膜麻酔剤を同じように中耳腔に注入します。この方法でおそらくめまい発作はなくなり、耳鳴りも軽くなると思われます。手術的な方法も多くありますが、それは最後の手段です。

難聴以外はおそらく治療可能

イヤホーンをかけたまま眠ったら突発性難聴に

Q 61歳の教師、数日前から風邪ぎみでした。一昨日、引っ越しをして疲れたので、入浴し、ビールを1本飲み、右耳にイヤホーンでラジオを聴きながら朝まで眠ってしまいました。朝、学校の会議に出席して気づいたのですが、右耳が高い山に登ったときのように詰まった感じがして、人の声がひびき不愉快です。耳鼻科医は2,000Hzの音階に難聴があり、突発性難聴と診断しました。薬をのんでいますが、イヤホーンはそんなに耳に毒でしょうか。

A あなたの場合、突発性難聴を起こして下さいといわんばかりの悪条件がそろっています。つまり、風邪、引っ越しの疲れ、入浴、ビール、それにイヤホーンを朝までかけて眠ってしまった……というわけです。脳の血管の枝である内耳動脈に痙縮が起こり、血流が悪くなり、小さな血栓症をきたした可能性が大です。もちろん、イヤホーンで長く音を聞き、しかも眠り込んだことが最大の要因です。夏の午後、窓を開けて昼寝をすると、窓側が顔面神経麻痺を起こしたり、扇風機をつけたまま眠り込んで死亡したという例もみられるように、イヤホーンをかけて眠るなどとんでもないことです。

2,000Hzの難聴は一般に、あなたのような突発性難聴、聴神経腫瘍、家族性進行性難聴が三大原因です。難聴がどんどん進行することも少なくありませんから、一度、鑑別診断をお願いして下さい。そして十分な治療をうけることです。また、2,000Hzの難聴は曲者で、一度よくなっても再発することが珍しくありませんから、治療しても半年くらいの間は、月に1回聴力検査をうけて下さい。イヤホーン、ヘッドホーン、ディスコ、その他音響刺激による突発性難聴がふえています。

進行することもあるので十分な治療を

7〜8年前から耳鳴りやめまい

Q 61歳の主婦です。7〜8年前からいつとはなしに耳鳴りがして、だんだん強くなります。最近は聴こえも悪く、めまいもします。「老人性のものだから」と相手にしてくれない医師がいる一方、「何か悪い原因のものではないか」と過去のことをしつこく尋ねる医師もいます。知人の話では「二十年来やっている毛染めでは？」といいます。本当にそうでしょうか。

A よい先生にかかられましたね。単に「年齢のせい」と片付けるのではなく、過去のことをあれこ

れ根掘り葉掘り尋ねる先生は信用してよいと思います。患者さんを診ていると，「年齢のせい」と片付けるわけには到底いかず，「遺伝性ではないか」「先天性ではないか」「ある種の性病はないか」，あるいは「血族結婚の子弟」ではないか，そして「薬物中毒はないか」と思い悩まされることがたびたびです。耳鳴り，難聴，めまいを起こす薬物はいろいろですが，結核薬の硫酸ストマイやデヒドロストマイ，カナマイシン，マラリアの治療薬であるキニーネ，シンナー，それに毛染め剤はその代表です。体質次第では害をうけます。いったん皮膚からしみ込みますと排泄が少なく蓄積されます。私が留学した25年前ドイツでは大問題になっていました。もっとも日本でも都市によっては条例で禁じていたところが戦前にもあり，美容師さんの就労規定にも言及されていると思います。特に若い女性が「おしゃれ染め」をしてその後出産しますと子供さんにも影響しかねません。再生不良性貧血とともに，特異体質の方は毛染めは慎重に行うことが必要ではないでしょうか。

体質によっては毛染め剤の影響も

聴こえが悪く耳鳴りがする

Q 43歳の主婦です。2年前のある日，ふとしたことから右手に受話器をとったところ，聴こえが悪いことに気づきました。関心が耳に向かったせいか，そのころからジーという耳鳴りが現れ，だんだん強くなるようです。最近はときどきふらっとすることもあります。お医者さまは年齢のせいだといわれ，鼻から耳に風を通す治療をして，薬を下さいますが，一向に快くなりません。このままにして大丈夫でしょうか？独身のころ騒音のある工場で働いた以外は，病気ひとつ経験していません。

A いつとはなしに片側の耳が聴こえなくなり，比較的高い音の耳鳴りがこれに続いています。しかもごく軽い平衡障害がみられます。年齢のせいと考えるには若すぎますし，ましてや片側の耳だけというのが少し気がかりです。

　検査の結果が分かりませんので軽々しいことは申せませんが，メニエール病のような激しいめまい発作があったわけでもなく，また，突発性難聴のような突然の発症でもなく，神経炎らしい点もありません。耳の毒（たとえば，ストマイやカナマイ，白毛ぞめやトルエン，その他）を使ったこともないようです。

　正直申し上げて聴神経腫瘍ではないことを確かめるべきです。これは内耳と脳を結ぶ脳神経で，ここからは脳腫瘍としては3番目に多いもののひとつです。初期にはCTスキャン等ではみつかりません。舌の前2/3の味がどうか，耳に冷たい水を入れてめまいが起こるかどうか，耳のレントゲンはどうか，また何よりも精密な聴力検査が大切です。

　もし万一，これで怪しければMRIという痛い思いなしに確認する道があります。専門医をぜひ訪ねて下さい。

初期の聴神経腫瘍でないか確かめて

脈うつような耳鳴りに悩む

Q 27歳の女性。数年来花粉症に悩んでいました。その際同時に耳がふさがった感じがして，頭も重く，肩こりが強く残ります。ところが今年の初めから脈うつような耳鳴りがして，聴こえも悪いようです。ふわふわするようなめまいがして何とも不快です。医院に通って鼻から空気を通す治療を受け

ていますが，いっこうによくなりません。このままでよいのでしょうか。
A　慢性滲出性中耳炎と思われます。このような中耳炎は先進国の人ほど，豊かな人ほど，そしてアレルギー体質があり，神経質な方に多くみられます。日本でも最近とみに増えてきて，その治療が耳鼻咽喉科医の大きな悩みのひとつとなっています。

　原因はいろいろで，先に述べたアレルギー体質，急性中耳炎の反復，鼓膜切開をせず抗生物質での治療のしすぎ，中耳と咽頭を連絡する耳管の狭窄，それに子供ではアデノイドの増殖，鼻の病気など，複雑に関係します。痛みもごく軽い中耳炎ですので，あまり気にせずに放置されがちですが，それが良くありません。徐々に進行すると頑固な耳鳴りに悩むようにもなります。

　あなたの拍動性の耳鳴りは実に苦しいものです。難聴や肩こり，頭重感も現れ，めまいを起こすこともあります。長い間滲出液が中耳にたまっていますから，内耳に滲みていって，とうとう内耳も障害されてくることも。

　各種の薬剤の内服，アレルギーの減感作のほか鼓膜に穴をあけてここに小さなチューブを入れて排水と換気を図ったり，アデノイドや鼻の手術をしたり，耳管の拡張を図るなど，いろいろの治療法を適宜行います。われわれは2週に1回，計4回ごく微量のステロイドを中耳腔に注入する方法を実施し，良い結果を得ています。

　専門医を訪ねじっくり相談して下さい。

慢性滲出性中耳炎では，専門医へ

検査結果は異常なしだが耳鳴り続く

Q　56歳の主婦です。約10ヵ月くらい前から左耳に脈拍と同じように規則的に「ザッザッ」という響きの耳鳴りがつづいています。医師を訪ねて耳や頭のレントゲンやCTスキャンの検査を受けても異常がなく，聴力も特に落ちてはいません。5年前にひどい五十肩になり，現在も肩こり，首のこり，めまいなどがあります。首を後にそらすと，めまいがしたり，耳鳴りが強くなるような気がします。
A　ひと口に耳鳴りといってもいろいろな種類があります。原因になる疾患もまちまちです。したがって，その予後も良いものも悪いものもあります。その中で「拍動性耳鳴り」は簡単な原因ではないので注意が肝要です。これは急性化膿性中耳炎でもみられますが，経過からみても異なります。

　慢性滲出性中耳炎がある可能性はあります。東洋人にはまれな頸静脈毬の腫瘍でもありますが，受診された医師（耳鼻科でしょうか）の診察の限りでは「異常なし」とのことです。また，脳腫瘍や脳の血管障害でもありえます。CTスキャンをどのような撮り方でやられたのか分かりませんが，CTで捉えられるような異常は，見当たらなかったというべきでしょう。

　お手紙によると，耳鳴りは朝は消えていて，起き上がるとまた始まるそうですが，血圧，コレステロール，それに心臓の働きはすべて問題ないでしょうか。5年前にひどい「五十肩」にかかったそうですが，全身の骨や関節に老化現象があるかもしれません。首を後にそらせると様子が変わるそうですが，頸椎に変化はないのでしょうか。首の骨の異常でも，脳や内耳の血流が変化したり，神経を介した反射で耳鳴り，特に拍動性の耳鳴りが発生する可能性があります。首すじのこり，肩こりがあるのも気になりますし，めまいの性質をもっと詳しく知りたいものです。

　どうもこのままにしておいてよいとは思えません。もう一度，専門医による徹底的な問診，耳や鼻

の視診，精密な聴力検査，またまめまいの内容次第では平衡機能検査やレントゲン検査が必要です。

　何よりも原因を明らかにし，原因疾患の治療とともに，耳鳴りの治療が必要です。

原因が複雑な「振動性耳鳴り」精密な再検査を

慢性中耳炎に悩む

Q　38歳の主人ですが，子供のころから中耳炎に悩んでいます。最近は滅多に膿は出ませんが，鼓膜は両方とも穴があるようです。正直言って会社では出世コースで評判も高いのですが，聴こえが少し悪いのが時に誤解を招くようです。お医者さまは手術をして鼓膜を塞げば，聴力は少し下がるので，補聴器の使用をすすめます。これだと本当によく聴こえるのですが，恥ずかしがって使いたがりません。今後どうすべきかお教え下さい。

A　お手紙から推察しますと，ご主人は伝音性難聴（外耳や中耳の病気で何らかの方法で聴力改善の見込みの多いもの）に悩んでおられ，真珠腫はない（これがあると内耳炎や髄膜炎，脳腫瘍や顔面神経麻痺などの合併症をきたす）ので鼓膜を再生させる手術は必ずしも必要でないようです。中耳炎が進んだり，その他の原因で起こる感音性難聴（特殊な場合をのぞくと現状では聴力の改善がまずほとんど望めないもの）にはまだなっていないであろうことは「補聴器を使うと聴こえが本当に良くなる」ということから容易に想像できます。

　そこで，生活上の注意点としては，風邪をひいたら早く治すこと。あまり痛みもなく膿もそれほどでもないのに徐々に病状を進行させるからです。アルコールも極力ひかえましょう。風邪の場合と同様に進行の可能性があります。洗髪や水泳の時は耳栓か青梅綿（脱脂綿は水をはじきませんので布団綿を）を使うと急性増悪を予防できます。

　このようなことをなおざりにして放置しますと，先にあげた合併症を起こし，緊急手術が必要になり聴力も完全に失う結果になりかねません。3～6ヵ月に一度，専門医を訪ね注意深く経過を見守っていただくことが肝要です。

かぜとアルコールに注意し半年に一度は専門医へ

カゼと外耳炎でめまいや吐き気

Q　25歳のOLです。10日くらい前からカゼ気味で微熱がありました。5日前から左の耳が痛くなり，手をやると粘液が出ます。その後めまいや吐き気がして，会社へ行くのもフラフラします。耳鼻科の先生は外耳炎だといいます。さらに，母は私を見て，笑うと顔が歪むといいます。このままでよいでしょうか。

A　カゼ気味のところに左耳が痛みだす——。急性中耳炎や急性外耳道炎によくある症状です。しかし，めまいや吐き気がするのは，慢性中耳炎の急性増悪症とか，特殊なものでなくてはあり得ません。前々から中耳炎があったのでしょうか。お母さんは顔が歪むとおっしゃいます。表面神経が麻痺しはじめたのではないでしょうか。

　だとすると，耳帯状疱疹といって，ウイルス感染が脳神経に起こっていることが考えられます。早朝に免疫剤を3ないし4日静注すると著効が期待されますし，後遺症も残さずにすみます。ビタミン剤や血流促進剤，消炎剤や抗菌剤の内服も必要です。局所の処置，ストレスの回避，全身の栄養にも

注意が肝要です。
　顔面神経麻痺の後遺症を残さぬよう，発病から数えて10日か14日ごろから顔のマッサージが必要です。これは早すぎるとかえって悪化しますし，遅すぎると効果がありません。ぜひ大至急専門医を訪ねてみて下さい。

耳帯状疱疹ではすぐに専門医へ

耳鳴りを軽減する方法は？

Q　平成2年の春にたびたび風邪を繰り返し，4月末から耳鳴りが始まりました。張りつめた音で一日中やかましく，気晴らしに少し細かなことをすると，頭が重く気分も悪くなります。通院中の病院では，投薬と4ヵ月に一度聴力検査をしています。また，他院の東洋医学外来にも6ヵ月通院，別の病院では星状神経節ブロックを週3回，計129回受けました。
　現在の病院では「共存してゆくしか方法はない」といわれています。何とか少しでも静かになる方法はないでしょうか。

A　なかなか複雑な耳鳴りのようで，心から同情申し上げます。診察なしにお答えすることは難しいのですが，たびたび風邪をひいたこと，しかももしあなたにアレルギー体質があれば，それらがもとになって滲出性中耳炎が起こり，しかも慢性になっているのかもしれません。この中耳炎は先進国ほど多くみられるものです。痛みなどはほとんどなく，いったん慢性化すると治療に難渋するものです。
　いろいろな治療法を受けているようですが，われわれは，ごく微量のステロイド剤を2週間に1回，計4回鼓膜を通じて中耳腔に注入する治療を行い，かなりよい結果を得ています。これはステロイド・ターゲッティング・セラピー（STT療法）といって，内服より局所注入することによって200倍の効果があるといわれています。一度専門医に相談してみて下さい。

ステロイド剤局所注入で内服の200倍の効果も

耳鼻の病気の子をプールに入れてよいか

Q　私は養護教員です。プールに入る季節になると，水泳と耳や鼻の病気のことでいつも相談をうけます。大いに体力を養ってほしい半面，無責任な返事もできず困り果てます。原則をご教示下さいませんか。

A　よく「プールで耳に水が入ると中耳炎になる」という人がいます。これは，中耳炎のうちでも鼓膜に穴があいているタイプの場合です。水が入って慢性中耳炎を悪化させたりします。鼓膜がきちんとした人では耳に水が入ったために中耳炎を引き起こすことはありません。耳垢がつまっていると，それが水を含んで膨張したり，ばい菌の培地になって外耳炎に罹ったり，聴こえが悪くなったりします。プールで中耳炎になるのは，鼻や口からばい菌の混じった水が鼻と耳をつなぐ欧氏管という管を通って鼓膜の奥にある中耳腔に入り込むためです。かぜの前兆のときや，急性上気道炎の初期には上咽頭にある耳管扁桃というリンパ腺が腫れて水が中耳腔に入りやすく，また排出されにくいためです。
　また，鼻については学会でも「鼻の病気にプールが悪影響を及ぼすか」とか「消毒剤としての塩素

が目や鼻の病気にどのような悪影響を及ぼすか」と議論になったこともあります。ひどい蓄膿症（慢性副鼻腔炎）では当然プールに入れません。これは蓄膿症が悪化するかどうかは別として、プールの水を汚し，公衆衛生上も許されません。軽い鼻炎やアレルギー性鼻炎の場合，医師の判断に委ねられていますが，水泳を禁止するよりも，許可を与えることの方が難しく，私も困っています。

禁止するより，許可する方が難しい

Ⅲ. めまい・耳鳴り・難聴の治療の実際

A. 症例集（埼玉医大時代の入院治療によるもの）

症例：831515，今○　澄，62♂，県議，右メニエール病（Ⅲ期）。
主訴：右耳鳴り"ゴー"。右難聴。回転性めまい発作。
現病歴：1年1ヵ月前の朝，右耳鳴り・右難聴ならびに回転性めまい発作。嘔気・嘔吐を伴う。3～4時間つづく。
　以後，月2～3回同様発作。
　半年来，右耳鳴り・難聴常在。発作時右耳鳴り増悪。
検査成績：ベケシー・オージオにて右Ⅱ型。温度反応　右低下。
治療：ステロイド 4mg/ml 鼓室内注入第1回→耳鳴り 7/10
　注入第2回→耳鳴り 5/10
　注入第3回→耳鳴り 5/10
　注入第4回→耳鳴り 5/10
　ステロイド 1ml ＋メコバラミン 500γ　第1回→消失
　初回注入以後めまい発作なし。
考察：1年1ヵ月来，月2～3回の高頻度で繰り返されためまい発作は，1回の鼓室内注入以来消失した。半年来常在する耳鳴りは5回の鼓室内注入により完全消退した。
　これに伴って患側の聴力は低・中音域で著明に改善した（図86）。

症例：821526，佐○暢○，34♀，主婦，右利き，右突発性難聴。
主訴：反時計方向まわりのめまい発作，嘔気・嘔吐の随伴。右耳鳴り"キーン"。右難聴。
現病歴：昭 57.10.11 朝目がさめると右耳鳴り"キーン"。同夜10時ごろ臥床していると嘔気発現，嘔吐しようとして起き上がると回転性めまい発作襲来，反時計方向にまわる。再び臥床したが頭を右下にしても，左下にしてもめまいは増悪する。
　翌朝もめまいが同様に体動により誘発される。10月14日に入院。
既往歴：正常産1回，流産なし。他に特記すべきものなし。
家族歴：特記すべきものはないが，アレルギー傾向あり。
検査成績：右方への偏倚傾向あり。脳神経・知覚・反射・小脳症状ならびに錐体外路徴候などいずれも陰性。温度反応右≦左。ベケシーオージオならびに ABR で特記すべきものなし。
　血液検査で R410×10^4, W4,300, 血色素 9.97, Ht31.6％, 血小板 26.6×10^4, GOT 77 I.U., LDH 239 I.U., CPK 107 I.U., 総コレステロール 216mg/dl, 中性脂肪 116mg/dl, HDL コレステロール 77mg/dl。出血時間1分00秒，凝固時間3分30秒，トロンボテスト50％。自発ならびに誘発眼振は開眼で左にⅠ度，遮眼で左にⅢ度の自発眼振がみとめられ，頭位検査でも左に向かう自発眼振は変わ

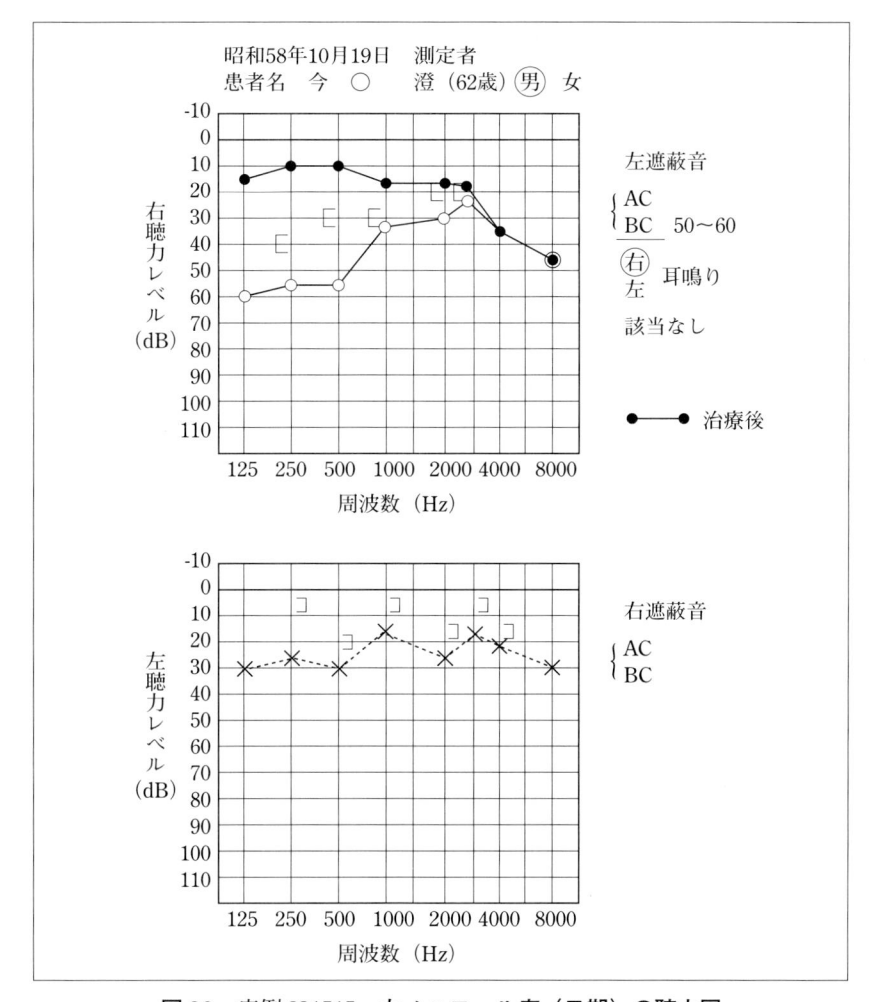

図86 症例831515, 右メニエール病（Ⅲ期）の聴力図
患側で低・中音域で著明な改善がみられる。1年来のめまい発作もなく，半年来常在する耳鳴りも消失した。

らない。頭位変換で垂直ないし斜行性眼振もみられる（図87）。純音聴力検査では左正常，右は急墜型の閾値上昇が確認された（10月16日，図88）。

　診断ならびに治療とその経過：温度検査に左右差が少なく，聴力検査で急墜型のオージオグラムを示し，しかもめまいを伴う。発症の経過や血液検査成績などを考え合わせ，右総蝸牛動脈の血栓症に起因する突発性難聴と考え，10月16日よりウロキナーゼ240,000 I.U.＋低分子デキストラン500ml点滴静注を7日間連続した。点滴3日目ごろよりめまい消退，耳鳴りも軽減し，5日目ごろより聴力が改善しはじめた。10月26日の聴力は図88にみられるように4,000ならびに8,000Hzでの閾値上昇を残して著明な改善が確認された。

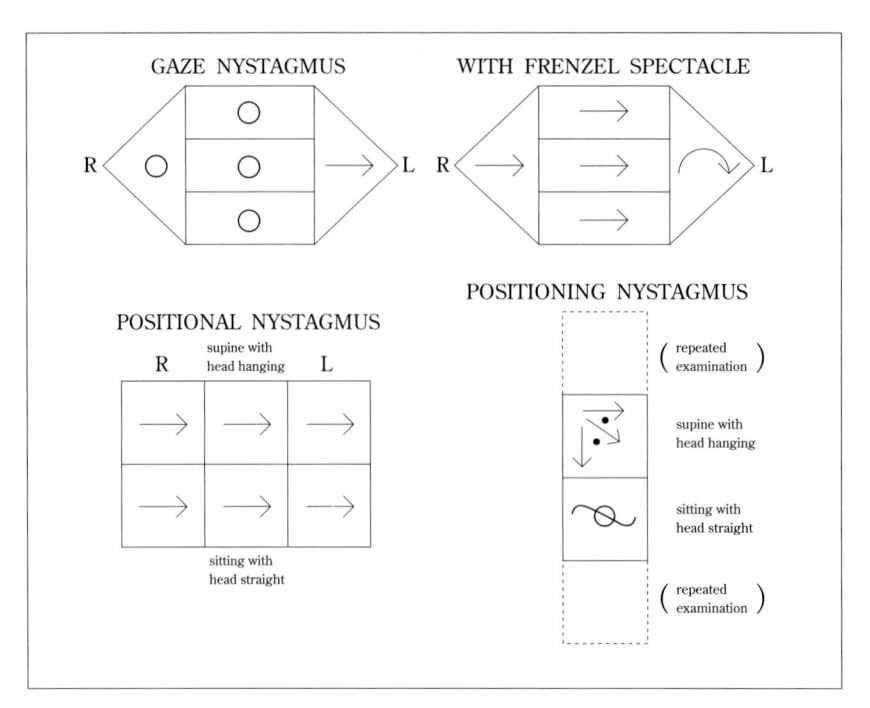

図87 症例821526，右突発性難聴症例の自発ならびに誘発眼振所見

症例：820364，上○ゆ○は，32♀，保母，脳底動脈循環不全症
主訴：自発性・回転性めまい（矢状面の）に両側耳鳴り（右＜左）を伴う。交代性・手袋─靴下型知覚障害。後頭部頭重感と肩こり。
現病歴：3年来，およそ週2～3回の頻度で自発性に頻発，10～20分間つづく。最近は入浴後に多く，頻回かつ重くなる。
既往歴：2歳時関節リウマチにて入院。
　4歳時猩紅熱。
　8歳時肺結核にて入院，ストマイ注射。
　22歳時関節リウマチにて入院，その後も入退院を繰り返す。
家族歴：特記すべきものなし。
注意点：喫煙15本/日。鼻アレルギー。
検査成績：脳神経・知覚・反射・小脳症状ならびに錐体外路徴候なし。純音聴力正，ABR 正，EKG 正。温度検査に左右差なし。
　自発ならびに誘発眼振検査では方向交代性上向性頭位眼振がみとめられ後頭蓋窩中心性障害が疑われる（図89）。
　ベケシーオージオメトリーでは左右とも 8,000Hz において TTS 傾向がある（図90）。
　血液検査で R404×10^4，W6,200，血色素12.5，Ht37.7％，血小板 24.9×10^4，LDH 127 I.U.，総コレステロール 127mg/dl，中性脂肪 80/dl，出血時間1分00秒，凝固時間2分30秒，トロンボテスト43％。

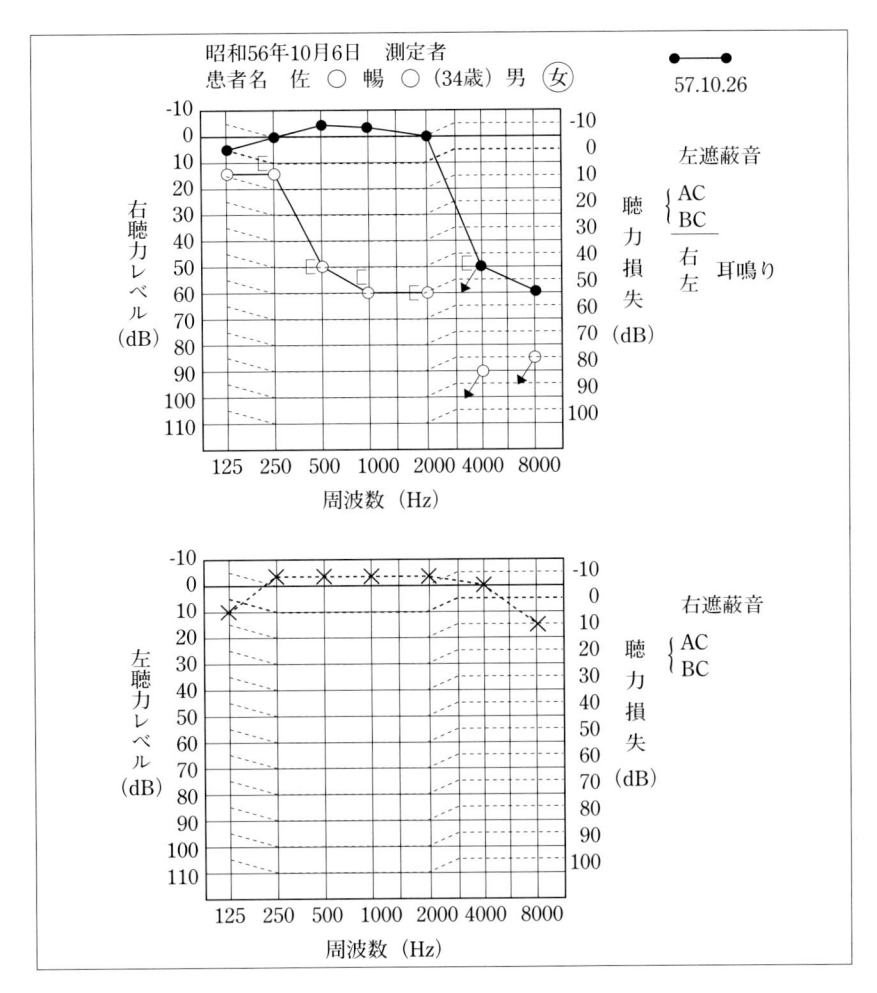

図88 症例821526，右突発性難聴症例の聴力図
治療後中音域を中心に聴力の改善が著明である。

診断ならびに治療とその経過：矢状面に回るめまい発作が頻発し，しかも両側耳鳴りと glove & stocking type の paresthesia を伴う．入浴後に頻発，方向交代上向性頭位眼振がみられ，病歴に関節リウマチがある．血液所見，両側 TTS 傾向の存在などを考え合わせ，典型的な脳底動脈循環不全と診断した．

ウロキナーゼ120,000 I.U.＋低分子デキストラン500ml点滴静注7日間を行い，以後，シンナリジン，クロールヂアゼポキサイド，アスピリン，塩酸ジラゼプの内服を行っている．終了7日後のベケシーオージオメトリーでは TTS 傾向は消退している（図90）．以後2年の経過観察でめまい発作はまったくみられない．

症例：831327，小○士○，58　♂，会社員，梅毒性内耳炎
主訴：両耳鳴り"ピー"．頭鳴り"ワンワン"．難聴．
現病歴：10年前よりいつとはなしに右耳鳴り"チー"．

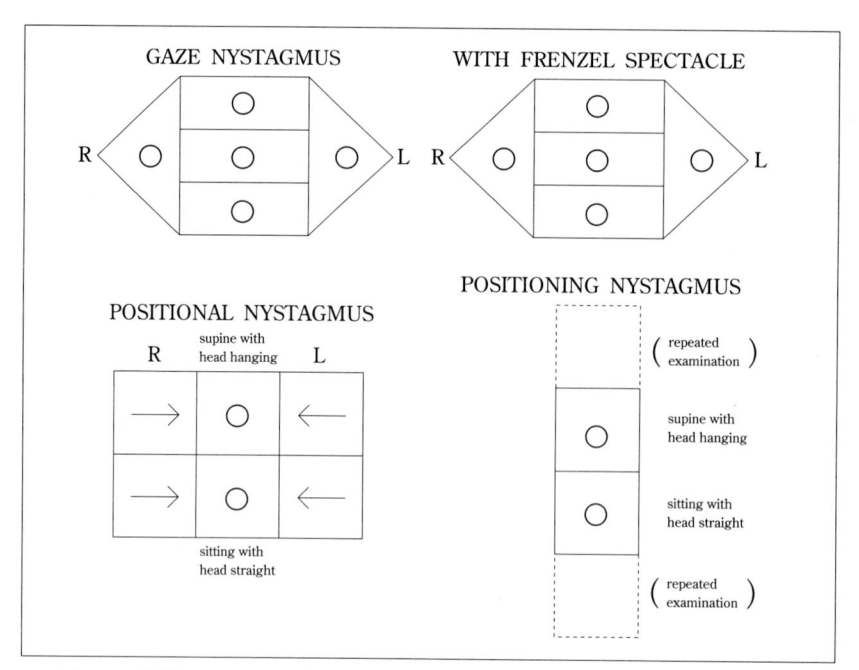

図89 症例820364，脳底動脈循環不全症例の自発ならびに誘発眼振所見

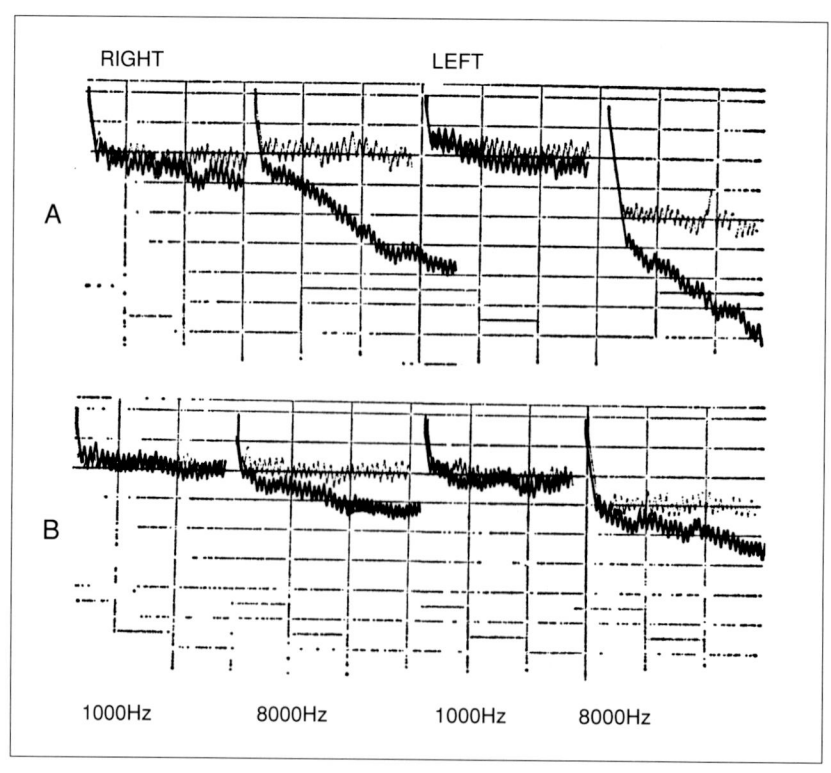

図90 症例820364，脳底動脈循環不全症例のベケシーオージオグラム
A：治療前，B：治療後

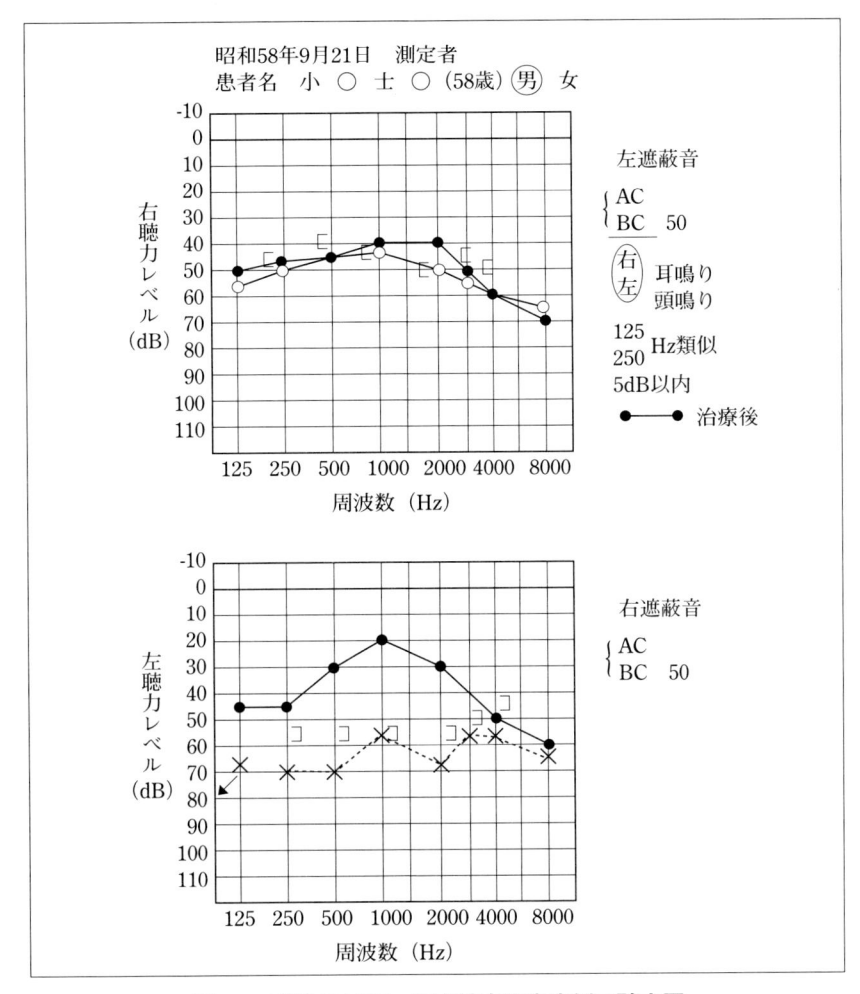

図91 症例831327，梅毒性内耳炎症例の聴力図
後発側の左聴力改善は低・中音域を中心にいちじるしい。10年来の右耳鳴り，
3年来の頭鳴りや左拍動性耳鳴りはほとんど消失。

3年前より左拍動性耳鳴り，間もなく頭鳴りも加わり，難聴も自覚。このころより動揺性めまいも。
2.5年前，駅のホームでめまいと嘔気，A病院で脳出血。B病院でメニエール病。
C，D，E大学病院を訪ねるも，「いまの医学では耳鳴りは治らない。気にせず仲よくつき合うように」と。
2年来，友人に歩行がふらつくといわれる。
半年前，駅の階段でめまい・耳鳴りの増悪あり転落。意識を2時間失う。
検査：温度反応　右＞左で低下。
治療：ステロイド4mg/ml鼓室内注入第1回　両8/10
　　　同　第2回　両6/10
　　　同　第3回　両5/10

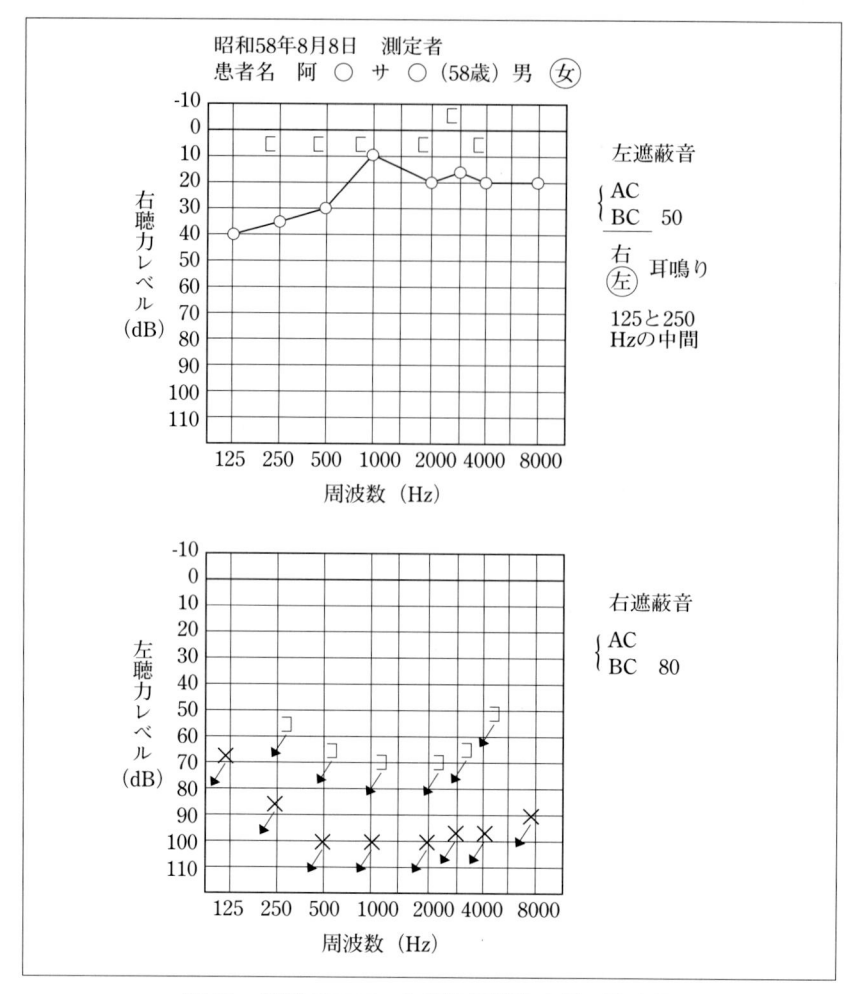

図92 症例830987，**左突発性難聴症例の聴力図**
内耳窓破裂が原因とも考えられるが，8年来の頑固な耳鳴りが鼓室内注入療法により消失。

同　第4回　両5/10
ステロイド1ml＋メコバラミン500γ　　第1回　　右1/10
　　　　　　　　　　　　　　　　　　　　　　　左0.5/10
　　　　　　　　　　　　　　　　　　第2回　　右1/10
　　　　　　　　　　　　　　　　　　　　　　　左消失

考察：10年来の右耳鳴り，3年来の頭鳴り，左耳鳴りやめまいは鼓室内注入療法によりほとんど消失し，劇的な効果がみられた。

同時に発症が遅い方の左聴力は低・中音域を中心に著明に改善した。

一般に内耳梅毒例では，機能障害の要因がより大きいと思われる後発側での聴力改善傾向が大きい。

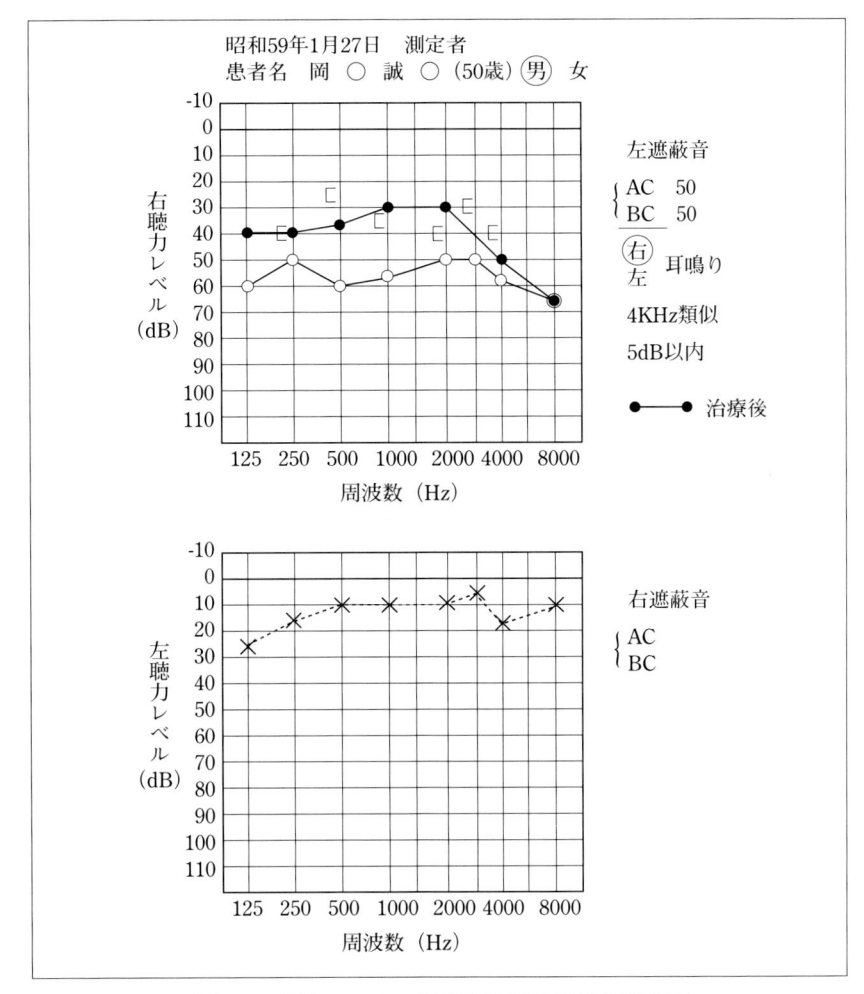

図93 症例840142，**右突発性難聴症例の聴力図**

メニエール病の診断とともに手術をすすめられた。しかし鼓室内注入療法により，めまい，耳鳴りは消失し，聴力も低い中音領域で改善。

症例：830987，阿○サ○，58 ♀，主婦，左突発性難聴
主訴：左耳鳴り"ブー"。左難聴。左下頭位での垂直性回転性めまい。
現病歴：昭51.11.1風邪でピリン服用し就寝。夜中突然左耳に爆発音とともに地震のようなめまい，嘔気・嘔吐。四肢麻痺，言語障害，左耳鳴り"キーン＋ザー＋ブー"出現。翌朝回転性めまい，再嘔吐。
その後左耳下頭位で上下にゆれるめまいが月2〜3回。
某医院に1週往診をうけ四肢麻痺回復。
某病院神経内科入院，耳鼻科に転科し手遅れといわれる。
A病院で左耳手術をすすめられる。B大，C大，D病院，E病院を訪ねるも内耳性のめまい・耳鳴

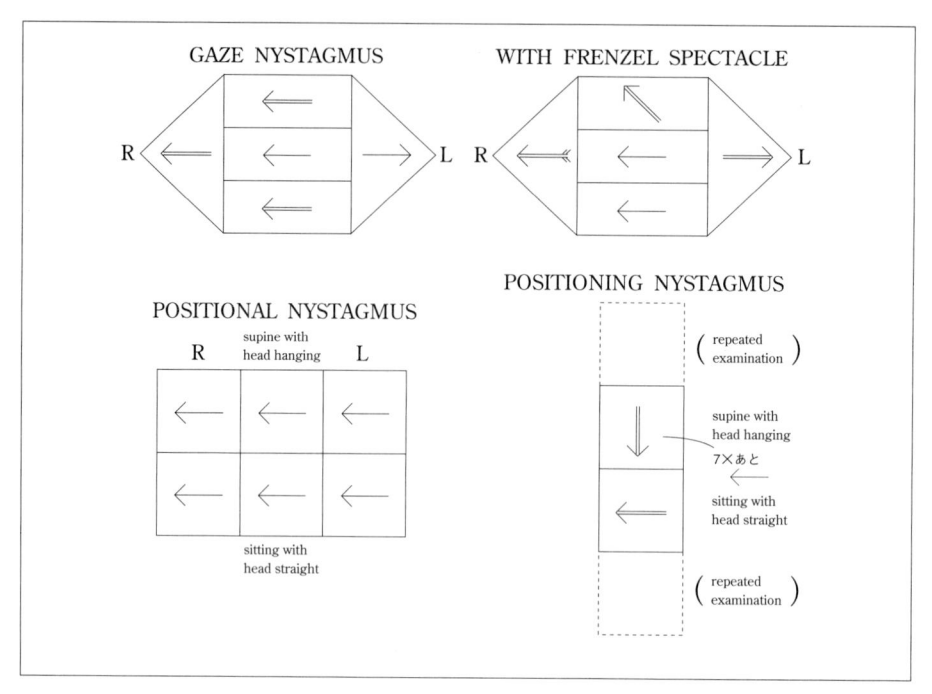

図94 症例83761,左小脳橋角部髄膜腫症例の自発ならびに誘発眼振所見
後頭蓋窩左偏り髄外性占拠性病変を強く疑わせる所見。

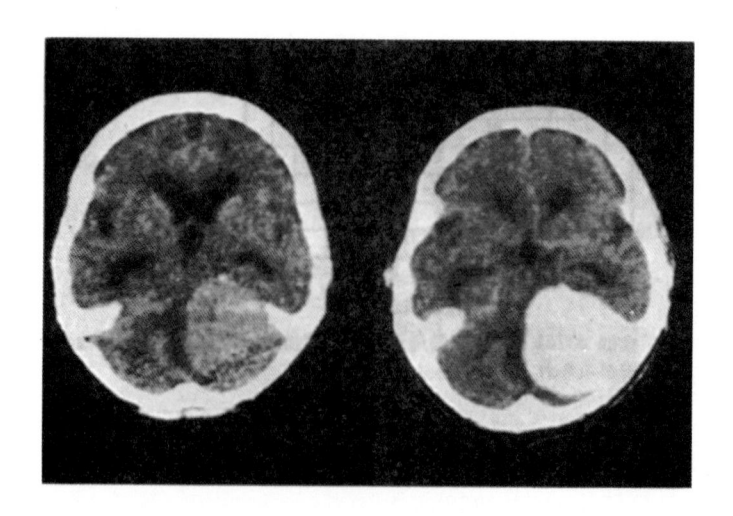

図95 症例83761,左小脳橋角部髄膜腫症例のCT-SCAN
左小脳橋角部に巨大な高吸収域がみとめられる。向かって左Plain,向かって右CE。

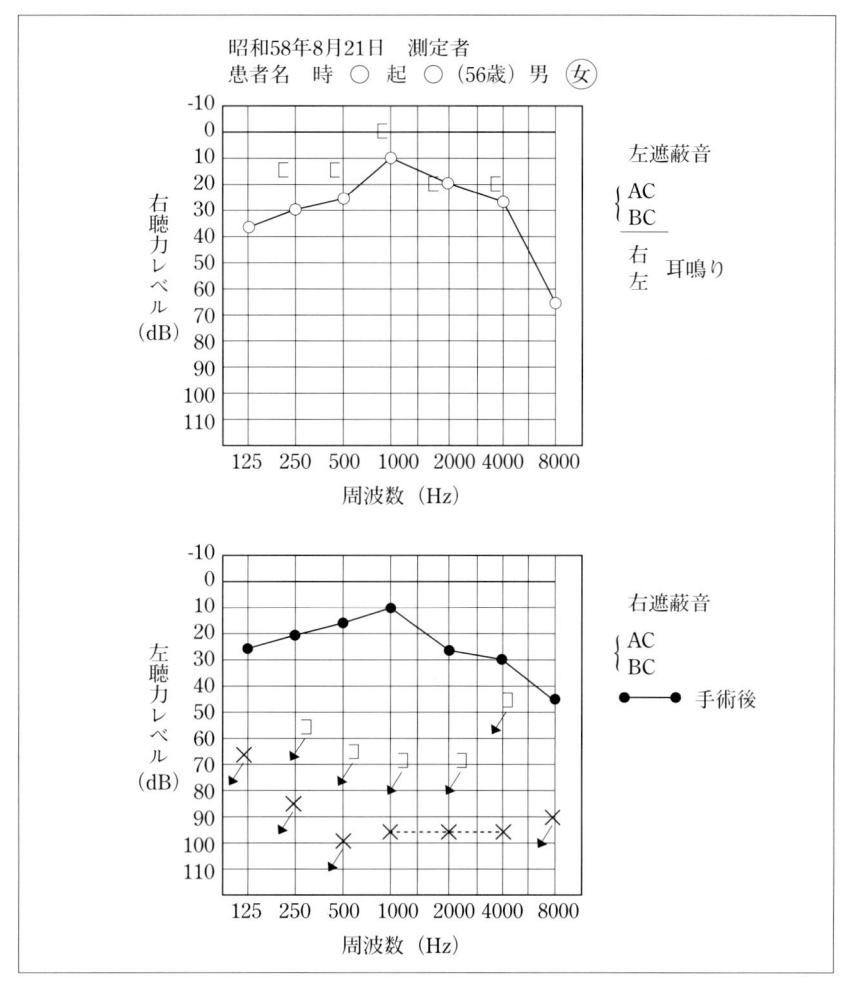

図96 症例83761，左小脳橋角部髄膜腫症例の聴力図
術後著明な改善がみられる。

りで治らないといわれる。F病院で2年来内服薬をうけている。

温度反応：右＞左で反応あり。

治療：ステロイド4mg/ml鼓室内注入第1回→耳鳴り8/10
　　　　　　　　　　　　　　　頭位めまい消失

　同　第2回→耳鳴り5/10

　同　第3回→耳鳴り5/10

　同　第4回→耳鳴り5/10

　ステロイド1ml＋メコバラミン500γ　第1回→1/10

　同　第2回→消失

考察：8年来の頑固な耳鳴りに対し鼓室内注入療法により完全消失に至った。

　突発性難聴の原因は内耳窓破裂も疑われよう。

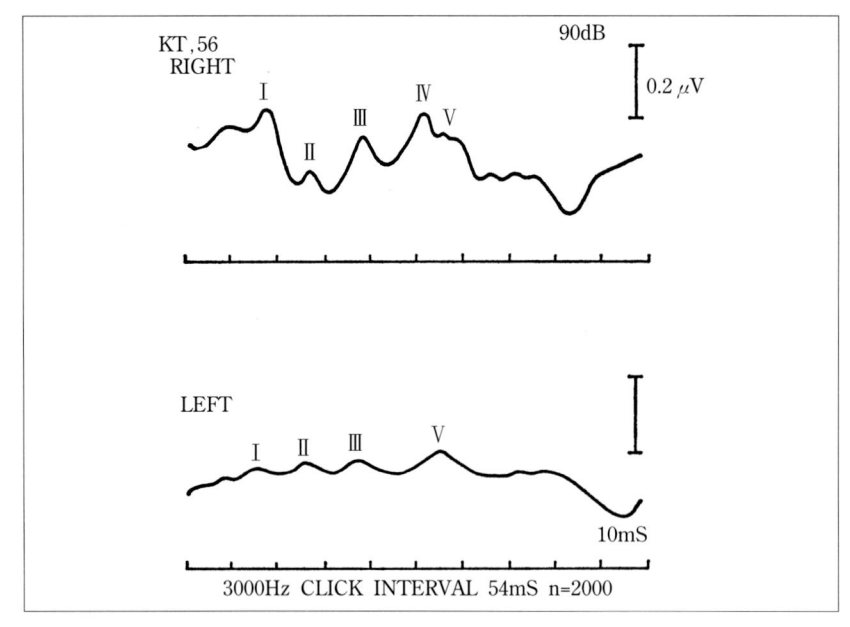

図97 症例83761,左小脳橋角部髄膜腫症例のABR
術後患側で各波が出現。

ひとロメモ 8

オランダの画家 ファン・ゴッホはメニエール病だったのか
―数時間にも及ぶめまいと嘔気,の耳鳴り,難聴―

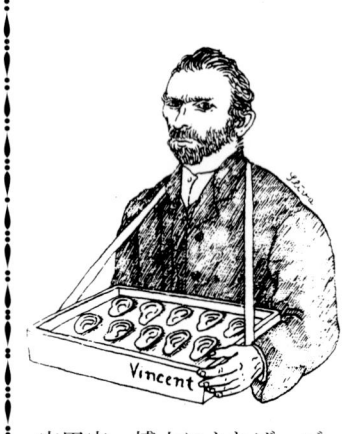

生前2000点以上の絵画を世に出しながら,生存中に売れたのはたった1枚だけ,といわれる天才ファン・ゴッホはメニエール病に悩んでいたという大胆な推論が発表された(安田宏一博士,1980)。同氏はファン・ゴッホが生活費の仕送りをうけ,また愛してやまなかった弟にあてた何百通もの手紙を読み,ゴッホはてんかん病でもなく精神病でもないと推察した。何の前ぶれもなくやってくる激しい回転動地のめまい発作と強い嘔吐,耳鳴り,難聴の発作に悩まされていたことが手紙からはっきり読みとれることができるという。パリから南フランスのアルルに移り,一時親友のゴーギャンと共同生活に入っていた頃は病気も進み,常時左耳には頭が変になるほどの耳鳴り,難聴があったという。

1933年12月24日クリスマスイブにゴッホにまたまた発作が襲った。めまいと吐気,嘔吐に苦しむゴッホをみて薄気味悪くなり,親友を見捨ててゴーギャンは酒場へ向かった。

誰にも信じられないめまいの苦しみが忽然と襲いかかり,忽然と嵐のように去ってゆく発作,近隣の人たちからも精神病と見間違われかねない。さみしさのあまりゴッホは自分を理解してくれる酒場の女性に耳鳴りのする左耳朶をそぎとって捧げたという。

彼は精神病院に入れられ,最後はピストル自殺することになる。彼の絵には「動きがあって独特である」と評論家はいう。「糸杉のある道」「星月夜」もそのとおりである。安田氏は特に「星月夜」は水平・回旋混合性のめまい(眼振)を表し,メニエール病をはじめとする内耳疾患のときにみられるめまいに特徴的なものであるという。

安田宏一博士によれば,ゴッホはてんかんでも精神病でもなく,繰り返されるめまい・耳鳴り・難聴の発作,これをまったく理解してくれないゴーギャンをはじめとする周囲の人々への反抗心から耳たぶを切ったという。

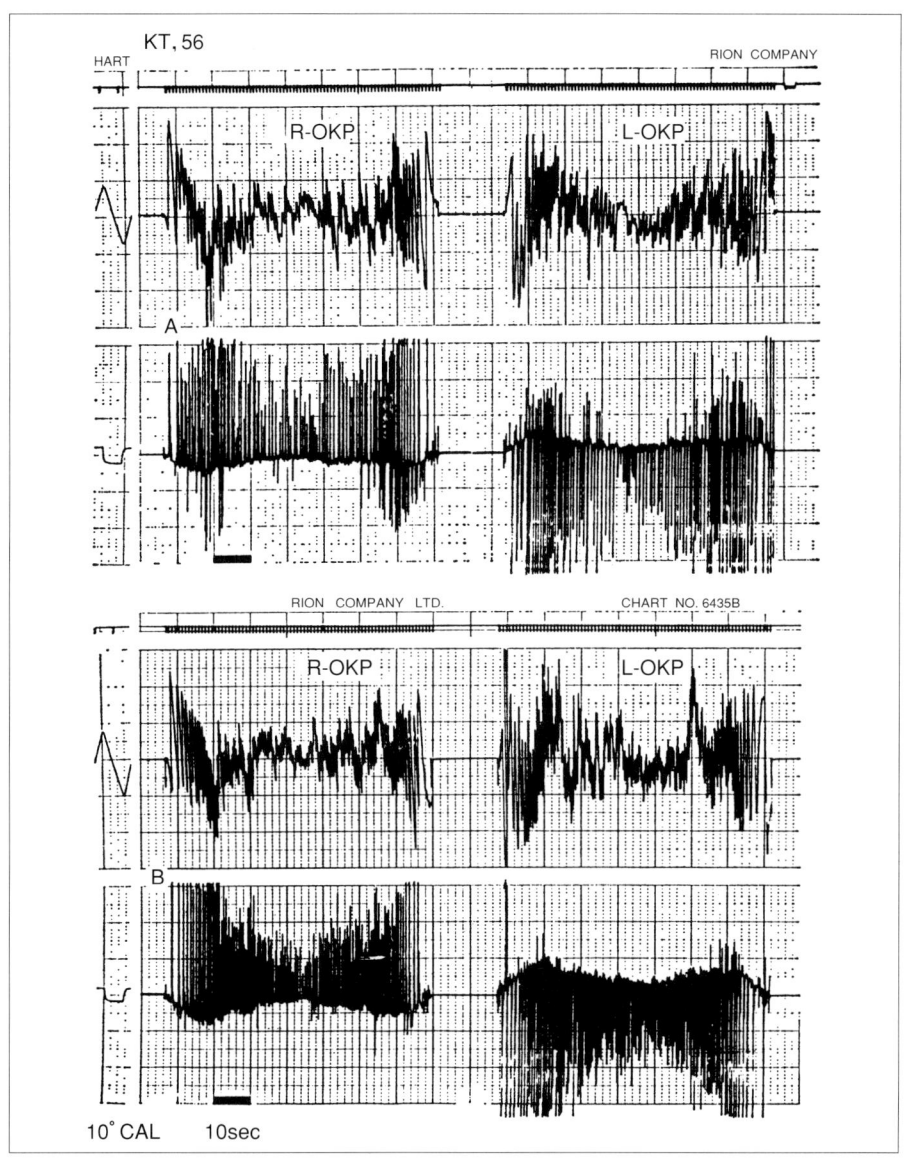

図98 症例83761，左小脳橋角部髄膜腫症例のOKP
上は術前，下は術後。術後著明な改善がみられる。

症例：840142，岡○誠○，50 ♂，農夫，右突発性難聴。
主訴：連日のごとく現れる回転性めまい・嘔気。
　右耳鳴り"ヂー"。右難聴。右頭重感。
　右肩〜首すじこり。
現病歴：1年5ヵ月前の午前8時ごろ浮動性めまい，11時ごろ嘔気・嘔吐。救急車で病院へ入院。夕方右耳鳴り，夜中難聴。
　連日のごとく数分間〜数10分のめまいと嘔気。

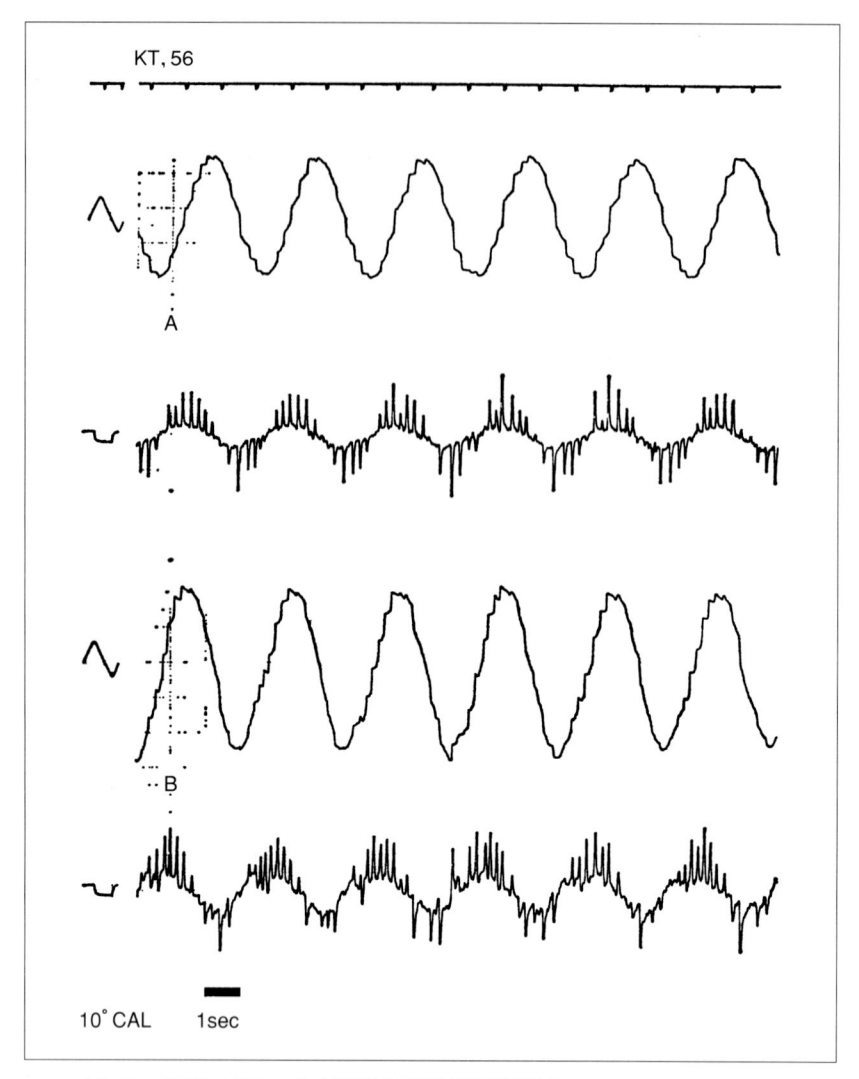

図99 症例83761，左小脳橋角部髄膜腫症例のCETT
水平（A），垂直（B）の各成分とも術前にはsaccadic pursuitを示す。

A, B, Cの各大学病院で耳鳴りは治らない，と。D病院でメニエール病として手術をすすめられる。
検査成績：垂直性頭位変換眼振，嘔気を伴う。
　温度反応　右＜左で反応。
　治療：ステロイド4mg/ml鼓室内注入第1回→耳鳴り3/10
　　　　　　　　　　　　　　　めまい発作消失
　同　第2回→耳鳴り2/10
　　　　ときに眼前暗黒感
　同　第3回→耳鳴り2/10
　　　　めまい消失

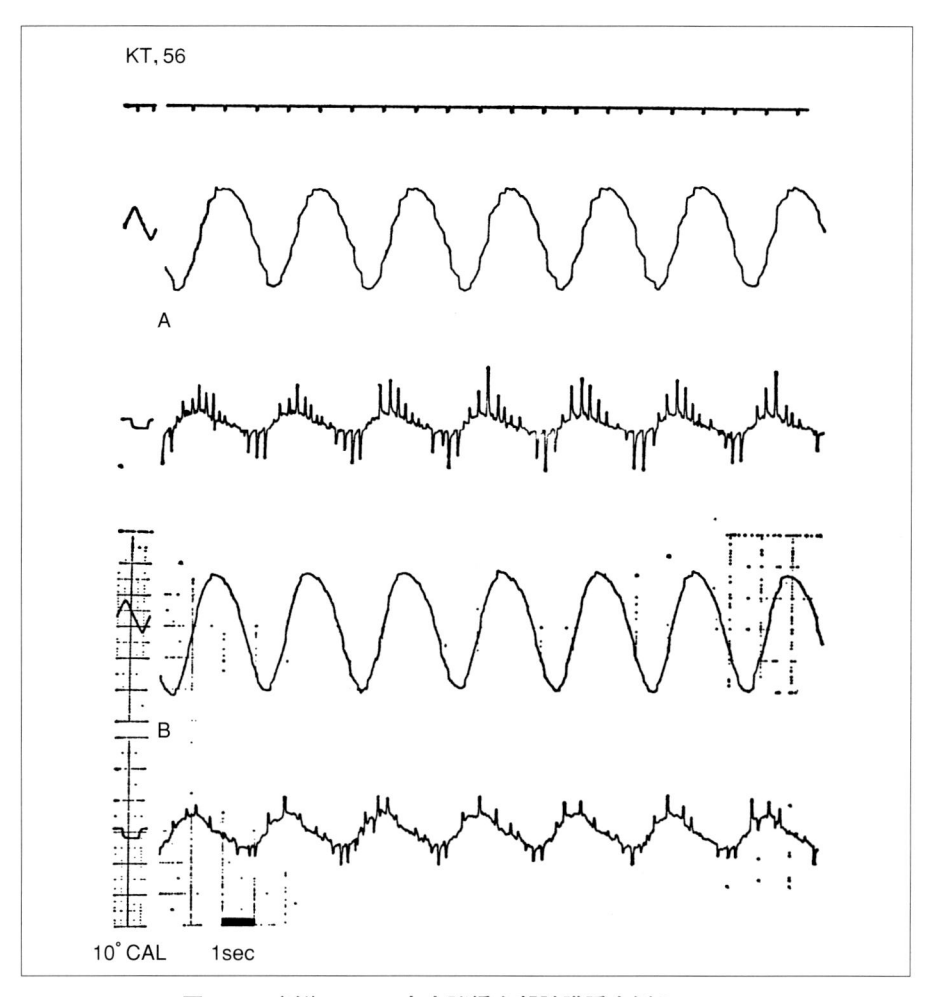

図 100 症例 83761, 左小脳橋角部髄膜腫症例の CETT
術後垂直成分（B）は円滑性をいちじるしく増すに至った。

同　第4回→耳鳴り 2/10
ステロイド 1ml ＋メコバラミン 500 γ　第1回→耳鳴り消失
　　　　　　　　　　　　　　　　　　　　　聴力改善

考察：内耳動脈の Thromboembolismus にもとづく突発性難聴と思われる。「メニエール病」として手術をすすめられるという事実は，この例に限らずしばしば経験される。その診断，治療の決定にいつも考えさせられる。
　この例も鼓室内注入により，めまいも耳鳴りも消失し，聴力も低・中音域を中心に改善した。

症例：83761, 時○起○, 56　♀, 主婦, 左小脳橋角髄膜腫
主訴：1. 平衡障害

2. 左 難 聴
   3. 頭 重 感

現病歴：昭55ころより左難聴自覚。徐々に増悪。
　昭57.5 大阪城の石段を降りようとしたとき一瞬足もとのフラツキあり。
　昭57.10 通常の歩行でもフラツキあり。頭重感，食欲不振にて内科受診。
　内服治療にて症状軽減。同様の症状出没。いずれも内服にて軽減。
　昭58.8.18 左難聴にて某耳鼻科受診。当科へ紹介。
既往歴：昭53 白内障手術（両眼）。自然流産2回。
家族歴：特記すべきことなし。
初診時所見
（神経学的所見）
Cranial nerve：
　Ⅰ．normal
　Ⅱ．normal
　Ⅲ．Ⅳ．Ⅵ．normal
　Ⅴ．normal
　Ⅶ．taste（anterior 2/3）slightly disturbed L
　Ⅷ．diminished L
　Ⅸ．Ⅹ．Ⅺ．Ⅻ．normal
Motor：normal
Coordination：DDK（−）F-N test normal　Romberg（卅）Mann impossible
Sensation：normal
Reflex：

	R	L
Hoffmann	±	±
Trömner	±	±
Babinski	−	−
Chaddock	−	−

Head tremor　　＋
（眼振所見）
　図94のように後頭蓋窩左偏り髄外性占拠性障害の存在を強く示唆する。
（CT所見）
　図95のように左小脳橋角部に巨大な円型の高吸収域があり，年齢，性，検査所見から総合し髄膜腫がもっとも疑われる。
診断ならびに治療とその経過：髄膜腫と考えて後頭下開頭を行い，病理学的にも確認した。
　術後は純音聴力の著明な改善（図96），ABRの出現（図97），OKNの改善（図98）ならびにETT（図99，100）がみられた。
　内耳道に原発する聴神経腫瘍の場合に比べて興味あるところである。

B. いかに苦しいかを示す患者の手紙集
（入院のうえ粘膜麻酔剤注入）（埼玉医大時代）

　最後に，患者から寄せられた多くの手紙の一部を，ご本人の承諾を得て紹介しておきたい。

　めまいや耳鳴りは，とかく軽く考えがちで，その患者から逃れようとする医師なしとしないのが現状である。

　「生命に別状はないのだから」とか，「健康な人でもあるのだから」あるいは，「いまの医学では治らない」果てには「精神科へ行きなさい」と医師に突き放されては患者は救われない。

　その苦しみの一端をすべての医師に知っていただきたいものである。

症例 1：浜○敏○，42　♂，工員，岩手県在住

　この間新聞で耳鳴りを治す記事を読みました。

　私は昭和 55 年 4 月 17 日に慢性中耳炎（4 回目）の手術をしました。それから 1 ヵ月後に車を運転中に頭がふらふらしてきました。鼻をかんでも，咳をしてもふらふらします。耳の中へ綿棒を入れてもふらふらしました。そして再入院してメイロンの注射をして，ふらふらは治りましたが，その後耳鳴りがしてきました。

　それからです。頭が重くなって，気がめいってくる症状が現在もつづいています。手術をしてもらった先生にそのようにいいますが，耳鳴りでそんな事をいう患者はいないというのです。

　先生，先生の患者で私のような訴えをする患者はいませんか，教えて下さい。○○大，○○大，その他 4 ヵ所の病院へ行きましたが良くなりません。現在精神科へかかっていますが良くなりません。死にたいような気分になるのです。本当につらくて困っています。

　先生，どうか治療をして下さい。お願いします。内耳をとれば耳鳴りが止まるという先生がいますが，手術してもらった先生にとってもらいなさいといいます。そして全身麻酔でないと手術ができないので，自分はできないといいます。

　先生お願いします。耳鳴りを止めて下さい。つんぼになってもかまいません。死ぬほどつらいのですから，先生，ご返事を下さい。私は 42 歳の男性です。

症例 2：古○幸○，44 ♂，公務員，北海道在住

　朝夕はめっきり涼しくなりましたが，先生には相変わらず御多忙の日々と存じます。

　私は 4 度目の耳鳴りの治療を 16 日に終えて，翌 17 日今までほとんど忘れていた静けさを耳にすることができました。

　忘れもしません。14 年前の朝，突発難聴を起こしてから耳に栓をしたようで，ザーッという滝のような耳鳴りが始まりました。電話はまったく使えず会話も不自由で，頭の中を地下鉄が走っているという感じでした。ノイローゼになって何度も死にたいと思いました。みる夢は，耳の中にアブが入ってブンブンいう夢ばかりでした。耳かきでほじると，あとからあとから数珠つなぎになってアブが出てきます。

いろいろの病院に行きましたが，いまの医学では救いようがない，命に別状はないのだからといわれ，以来14年間苦しみました。

それが，先生に2回目の注射をうけた翌朝，目が覚めると静かなんです。耳栓がスポッととれた感じです。同時に雨の降るような音が聞こえ，雨かと思って窓を開けたら良い天気です。千葉の姉の家の金魚鉢の水の清浄器の音だったのです。14年間，そんな小さな音は聞こえなかったのです。思わずうれし泣きでした。

そして，日常の会話が前と違ってずいぶん小声になったらしいのです。姉に「お前の声は小さくなった」といわれて気付きました。今まで自分の声がよくわからなかったため大きかったのでしょうか。

16日，先生とお別れする時に，もっと先生とお話をしたかったのですが，忙しそうで十分にお礼を申し上げる間もなく失礼しました。幸いなことは，私のうれし泣きの顔を見られずにすんだことでした。

経過報告が何ともとりとめのないことを書いてしまいました。

これからもときどき〇〇先生のところへは通うつもりです。御多忙の中お元気でお過ごし下さい。

1983.9.20　青函連絡船中にて

症例3：越〇　恵，26♀，会社員，兵庫県在住

その後も毎日ご多忙のことと存じます。どうぞ御自身御自愛の上，1人でも多くの悩める人々をお助け下さい。

1昨年9月，受話器を取った途端にキーンと大きな音がして，吐き気，めまい，耳鳴りで倒れてからの苦しみは，誰に想像していただけるでしょうか。大きな音で耳が傷つく「音響外傷」とお医者さまにいわれました。

大きな病院に4回も入院しましたが，いわれるのはいつも「気長に治療を」ということだけでした。入院中はめまいで車椅子を使っていましたのに，先生のところでの耳の注射で，今はめまいもなく，耳鳴りがとれてしまいました。

おかげさまで，ようやく働けます。本当に嬉しく思います。

症例4：岩〇　摂，48♀，主婦，岩手県在住の方の長女より

あれは高校2年の7月14日のことです。ちょうど私が模試を受けに行こうとしたとき，母が隣りで寝汗をかいて青ざめて，聞き耳を立てなければならないほど小声で，「〇〇，助けてくれ」というのです。「どうしたの」と聞き返すと「耳鳴りが強くて一晩中眠れない」というのです。

思わず母の顔を見ると，いたたまれない気持になって，ちょうど運良く単身赴任の父が帰省していましたので，2人で〇〇病院へ連れていくと，先生は「どこも悪くはないから，耳鳴りといっても治しようがないし，今日は日曜日だから」ということで救急の処置だけしていただいて，とりあえず〇〇に帰りました。翌日母は，以前突発性難聴で〇〇先生に診ていただいておりましたので，すぐ入院させて下さいました。しかし，耳鳴りは病気のうちには入らないから，ということで退院させられました。

退院後，母の容態はますます悪化していき，話をするのもようやっと，炊事洗濯もできず，立っただけでめまいがするという始末です．めまいということで，脳外科の先生に診ていただいても効果がなく，耳鳴りがどんどん強くなっていき，時には100羽のからすが頭で鳴き，我慢できないといいだすようになりました．

　そこで，水枕を使用し，昼間は何とか自分で取り替えていましたが，夜になると私が取り替えてやりました．

　最初のうちは夜中に3回で済みましたが，だんだん4回，5回，6回と取り替えるようになり，徹夜をする日々が続きました．私はただ，水枕を取り替えることしかできない自分が情けなく思い，何とか母を治してやりたいと思っていました．

　そこで暗中模索の中，母は私がお世話になった○○先生に手紙を書き，先生を紹介していただいたのです．

　そして先生の治療法でみるみるうちにめまいもとれ，母の耳鳴りは回復して行きました．本当に先生のおかげです．何とお礼をいってよいかわかりません．母は大げさでわがままなため，先生に御迷惑をかけることもあると思いますが，先生をいつまでも信頼しておりますのでよろしくお願い申し上げます．

（後略）

症例5：田○君○，63♀，主婦，神奈川県在住

　○○先生，突然お手紙を差し上げる失礼をどうかお許し下さいませ．

　昨4月5日耳鳴りで初診を受けた者でございます．木曜日で御婦人の先生でした．

　聴力検査，X線撮影，そして耳に注射をして帰りましたところ，一晩たった今朝，耳鳴りが消えていました．16年間も治らないものと苦しみましたのに夢のようでございます．18日には第2回目の通院を致しますが，先生の御研究を半年前新聞で知り，治療を受ける日を待ちました甲斐もありまして，心から感謝の御礼を一日も早くと存じました．

　ここ鎌倉の山では，今，うぐいすや小鳥のさえずりがさわやかでございます．

　先生の御研究の成果で，一人でも多くの人が救われますようにお祈り致します．

　そして皆々様の御健康をお祈り申し上げます．

　有難うございました．

症例6：難○利○，73♂，元大学教授，東京都在住

　私は28歳の冬，冷たい水でもって朝の洗顔中，鼻をかんださい力みすぎたのか，左耳にジーンと痛みを感じました．それが耳鳴りとなり，○区のさる耳鼻科へとんで行きましたが，通気を繰り返してもらいましたが効果はありませんでした．

　以来45年間，耳鳴りに悩み，やがて右にもおよんできました．

　○○新報社に直接出向き尋ねたところ，○○大学で，ステロイド注入によってたいへん効果をあげているとのことで早速，車を駆って出向きました．

　○○○○○先生が担当医として，指導治療にあたって下さることになりました．

耳に注射をして下され，たいへん軽快感が感じられました。

外来患者としましてはあまりにも公務が邪魔して通院が不可能なため，入院をお勧め下さいました。

昭和59年1月11日（水）入院，22日目の2月1日退院しました。

右耳鳴りは70％回復，左耳鳴りは80％回復しました。

症状の反応を一番よく観察するのは，妻や子であって，耳の聞こえが良くなったと申します。耳鳴りが心臓音に伴って，ドクッ・ドクッと響くのは完全に消失しました。

帰宅にさいし車を運転しながら，北原白秋作詞，山田耕筰作曲の，「この道」を歌いました。

帰宅してオルガン伴奏で歌を口ずさみました。

この福音を多くの方々に施していただけるよう，ベッド数を増加していただければ同病者はどんなに喜ばれることでしょう。

○○先生，○○○先生，○○看護婦さん，その他多くの方々のやさしいいたわりの御心に，心から感謝してやみません。

富士登山ではありませんが，胸突き八丁までは達しているようで，忙しい公務の間をぬって再来者として訪ねたく思いますのでくれぐれも宜しくお願い申し上げます。

　毛呂山の　○○尋ねて　幾千里
　　　耳も　心も　救われにけり

症例7：日○貞○，67　♂，会社社長，広島県在住
　　　　　　　　　　（前略）

世界的に難病とされています耳鳴り症で，先生の治療を受けて治癒しなければもはや納得以外になく，「あきらめ」と申しますか「開き直り」と申しますか，心中密かに決意して受診致しました次第でございます。

つきましては，その前後の経過につきご報告申し上げますと，

第1回　58.12.12
　　左耳中・低音性耳鳴り　　　60～70％解消
第2回　58.12.19
　　同　　　　　　　　　　　　70～80％解消
第3回　58.12.26
　　同　　　　　　　　　　　　約90％解消
第4回　59.1.9
　　正月休みのため2週間の間隔となる。
　　　第3回注射後とほぼ同じ

以上取り急ぎ，30日その後の経過受診を前に乱書をもってご報告申し上げます。

時により，残存耳鳴りを若干の苦痛と感ずることが2～3回ありましたが，これはいずれも長時間のhot discussionのあった後のみのことで，あとはまったく静かとなっております。
　　　　　　　　　　（後略）

C. 講演会を聴いたある医師の感想（手紙）

1. K. Y. 氏

――前略――

――大脳を総理大臣，脳を外務大臣，目・耳・筋肉の深部知覚を大使に見たてたのは感心しました。実によいたとえだと思います。

――BPPVに対し「非常にこっけいな，絶望的な学説が現れました」と言うのは坂田先生でないと言えませんね。私もあの説は信じていないのですが，めまい平衡医学会では「信じていない」などとは言えない雰囲気ですね。昔の東ドイツの議事堂にいるような錯覚を覚えます。

――酒に酔うと千鳥足になるということについて。古典落語に「親子酒」というのがあります。父と子が酒に酔って，父が子に「お前は頭が2つあるばけ者だ，そんなばけ者に，この身代はゆずれない」と言うと，息子は「こんなぐるぐる回る家なんかいるかい」と答えたというものです。

父は潜在性の複視（複位）が，酔ったために顕在性の複視になったもの。息子の方は小脳が麻痺して，アルコール眼振が出たもの。良く出来た落語だと思います。

――フロセミドはたんぱく製剤とまぜ合わせると結晶を作るとは知りませんでした。私自身はフロセミドを使いませんが，他院で処方されてのんでいる人がおられるので用心します。

――風呂がめまいに悪いというのは同感です。メニエール病の発作中は入浴は禁じ，シャワーをあびるように指示しています。発作がおさまった後「温泉でゆっくりして来ます」と言う方も多いのですが，温泉はメニエール病には好ましくないと説明しています。

――後略――

2. T. T. 氏

――前略――

非常に多忙にも関わらず精力的にご活躍される先生の活力ある生き方に感動を覚えています。病気を診るということ以上に患者さんを診るということの重要性を再確認させて頂きました（あいまいな言い方ですが先生にはご理解していただけると思っています）。

最近は患者さんの状態を十分把握しないで（極端な場合話も診察も十分しないで），CTやMRIなどの画像診断を行い，脳は大丈夫などといい加減な答えで患者さんを誤魔化してしまっているような場面に数多く遭遇します。

MRIなどの検査を行うと患者さんも変に納得してしまっているようで，機能検査の方がはるかに重要であることなどを説明するだけでエネルギーが消耗されてしまっている今日この頃です。

良性発作性頭位めまいのことに関しても，本当に困ってしまっています。またTVのめまいの番組が多いのはいいのですが，目を覆いたくなるような内容もあり困ったものです。

――後略――

D. 問診表

(1) めまい・難聴

氏名：　　　　　　　男・女　　　歳
職業（くわしく）

1. いま何が一番困る症状ですか。
2. あなたのめまい，ふらつきは次のどれですか。あっているところに○印をつけて下さい。答えは二つ以上でもかまいません。
   1) まわりがぐるぐるまわる。
   2) 体・頭がふわふわする。
   3) 体がふらつく，よろける。
   4) 眼の前が暗くなる。
   5) 意識がなくなってしまう。
   6) 倒れそうで不安である。
   7) その他：ありのままを書いて下さい。
      （　　　　　　　　　　　　　　　　　　　　）
3. 初めてめまいを感じたのは，いつ，どこで，どんな時ですか。
   1) 昭和，平成　年　月　日　　午前・午後　　時頃　　場所
   2) 何をしていましたか。
      （　　　　　　　　　　　　　　　　　　　　）
   3) 何科で診てもらいましたか。
      ①内科　②神経内科　③脳外科　④耳鼻科　⑤その他　⑥わからない
   4) その科での初診はいつですか。
      昭和，平成　年　月　日
      治療はどうしましたか。
      ①外来通院　②入院　③入院と外来　④その他　⑤わからない
   5) あなたの家族でこのようなめまいにかかった人がいますか。（亡くなった人も含めて）
      ①いない　②ある（あなたとの続柄　　　　　　）　③わからない
4. そのめまい，ふらつきが一番最後に起こったのはいつですか。
   1) 　　年　　月　　日　　時頃（はっきりしているところまで記入して下さい。）
   2) いまでもずっと続いている。
   3) 覚えていない。
5. そのめまい，ふらつきはどんな具合に起こりましたか。○印をつけて下さい。二つ以上でもかまいません。
   1) 全く突然に起こった：原因なし・あり（原因　　　　　　　　　　　　　）
   2) 首を動かしたとき：急に（横を向く，振り返る，上を向く，下を向く）ときに，

その他：
3) 朝，寝床で目覚めたとき
4) 横になって耳（左・右）を下にしたとき，寝返りをしたとき，枕に頭をつけるとき
5) 急に立ち上がったとき，または急にかがんだとき
6) はっきり覚えていない
7) その他：具体的に書いて下さい。
(　　　　　　　　　　　　　　　　　　　　　　　)

6. そのめまい，ふらつきはいままで
   1) 1回だけ起こった
   2) 2回またはそれ以上起こった：頻度は1日__回，1週__回，1月__回，1年__回，__年__回ぐらい
   3) ずっと続いている：そして，だんだん良くなっている，変わらない，だんだん悪くなっている

7. そのめまい，ふらつきが起こるとどのくらい続きますか。
   1) ほぼ瞬間的　2) 数分から数十分くらい　3) 数時間から1日くらい　4) 2〜3日くらい　5) ずっと続いている　6) はっきりわからない　7) その他

8. そのめまい，ふらつきが起こっている間，またその前後の間，下のうちのどんなことがありましたか。
   A) 1) 耳が聞こえにくかった，音がわれたり響いたりした：左，右，どちらかわからない　2) 耳鳴りがした：左，右，どちらかわからない　3) 耳がつまったように感じた：左，右，どちらかわからない
   B) 1) 頭が痛かった：a) ひたい　b) 頭の上　c) 頭の横（左，右）　d) 頭の後，あたり　2) 眼の奥が痛かった　3) ちかちかと光のようなものがみえた　4) まぶしく感じた　5) 顔（左，右），手（左，右），足（左，右）が動かなかった　6) 物がいいにくかった，いえなかった　7) 飲み込みにくかったり，むせたりした　8) 物が二つにみえた　9) 顔（左，右），くちびる，手（左，右），足（左，右）がしびれた　10) 意識がなくなった，けいれんがあった　11) 熱が出た：__度位，約__日間
   C) 1) 気分が悪くなった：a) 吐きそうであった　b) 吐いた　2) 冷や汗が出た　3) 冷感（手，足），動悸があった
   D) 1) 上記のうちでいまでも続いているものがありますか。ない・ある　2) その他：ありのままを書いて下さい。

9. めまいの前に起こる症状がありますか。（前駆症状）
   1) 耳鳴り（左，右）　2) 難聴（左，右）　3) 耳のつまる感じ　4) 音が響く　5) 吐き気（嘔気）
   6) 頭痛，頭重感　7) 意識がなくなる　8) ものが二重にみえる　9) 肩こり，首こり　10) 耳痛
   11) のぼせ感　12) 倦怠感　13) 発熱　14) その他（　　　　　　　）　15) なし

10. めまいの後に起こる症状がありますか。（続発症状）
    1) 耳鳴り（左，右）　2) 難聴（左，右）　3) 耳のつまる感じ　4) 音が響く　5) 吐き気（嘔吐）
    6) 頭痛，頭重感　7) 意識がなくなる　8) ものが二重にみえる　9) 肩こり，首こり　10) 耳痛

11）のぼせ感　12）倦怠感　13）冷汗かく　14）胸がドキドキする　15）顔が紅くなる　16）顔が蒼白くなる　17）その他（　　　）　18）なし　19）手・足のしびれ

11. 耳の聴こえについて

1) 難聴のある耳はどちらですか。

①右耳　②左耳　③両耳とも　④難聴はない　⑤わからない

2) 両耳難聴のある場合

①両耳同時に難聴　②右耳が先に難聴　③左耳が先に難聴　④わからない

3) 難聴は変動しますか

①変動しない　②めまい（発作）の時に悪くなる　③めまいと関係なく変わる　④右耳のみ変動する　⑤左耳のみ変動する　⑥両耳とも変動する　⑦わからない

12. めまいの治療は発作何日目から開始しましたか。

①めまい初発当日　②3日以内　③7日以内　④14日以内　⑤1ヵ月以内　⑥6ヵ月以内　⑦1年以内　⑧1年以上　⑨わからない

13. これまで薬をたくさん使ったことがありますか。常用薬がありますか。また生活習慣などはどうですか。

1) 降圧剤（血圧を下げる薬）　2) 昇圧剤（血圧を上げる薬）　3) 鎮痛剤　4) 睡眠剤　5) トランキライザー（精神安定剤）　6) 抗てんかん薬　7) 避妊薬　8) ホルモン剤　9) ストマイ　10) カナマイ　11) 抗生剤(服用,注射)　12)その他(　　　)　13)現在薬剤を使っている：(　　　　)　14) 飲酒：無，有：1日__位　15) たばこ：吸わない，吸う：1日__本位

14. これまでどんな病気にかかりましたか。何か持病がありますか。○をつけて下さい。

肺炎，結核，中耳炎，難聴（突発性，職業性，強大音を聞いてから，原因不明），アレルギー疾患（鼻炎，喘息，薬あたり（薬疹），じんましん），偏頭痛，自律神経失調症，心臓病，低血圧，高血圧，動脈硬化，交通事故，頭部打撲，むちうち，脳卒中（脳出血，脳血栓），糖尿病，貧血症，てんかん，梅毒，不眠症，腎・肝臓病，婦人科疾患（　　　），精神神経科疾患（　　　），眼の病気（　　　），大手術をうけた（いつ，どんな）：（　　　　），その他：

15. その他

1) 出　　産
2) 兵　　役
3) 髪染め
4) ストレス
5) その他

16. 何か特にいいたいことがあれば何でも。

(2) 耳鳴り・難聴

氏名：　　　　　　　　　　男・女　　　　歳

職業（くわしく）

　　現在働いていない方，主婦業の方もこれまでの仕事を書いて下さい。
1. あなたの生活環境騒音の機会は（多い，普通，少ない，わからない）
2. 耳の聴こえについて：難聴のある耳はどちらですか。
　　（右耳　左耳　両耳とも　難聴はない　わからない）
3. 耳鳴りについて
　　（右耳のみ　左耳のみ　両耳とも　わからない）
4. 耳鳴り・難聴はいつから起きましたか。
5. 耳鳴りの種類はどういう音ですか。（具体的に）
　　　高い音（　　　　）複雑な音（　　　　）低い音（　　　　）拍動性のもの　せみの音のようなキーンという音　小川のせせらぎのような音　その他（　　　　）
6. 耳鳴り・難聴は全体として進んでいますか。○でかこんで下さい。
　　1) 進んでいる　2) 進んでいない　3) 耳鳴りはいつも続いている　4) ときに良くなることもある
7. 耳鳴り・難聴に伴ってほかの症状はありますか。
　　たとえば　めまい　ふらつき　その他（　　　　）なし
8. 難聴・耳鳴りが起きたのはどういうきっかけか。
　　ある日突然に
　　原因が思いあたりますか。
9. 耳鳴り・難聴を病院で診ていただいた事はありますか。
　　（ある・ない）
10. 耳鳴り・難聴を病院で診ていただいたことのある方は，
　　　年月日　何科で　病院名　わかれば先生の名前も　病名もわかれば書いて下さい。
　　　1)
　　　2)
　　　3)
　　　4)
　　　5)
　　　6)
　　　7)
　　　8)
　　　9)
11. どういう治療をうけましたか。
　　薬，通気，マッサージ，注射，手術，その他
12. 耳鳴り・難聴が起こった時，めまい・頭痛・嘔気などが一緒にありましたか。
13. いままでどんな病気にかかりましたか。またどんな手術をしましたか。

1) 中耳炎　2) 耳のけが　3) 頭や首のけが　4) 結核　5) 梅毒　6) 動脈硬化　7) 高血圧　8) 低血圧　9) 脳卒中　10) 糖尿病　11) 心臓病　12) 頸椎の病気　13) アレルギー　14) 貧血　15) 神経痛　16) 腰痛　17) 偏頭痛　18) 難聴　19) その他　20) 手術名（病院名）

14. 結核にかかられた方はストマイ使用の有無

　　使用（有・無）

　　有りの方は週に何回，どれ位続けましたか。

15. お産　　回

　　自然流産　回

　　人工流産　回

16. 酒1日

　　たばこ1日

17. 生　　理

　　虫　　歯

　　アレルギー

　　ストレス

　　兵　　役

　　髪染め

　　イヤホーン

　　血　　圧

　　その他

主 要 文 献

1) 特集，脳卒中をめぐって，臨床医　7: 197, 1981.
2) 坂田英治：めまいの診断と治療．医学研修出版社，東京，1978.
3) 坂田英治：脳腫瘍，とくに髄膜腫の外来診断の要点．Equilibrium　Res. 41: 120, 1982.
4) 坂田英治：臨床神経耳科学入門．医歯薬出版，東京，1980.
5) Sakata, E.u. Ohtsu, K.: Beiträge zur Pathophysiologie des Spontan-und Provokations-Schwindels. HNO-Praxis (Leipzig) 4 : 16, 1979.
6) 坂田英治，他：悪性発作性頭位眩暈（ブルンス症候群，急性小脳下虫症候）の病態生理補遺．耳鼻臨床　75: 337, 1982.
7) 本庶正一：めまい．検査と治療法，金原出版，東京，1960.
8) 原田康夫：前庭器の形態，機能と病態，西村書店，新潟，1984.
9) 切替一郎，鈴木淳一，坂田英治：メニエール病とその周辺．メニエール病の七つの条件ならびに自発眼振所見などについて．治療　49: 1619, 1967.
10) 坂田英治，他：中枢前庭症状，末梢聴覚症状を呈する，いわゆる"突発難聴"の病因分析．メニエール病とその周辺第4報，耳鼻臨床　62: 511, 1969.
11) 坂田英治，他：中年以後にみられるめまい，とくに"良性発作性頭位眩暈（眼振）"について．老年病　7: 349, 1963.
12) 坂田英治，他：めまい，とくに外傷と薬物中毒による迷路性めまい．診断と治療　67: 894, 1979.
13) 坂田英治，他：メニエール病の病態生理に関する一考察．耳喉科　35: 609, 1963.
14) Sakata, E.u.a.：Eine Betrachtung zur Pathophysiologie des Morbus Ménière. HNO (Berlin) 11: 254, 1963.
15) 坂田英治，他：前下小脳動脈障害の診断．メニエール病とその周辺第3報．耳鼻臨床　62: 511, 1969.
16) Dix, M.R. & Hallpike C.S.：The pathology, symptomatology and diagnosis of certain common disorders of the vestibular system. Ann. of ORL. 61: 987, 1952.
17) Cowthorne, T.E. & Hallpike, C.S.：A study of clinical features and pathological changes within the temporal bones, brain stem and cerebellum of an early case of positional nystagmus of the socalled benign paroxysmal type. Acta otolaryng. (Stockh.) 48: 89, 1957.
18) Sakata, E. et al.：Early diagnosis of acoustic neurinoma. Clinical experience of 108 cases. Neurol. med. chir. (Tokyo) 19: 595, 1979.
19) Sakata, E.：Das neurootologische Studium über die Läsion des Kleinhirnwurms. Equilibrium Res. Suppl. 1: 30, 1971.
20) 金沢致吉，他：ping-pong ball eye movementを示した一例．脳と神経　31: 305, 1979.
21) 高橋邦丕，他：電気眼振図（ENG）に記録された小脳虫部障害所見，vermian burstについて．神経内科　8: 538, 1978.

22) 高橋邦丕, 他：光覚および痛覚刺激によって誘発された ocular bobbing の一例. 神経内科　9: 44, 1978.
23) 坂田英治, 他：上小脳動脈障害の診断. メニエール病とその周辺第2報. 耳鼻臨床 61: 690, 1968.
24) 坂田英治：小脳腫瘍とめまい発作. メニエール病とその周辺第5報. 耳鼻臨床　62: 1086, 1969.
25) Bruns, H.：Neuropathologische Demonstrationen. Neurol. Centralbl. 21: 561, 1902.
26) 坂田英治, 他：頭頸部外傷にみられる耳鼻咽喉科的特徴. 日災医会誌 23: 612, 1975.
27) 坂田英治, 他：いわゆる「むちうち損傷症」の神経耳科学的特徴. 新病型の提案を中心に, 耳鼻臨床　62: 641, 1969.
28) 坂田英治, 他：音響外傷とメニエール徴候. 耳喉科 33: 403, 1961.
29) 坂田英治, 他：振動と職業病. 神経耳科学的立場からみた中枢神経障害. 日災医会誌　25: 431, 1977.
30) Alpers, B.J. & Yaskin, H.E.：The Bruns Syndrome. J. Nerv. & Ment. Dis. 100: 115, 1944.
31) 野末道彦, 矢野　純：めまいの初期診療. 篠原出版, 東京, 1981.
32) Umeda, Y. et al.：Equilibrium disorder in Carbamazepine toxicity. Ann. of ORL. 86: 318, 1977.
33) Umeda, Y. et al.：Alcohol and the oculomotor system. Ann. of ORL. 87: 392, 1978.
34) 坂田英治：乗物酔い―生理の秘密とその予防―順天堂医学　25: 514, 1979.
35) 福田　精：緒言, 研究の歴史と現況, 平衡機能と姿勢反射. 特集号／神経研究の進歩　18: 631, 1974.
36) 松永　喬：平衡機能検査の実際（平衡機能検査の手引き　p. 67）南山堂, 東京, 1976.
37) 桧　学：外傷性頸, 腰性めまい. 臨床と研究　48: 2830, 1966.
38) 坂田英治：耳石器反射に関する臨床的研究. 眼球反対回旋測定の臨床的意義の検討と検査法の工夫. 日耳鼻　65: 1165, 1962.
39) 坂田英治：平衡機能検査法. Medicina　14: 64, 1977.
40) 坂田英治：眼振の診断. 日本の眼科　50: 137, 1979.
41) 坂田英治：裸眼ないしは Leuchtbrille を用いた検査がメマイ・平衡障害の診断にどこまで助けとなり得るか. ―Mechanisierte Medizin 氾濫への反省と共に―. 耳鼻臨床　63: 431, 1970.
42) 切替一郎, 坂田英治：自発ならびに誘発眼振の検査法. 耳鼻咽喉科臨床検査法179. 医学書院, 東京, 1965.
43) 上村卓也：眼振記録（平衡機能検査の手引き　p. 137）南山堂, 東京, 1976.
44) 小松崎　篤, 竹森節子：眼振図. とり方・よみ方, 篠原出版, 東京, 1983.
45) 上田良穂, 鈴木淳一, 切替一郎：視標追跡検査（Eye-Tracking Test）. 迷路, 小脳, 脳幹障害例について, 耳鼻臨床　60: 918, 1967.
46) 坂田英治：自発ならびに誘発眼振の診断的意義. 耳鼻咽喉科最近の進歩　275. 医歯薬出版, 東京, 1968.
47) Sakata, E. und Komatsuzaki, A.：Spontan-und Provokations-Nystagmus. Seinediagnostische

Bedeutung bei Gleichgewichtsstörungen mit und ohne Schwindel. HNO (Berl) 14: 289, 1966.

48) Sakata, E.u.a.: Nicht-nystagmische spontane pathologische Augenbewegungen. Equilibrium Res. Suppl. 3: 37, 1972.

49) Frenzel, H.H.: Spontan-und Provokations-Nystagmus als Krankheitssymptom. Springer, Berlin-Göttingen-Heidelberg, 1955.

50) 坂田英治, 訳：神経耳科学, 中枢前庭系の生理と臨床. 医歯薬出版, 東京, 1973.

51) 坂田英治：自発性異常眼球運動の診断的意義. (切替一郎編：中枢神経障害へのアプローチ), 金原出版, 東京, 1973.

52) 坂田英治, 小松崎篤：眼振とその診断, ―メマイ・平衡障害における自発ならびに誘発眼振の鑑別診断的意義―. 耳喉. 38: 1041, 1966.

53) 坂田英治, 大都京子, 他：Vertical Ocular Dysmetria. Vertical Rebound Nystagmus と Optokinetic Vertical Ocular Dysmetria について. 耳鼻臨床 75: 2155, 1982.

54) 坂田英治, 他：視運動性眼振に関する診断的意義の検討. 日耳鼻. 69: 2034, 1966.

55) Suzuki, J. and Komatsuzaki, A.: Clinical Aplication of Optokinetic Nystagmus. Optokinetic Pattern Test. Acta Otolaryng. (Stockh.) 54: 49, 1962.

56) 時田 喬：眼振の生理と検査. 金原出版, 東京. 1973.

57) 坂田英治：めまい・平衡障害における視運動性後眼振 (optokinetic after nystagmus, OKAN) の診断的意義. 耳喉科. 42: 589, 1970.

58) 福田 精：運動と平衡の反射生理. 木村書店, 東京, 1974.

59) 坂田英治：頭位変化時にあらわれる眼振に関する研究. 第一報：検査法の提案. 日耳鼻 64: 1402, 1961.

60) 松永 亨：平衡機能検査の進め方, 平衡機能検査の手引 59. 南山堂, 東京, 1976.

61) 徳増厚二：情報機能. 情報開発研究所, 東京, 1980.

62) Sakata, E. & Umeda, Y.: The caloric eye tracking pattern test. 1. Visual suppression and the possibility of simplified differential diagnosis between peripheral and central vertigo. Ann. of ORL. 85: 261, 1976.

63) 坂田英治, 大都京子：末梢性めまいと中枢性めまいの簡易鑑別診断法. 検査法の開発と178症例の検査結果から. 脳と神経. 28: 187, 1976.

64) 高橋邦丕, 他：温度刺激反応を指標とした意識障害へのアプローチ. その1：深度分類への試み. 脳と神経 27: 833, 1975.

65) Takemori, S.: Visual Suppression Test. Clinical Otolaryng. 3: 145, 1978.

66) Suzuki, J.: Pendular Nystagmus: its Contribution to the Understanding of Nystagmus Mechanismus. Acta oto-laryng. (Stockh.) 53: 381, 1961.

67) Takebayashi, H.: Superior Colliculus. Its Functional Anatomy, Pathophysiology and Clinical Evaluations. Bunkyo-Shoin. Tokyo, 1965.

68) Komai, N.: Stereotaktische Operationen zur Behandlung des Nystagmus, der vestibulären Ataxie und der spastischen Muskeltonussteigerung. Neurochirurgia. 10: 19, 1967.

69) Kornhuber, H.H.: Über Begleitschielen und latenten Nystagmus aus neurologischem Sicht. Sitzungsber. Rhein-Westf. Augenärzte, 102 Versamml. Gebr. Zimmermann, Balve i.w., 1960.

70) 栄木恭男：いわゆる"先天性自発眼振"の病態生理補遺．106症例の検索結果から．日耳鼻．77: 8, 1974.

71) Kornhuber, H.H.: Der periodisch alternierende Nystagmus (Nystagmus alternans) und die Enthemmung des vestibulären Systems. Arch. Klin. exp. Ohr.-, Nas. -u. Kehlk. Heilk. 131: 845, 1957.

72) 中沢　宏，岩下菜穂子，坂田英治，他：先天性自発眼振に関する臨床的研究．その2：治療への試み．第85回日耳鼻総会講演集，1984．

73) 岡本途也，他：特殊聴力検査の能率化について．耳展　12: 57, 1969.

74) 岡部一男，編：聴力検査の手引．順天堂難聴外来，東京，1968．

75) 切替一郎：新耳鼻咽喉科学．南山堂，東京，1967．

76) 田中美郷，加我君孝：聴力検査．小児内科　10: 1547, 1978.

77) 大西信治郎，真鍋敏毅：ERA．他覚的聴力検査の手引．金芳堂，東京，1976．

78) 神崎　仁，野村恭也：インピーダンス　オージオメトリー．中外医学社．東京，1979．

79) 野村恭也，他訳：演習聴力検査法．東大出版会．東京，1981．

80) 坂田英治，他：めまい疾患に対する線溶療法の効果．Medical Postgraduates　22: 156, 1984.

81) 後藤敏郎，永浜武彦：耳鳴りの診療．医学書院，東京，1970．

82) Lempert, J.: Tympanosympathectomy, a surgical technic for releaf of tinnitus aurium. Arch. Otolaryng. 43: 199, 1946.

83) Rosen. S.: Chorda tympanic nerve section and tympanic plexectomy. Arch. Otolaryng. 50:81, 1949.

84) 米山秀彦：大後頭神経ブロックによる耳鳴りの鑑別診断と治療．耳喉科．45: 313, 1973.

85) Bárány, B.: Die Beeinflussung des Ohrensausens durch intravenos injizierte Lokalanaesthetica. Acta Otolaryngo., 23: 201, 1935.

86) Gejrot, T.: Intravenous Xylocaine in the Treatment of Attacks of Méniere's Disease. Acta Otolaryngol. Suppl. 188: 190, 1963.

87) 中島恒彦：キシロカイン静注による耳鳴りの治療　76: 3055, 1983.

88) Vernon, J.A. and Schleuning, A.: Tinnitus: A new Management. Laryngoscope. 88: 413, 1978.

89) 馬場俊吉，弓崎明輝，八木聰明，神尾友和：maskerによる耳鳴りの治療効果について．耳展．24: 4: 407, 1981.

90) 矢野　純：精神神経学アプローチによる耳鳴りの治療耳鼻臨床　76：3059, 1983.

91) Rahm, W.E. et al.: The effect of anesthetics upon the ear. Ann. ORL　76: 116, 1962.

92) 鈴木淳一：内耳麻酔と内耳手術．内耳性めまいの発現と治療に関連して．臨床生理　3: 388, 1973.

93) 坂田英治, 他：内耳疾患に起因する耳鳴り. 4％キシロカインによるブロック療法の試み. 耳展. 17: 711, 1974.
94) 坂田英治, 他：いわゆる「蝸牛性耳鳴り」の治療. 粘膜麻酔剤の中耳腔注入による内耳ブロック療法の試み. 日耳鼻. 79: 742, 1976.
95) Sakata, E. & Umeda, Y.: Treatment of tinnitus by transtympanic infusion ANL 3: 133, 1976.
96) 梅田悦生, 坂田英治：キシロカイン内耳麻酔による耳鳴り. 眩暈の治療. 耳鼻臨床 23: 859, 1977.
97) 坂田英治, 他：耳鳴りの病態と治療. 耳鼻臨床 75: 2525, 1982.
98) 坂田英治：耳鳴り. 治療 65: 237, 1983.
99) 坂田英治, 他：内耳障害を主因とする耳鳴りの治療. その2：中耳腔ステロイド剤注入の成果. Audiology Jap 26: 148, 1983.
100) 伊藤彰紀：内耳障害を主因とする耳鳴りの治療. その1：中耳腔粘膜麻酔剤の注入 Audiology Jap 26: 144, 1983.
101) Sakata, E.u.a.: Therapie des Ohrensausens mit der Infusion der Lidocain-und Steroid-Lösung in die Paukenhöhle. ANL 11: 11, 1984.
102) 坂田英治：キシロカインならびにステロイド鼓室内注入による耳鳴りの治療. 耳鼻臨床 76: 3052, 1983.
103) 坂田英治：耳鳴り治療のための内耳麻酔法の手技. 日本医事新報, 3124号, 1984.3.10.
104) Sakata, E.：Brain stem Vascular Diseases. 125：Karger, Basel, 1990.
105) 坂田英治：発作性頭位眩暈症. 良性, 仮性良性ならびに悪性の鑑別診断の要点 Equilibrium Res. 51: 219, 1992.
106) Sakata, E. et al.：Pathology and treatment of cochlear tinnitus with dexamethasone infusion into tympanic cavity. Int. Tinnitus J. 2：129, 1996.
107) Sakata, E. et al.：Clinical experience of steroid targeting therapy to inner ear for control of tinnitus. Int. Tinnitus J. 3: 317, 1997.
108) 坂田英治：めまいは恐い. 耳から来た？脳から来た？ 講談社ブルーバックス1161, 1997.
109) Sakata, H. et al.：Treatment of cochlear tinnitus with transtympanic infusion of 4％ lidocaine into the tympanic cavity. Int. Tinnitus J. 46, 2000.
110) Shulman, A. & Goldstein, B.：Intratympanic drug therapy with steroids for tinnitus control. A preliminary report. Int. Tinnitus J. 6: 10, 2000.
111) Cesarani, A. et al.：Intratympanic dexamethasone treatment for control of subjective idiopathic tinnitus: Our clinical experience. Int. Tinnitus J. 8: 111, 2002.
112) 坂田英治：耳鳴りを治す本. マキノ出版, 2002.
113) 坂田英治, 大都京子：仮性ダンディ症候. 民族科学 45：5, 2002.
114) 坂田英治：めまいを治す本. マキノ出版, 2003.
115) Sakata, E. and Ohtsu, K.：Persistent continuous dizziness. It's pathophysiology and treatment. HSN（in press）

116) Sakata, E. and Ohtsu, K.: Pitfalls that Otologists are often caught in diagnosis and treatment of vertigo HSN (in press)
117) 大都京子・遠藤まゆみ：めまい・平衡障害・ENG検査図譜 ―もっとやりがいのある検査を志す人々のために―デジタルプレス．2001．

索引

[A]

ABR ……………………128
悪性 ……………………18
悪性発作性頭位眩暈 ……………
　　………5,23,28,31,33,34,36,40,84
Anderson ………………92
アレルギー体質 ………………18

[B]

バビンスキー反射 ……………2
梅毒性内耳炎 ……………22,136
Bárány …………………15
Bèkèsy オージオメトリー ……142
BPPV ……………………101
Brown 分子運動 ………………138
ブルンス症候 ………23,28,33,33,34

[C]

critical position ………………19

[D]

大後頭神経刺激状態 …………138
第二の心臓 ……………………97
大脳後頭葉 …………………28,31
電気眼振図 ……………………48

電気凝固 ………………92
電光眼運動 ……………34
動—静脈奇形 …………24
動脈硬化 …………14,24,97,100
動揺性めまい …………5
drop attack …………28

[E]

ENG ……………………48

[F]

Frenzel …………………15
Frenzel-Sakata眼鏡 ……44
浮動性めまい ……………5
負荷聴力検査 …………134
副交感神経 ……………98
副作用 …………………143
複視 ……………………28
Furosemide ……………102
輻輳眼振 ………………34
不定愁訴症候群 …………102

[G]

外耳道骨折線 …………29
外傷性頸部症候群 ……31
外傷性内耳振盪 ………30

外傷性内耳振盪症 ……………30
眼球の平衡の検査 ……………43
眼運動 …………………………9
眼運動神経核 …………………10
眼前暗黒発作 …………………5
下行脊髄系 ……………………10
Glyceol ………………………102
語音明瞭度検査 ………………125

[H]

半規管型メニエール ……………101
橋出血 ……………………24,85
ヘッドホーン …………………136
ヘッドホーン難聴 ……………135
偏い検査 ………………………66
変形性頸椎症 …………………28
Hennebert徴候 ………………22,78
非回転性めまい …………………6
非注視状態での検査 ……………44
補充現象 ………………………123
ホルネル症候 …………………27
発作性頭位眩暈 ……17,18,30,36
方向感覚 ………………………125
hyperpolarity …………………20

[I]

一過性、反復性（交代性）動揺視 …5
一過性・反対回旋性眼振 ………21

一過性脳虚血発作 ………1,5,14,27	蝸牛基礎回転部 ………………32	高血圧症 ………………………1,97
indication time ………………………8	回転性めまい ………………5,6	高脂血症 ………………………100
意識障害の深度分類 …………73	角膜網膜電位 …………………48	抗てんかん剤 …………………34
Isosorbide ……………………102	カクテル療法 …………………83	後天性振子様眼振 ……………52
イヤホーン ……………………152	カナマイシン ……………135,153	高調音障害型の感音系難聴 …32
	カナマイ中毒 …………………32	くも膜下出血 …………………24
[J]	陥没眼振 ………………………34	靴下―手袋型の知覚障害 ……28
	簡易鑑別診断法 ………………73	空間見当識 …………………………3
ジャンブリング ………………39	感覚細胞 ………………………18	挙睾筋反射 ……………………………1
自発ならびに誘発眼振 ………30	間歇性内頸動脈不全 …………28	共同偏視 ………………………24
自発・頭位検査 ………………69	仮性ダンディ症候 …………39,103	急性迷路機能廃絶症 ………5,21
自発眼振の5要型 ……………50	仮性瘻孔症状 …………………78	急性小脳（下）虫部症候 ……34
自発性 ……………………………6	仮性良性 …………………18,33	旧小脳 …………………………12
耳小骨脱臼 ……………………30	仮性良性発作性頭位眩暈 …20,84	急性期のめまいの治療 ………90
自律神経 ………………………98	蝸牛型メニエール病 …………101	
自律神経遮断剤 ………………87	頸部交感神経 …………………138	[L]
自律神経異常 …………………17	頸部交感神経刺激状態 ………138	
自律神経系 ………………………9	頸部軟部組織の異常 …………28	Lermoyez……………………………17
耳石器 ………………………18,31	頸部捻転時 ……………………24	locked-in syndrome …………24
耳石器反対回旋の検査 ………44	頸動脈洞症候群 …………………6	loudness balance method ……139
耳石器障害 ………………………5	椎骨・脳底動脈循環不全症の診断 …30	
耳帯状疱疹 ……………………156	頸椎異常 ………………………17	[M]
jumbling…………………………6	血管拡張剤 ……………………87	
jumbling現象 …………………33	懸垂頭位 ………………………33	慢性期の治療 …………………91
除脳強直 ………………………24	血液凝固性 ……………………102	慢性滲出性中耳炎 ……………154
上小脳動脈 ……………………138	毛染め剤 ………………………153	慢性中耳炎 ……………………18
上小脳動脈障害 ………………26	キニーネ ………………………153	マラリア ………………………153
10分法 …………………………145	鼓膜裂傷 ………………………30	masking method ……………139
12脳神経の検査 ………………54	コリオリ刺激 …………………37	末梢迷路 …………………………9
純回旋性 ………………………33	鼓索神経 ………………………87	末梢性顔面神経麻痺 …………23
純回旋性眼振 ………………27,101	鼓室神経叢 ……………………138	末梢性前庭性眼振 ……………50
循環ホルモン剤 ………………87	降圧剤 ………………………14,96	末梢前庭系 ………………………5
純音による可聴閾値 …………122	抗浮腫剤 ………………………102	末梢前庭性 ……………………93
重曹水 …………………………142	向自律神経剤 …………………87	めまい・平衡障害の検査……40,41
	交感神経 ………………………98	めまい頭位 ……………………33
[K]	後下小脳動脈の障害 …………27	メニエール病 …………………………
	抗痙攣剤 ………………………34	……………1,3,5,6,15,21,88,111,136
下眼瞼向き垂直性自発眼振 ……24	高血圧 …………………22,23,28	

索引	
メニエール病不全型	101
メニエールの呪縛	101
メニエール症候群	112
Ménière	15
Meylon	102
耳鳴り	135,136
耳鳴りの分類	137
耳鳴りの治療法	140
三つの前庭反射	41
問診	40,52,100
網様体	12
無響室性耳鳴り	138
無症候性梗塞後遺症	21
Myocerol	92

〔N〕

内耳梅毒	140
内耳ブロック療法	33
内耳動脈	17
内耳炎	22
内耳破壊	87
内耳麻酔療法	17,22,87
内耳振盪	19
内頸動脈系	14
内側縦束	10
難聴	135
人形の眼現象	24
ノイローゼ	39
乗物酔い	37,115
脳圧亢進症状	28
脳動脈瘤	25
脳幹	31
脳幹性眼振	50
脳血管障害	19
脳梗塞	14,24,113
脳占拠性病変	102
脳栓塞	27
脳出血	14
脳腫瘍	2,19,28
脳卒中	1
脳底動脈	31,138
脳底動脈循環不全症	
NSD現象	78
乳幼児の聴力検査	130

〔O〕

オージオメータ	122,139
ocular bobbing	24
温度刺激眼振	30
温度刺激検査	140
音響外傷	19,32,32,140
温痛覚障害	27

〔P〕

Perverted Nystagmus	78
pitch match	139
ピット・ホール	100
Plexus tympanicus	138

〔R〕

Rebound Nystagmus	56
レクリュートメント現象	142
レルモワイエ症候群	17
リハビリテーション	97,136
リヒター	103
瘻孔症状	78,85
両耳合成能	125
両耳聴検査	125
良性	18,33
良性発作性頭位眩暈	33
良性発作性頭位眩暈症	14,17,19,21,32,40,84,101

〔S〕

細菌性内耳炎	135
錯倒現象	59
三半規管膨大部	9
左右注視眼振	34
正円窓	138
星状膠細胞腫	2
生活習慣病	19
先天性眼振の治療	91
静止時の検査	41
脊髄小脳変性症	35,37
遷延型	21
先天性眼振	50,91
先天性自発眼振	94,95
線溶療法	22
シャイ・ドレージャー症候群	14
視標追跡運動	35
視標追跡運動検査	55
歯状核	138
視標追跡	30
深部知覚伝導路	12
深部知覚系	8,9
振動障害	32
振戦	28
シンセサイザー	139
心身医学的	87
新小脳	12
滲出性中耳炎	135
姿勢反射	8
四肢麻痺	24
室頂核	12
視運動眼振	30
視運動性眼振	58
視運動性後眼振	59

衝動性の眼振 … 91,92	中枢難聴 … 135	運動知覚伝導路 … 12
小脳 … 31	特殊聴力検査 … 130	運動反射 … 8
小脳梗塞 … 5,27	突発性難聴 … 5,14,21,84,140	運動時の検査 … 43
小脳性眼振 … 50	頭部外傷 … 19,30,31,140	
小脳出血 … 1,5,23,85,138	頭蓋底骨折 … 30	〔V〕
小脳腫瘍 … 139	頭位眼振の病巣局在診断 … 71	
小脳虫部 … 33	頭位変換眼振の病巣局在診断 … 71	vertical pendular oscillation … 24
shower embolism … 103	頭位変換眼振の検査 … 69,71	Visual Suppression Test … 76
skew deviation … 23	糖尿病 … 100	
Sodium bicaybonate … 102	truncal ataxia … 23	〔W〕
側頭骨骨折 … 30	椎骨動脈 … 138	
側彎症 … 92	椎骨脳底動脈循環不全 … 5,85	歪語音明瞭度検査 … 125
シンナー … 153	椎骨脳底動脈系 … 14	Wallenberg 症候群 … 27
水平半規管型 BPPV … 101	Tympanometrie … 133	
水平・回旋混合性眼振 … 142	聴覚疲労検査 … 134	〔Y〕
水平共同注視麻痺 … 24	聴覚系 … 118	
水平視運動眼振の抑制 … 34	聴力検査 … 140	4% キシロカイン 1ml 中耳腔注入による内耳麻酔 … 140
垂直半規管型 BPPV … 101	聴力・聴覚検査 … 121	誘発性 … 6
垂直性 … 33	聴性誘発反応 …	
垂直性頭位眼振 … 33	聴神経腫瘍 … 22,35	
ステロイド・ターゲッティング・セラピー … 156	中耳腔ステロイド注入 … 22	〔Z〕
ストマイ … 153	注視不全麻痺検査 … 56	前下小脳動脈 … 138
ストマイ・カナマイ中毒 … 14	注視失調性眼振の検査 … 56	前下小脳動脈瘤 … 24
ストマイ中毒 … 32,140	中枢前庭性 … 93	前下小脳動脈障害 … 26
	中耳腔ステロイド剤注入療法 … 87	前庭―眼反射 … 9
〔T〕	中耳腔注入療法 … 88	前庭―自律神経反射 … 9
	注視状態での検査 … 43	前庭―脊髄反射 … 9
立直り反射検査 … 65	中枢障害 … 19	前庭眼運動系 … 10
多発性肺動脈塞栓 … 102	中枢前庭系 … 5	前庭・平衡機能検査 … 40
対光反射 … 24		前庭性眼振 … 91
他覚的聴力検査 … 126	〔U〕	前庭小脳 … 5
低血圧 … 14		前庭神経炎 … 22,85
低血圧症 … 97	内リンパ嚢開放 … 87	前庭神経核 … 9,10,12
定性的温度眼振・迷路瘻孔症状の検査 … 72	内リンパ水腫 … 101	髄芽腫 … 2,28
terminal tremor … 23	卵円窓 … 138	
ティンパノグラム … 133	ウイルス性内耳炎 … 135	
	卵形嚢 … 32	
	卵形嚢斑 … 9	

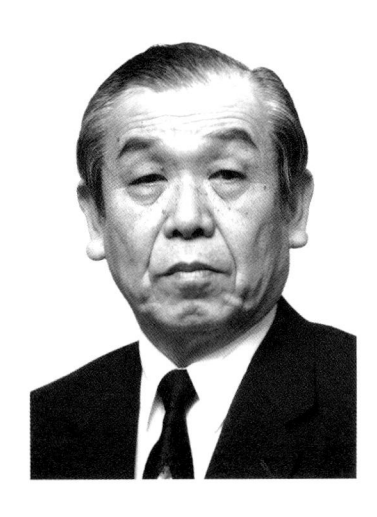

坂田　英治　静岡県引佐郡生まれ
現職　1）埼玉医科大学　名誉教授
　　　2）新宿恒心クリニック
　　　　めまい・耳鳴りセンター長

著者略歴
昭和32年3月	順天堂大学　医学部医学科卒業
昭和38年3月	東京大学　大学院生物系研究科　終了　医学博士
昭和38年4月	東京大学　医学部耳鼻咽喉科　助手
昭和39年〜40年	ドイツフンボルト奨学生として　フランクフルト大学　耳鼻科留学
昭和44年〜45年	ドイツフンボルト奨学生として　フライブルグ大学　神経内科留学
昭和45年4月	順天堂大学　医学部　耳鼻咽喉科　助教授
昭和57年10月	埼玉医科大学　平衡神経科　教授
昭和62年9月	「メニエール病治療法の開発」により　チェコ　ブルノ大学　J．E．プルキンエ賞　金賞受賞（チェコ）
平成元年10月	「めまい，平衡障害の鑑別診断学への貢献」により　ロストック大学より名誉医学博士号授与（ドイツ）
平成2年11月	第49回日本平衡神経学会会長
平成6年3月	国際平衡神経学会（4-G-F-e.V.）副理事長，現在に至る
平成7年4月	第22回　国際平衡神経科学会　会長
平成10年4月	埼玉医科大学名誉教授，現在に至る　新宿恒心クリニック―めまい・平衡障害・耳鳴りセンター所長，現在に至る
平成15年7月	社会文化功労賞（日本文化振興会）受賞
平成15年10月	世界平和大賞（リンカーン記念平和財団）

ⓒ 2003　　　　　　　　　　　　　　　第1版発行　平成15年11月20日

めまいの臨床

（定価はカバーに表示してあります）

検印省略	著　者　　坂　田　英　治 発行者　　服　部　秀　夫 発行所　　株式会社 新興医学出版社 〒113-0033　東京都文京区本郷6丁目26番8号 電話　03(3816)2853　　FAX　03(3816)2895

印刷　株式会社 藤美社　　ISBN4-88002-622-0　　郵便振替　00120-8-191625

・本書およびCD-ROM（Drill）版の複製権・翻訳権・譲渡権・公衆送信権（送信可能化権を含む）は株式会社新興医学出版社が所有します。
・**JCLS**〈㈱日本著作出版権管理システム委託出版物〉
本書の無断複写は著作権法上での例外を除き禁じられています。複写される場合は，その都度事前に㈱日本著作出版権管理システム（電話03-3817-5670，FAX 03-3815-8199）の許諾を得てください。